图解中医系列丛书

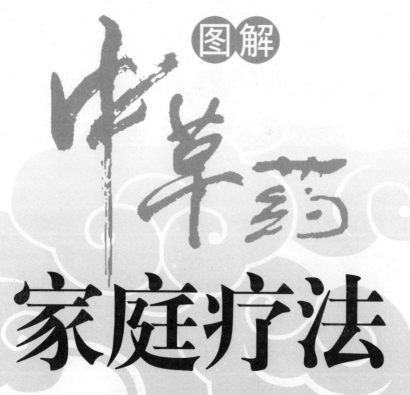

图解

中草药

家庭疗法

任艳玲 李 杨 姜开运◎主编

吉林科学技术出版社

图书在版编目（CIP）数据

图解中草药家庭疗法 / 任艳玲，李杨，姜开运主编.
长春：吉林科学技术出版社，2009.3
ISBN 978-7-5384-4015-7

Ⅰ. 图… Ⅱ. ①任…②李…③姜… Ⅲ. 中药疗法-图
解 Ⅳ. R243-64

中国版本图书馆CIP数据核字（2008）第174425号

图解中草药家庭疗法

主编：任艳玲　李　杨　姜开运

编委：孙　也　李艳春

选题策划：李　梁

责任编辑：李　梁　王旭辉　刘宏伟

封面设计：张　虎

技术插图：张海霆　高魁斌　邱晓菊　孙淑方　高　爽

制版：长春市创意广告图文制作有限责任公司

出版发行：吉林科学技术出版社

社址：长春市人民大街4646号　邮编：130021

发行部电话/传真：0431-85677817　85635177
　　　　　　　　　　85651759　85651628

编辑部电话：0431-85630195

团购热线：0431-85630195

邮箱：liuhongwei060216@163.com

网址：www.jlstp.com　实名：吉林科学技术出版社

印刷：唐山才智印刷有限公司

规格：720毫米×990毫米　16开　15.25印张　字数：300千字

版次：2009年3月第1版　2022年1月第2次印刷

书号：ISBN 978-7-5384-4015-7

定价：49.00元

前·言

FOREWORD

现代生活中，人们面临着各种各样的健康威胁，健康成为现代人最关注的话题，家庭医疗及自我保健已日益受到人们的重视。普通百姓若能具备一定的医药常识，即可轻松解除病痛或及时遏止住病势的发展。因此，我们对常见病、多发病的治疗和保健知识以及常用药物的使用方法等，应该有一定的了解。掌握这些知识与方法，一些简单的疾病可不去看医生，按图索骥，如法使用，即可获得痊愈或好转；一些疑难杂症也可充分配合医生进行治疗，达到理想的疗效。普及医学科普知识、介绍简单的诊疗方法，将保健医生请进家庭为患者进行家庭医疗服务，是我们编写这本书的主要目的。

中草药是中国宝贵的文化遗产，以其特有的辩证诊疗方法和神奇的药效为世人所喜爱。本书对内科(包括感冒、哮喘、胃痛、心脏病、糖尿病、风湿性关节炎等)、妇科(包括月经不调、带下病、产后疾病等)、儿科(包括腮腺炎、肺炎、腹泻、肾炎等)、皮肤科及外科(包括牛皮癣、湿疹、痔疮、前列腺炎等)五大类，共55种常见病及多发病进行了系统的论述。详细介绍了以上疾病的病因、辩证分型、临床表现及中药治疗的具体方法和方药分析，并附有使用方便有效的食疗方法。本书还绘制了200多幅插图，将疾病表现、简单的中医理论分析与附加的插图生动有机地结合起来，通过这种图文并茂、通俗易懂的形式可让对中草药了解不多的人对中草药有一个清晰而感性的认识，更便于掌握和应用中草药的诊疗方法。本书体例新颖，科学性与实用性强，贴近百姓生活，是普通百姓认识和学习中草药健康知识的最佳入门书。

目 录

CONTENTS

CHAPTER 1　中草药的优势/7

什么是中草药 ·· 8
中草药的分类 ·· 8
中草药的产地 ·· 9
中草药的炮制 ·· 9
中草药的性能 ·· 10
中草药的配伍和禁忌 ·· 15
中草药的用法 ·· 17

CHAPTER 2　根据体质选择养生法/19

什么是体质 ·· 20
体质的分类 ·· 20
不良体质的区别 ·· 20
什么是养生 ·· 23
常见的养生方法 ·· 23
根据各种体质选择养生方法 ······································ 23

CHAPTER 3　常见内科病的中药养生法/27

感冒 ·· 28
咳嗽 ·· 30
支气管哮喘 ·· 35
胃痛 ·· 39
呕吐 ·· 44
腹泻 ·· 50

便秘 ···································· 54

病毒性肝炎 ···························· 58

肝硬化 ································ 63

慢性胆囊炎 ···························· 67

胆石病 ································ 70

冠状动脉粥样硬化性心脏病 ·············· 73

心悸 ·································· 77

原发性高血压 ·························· 82

头痛 ·································· 85

眩晕 ·································· 90

急性脑血管病变 ························ 93

神经官能症 ···························· 98

失眠 ································· 103

水肿 ································· 107

泌尿系统感染及结石 ··················· 111

阳痿 ································· 116

遗精 ································· 119

风湿性关节炎与类风湿性关节炎 ········· 123

糖尿病 ······························ 127

高脂血症 ···························· 131

单纯性甲状腺肿及甲状腺功能亢进症 ····· 134

单纯性肥胖症 ························· 137

缺铁性贫血 ··························· 140

内伤发热 ···························· 144

CHAPTER 4　常见妇科病的中药养生法/151

月经先后无定期 ······················· 152

月经过多 ···························· 154

月经过少 ···························· 157

痛经 ································· 160

带下病 ······························ 164

外阴瘙痒 ···························· 168

产后缺乳 ································· 170

产后大便难 ····························· 172

产后自汗、盗汗 ························· 175

CHAPTER 5　常见儿科病的中药养生法/177

水痘 ·································· 178

流行性腮腺炎 ··························· 180

急性上呼吸道感染 ······················· 182

肺炎 ·································· 185

腹泻病 ································· 189

急性肾小球肾炎 ························· 192

遗尿症 ································· 196

CHAPTER 6　常见皮肤科及外科病的中药养生法/199

荨麻疹 ································· 200

斑秃 ·································· 201

牛皮癣 ································· 203

湿疹 ·································· 205

内痔 ·································· 208

外痔 ·································· 209

混合痔 ································· 210

慢性前列腺炎 ··························· 210

前列腺增生症 ··························· 211

附录　常用中草药信息/212

CHAPTER 1

中草药的优势

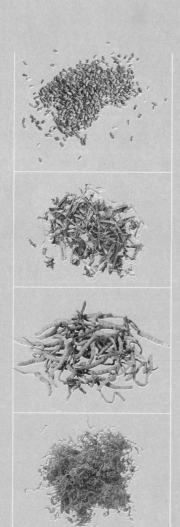

什么是中草药

中草药是中医学用以治病和保健的主要手段，对中华民族的健康和繁衍，起着重要的作用。目前，中药资源可达一万二千八百多种，各地使用的中药已达五千种左右，把各种药材相配伍而形成的方剂，更是数不胜数。在上下几千年，纵横近万里的亿万人民中，无数人次的口尝身受，以观察和利用这些药物，其实践基础和历史底蕴，都是举世无双的，所积累的用药经验，是值得珍视和发掘的。

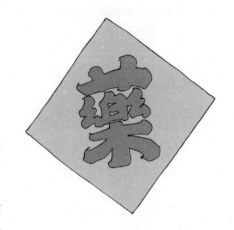

那么，什么是中草药呢？中药是在中医药理指导下认识和使用的药物。中药主要由植物药（根、茎、叶、花、果、种子等）、动物药（内脏、皮、骨、器官等）和矿物药组成。因植物药占中药的大多数，所以中药也称中草药。

中草药是中医所使用的独特药物，也是中医区别于其他医学的重要标志。中药在我国古代医药书籍中，一直被称为"药"。关于"药"字，已见于数千年前古钟鼎上之铭文。《说文解字》将其训释为："治病草，从草，乐声"。该含义不但比较准确，而且还反映了我国传统药物以植物类居多的客观事实。在西方医药全面系统地传入我国以后，大约在19世纪后期，为了将我国传统的医药与西医药相区别，才出现了中医与中药的称谓。

中草药的分类

中草药的分类方法有多种，历史上主要有三品分类法、自然属性分类法、功效分类法等。此外，现代还有按照中草药的性能、中草药的主治、中草药的化学成分、按药物的自然属性和亲缘关系分类、药名的笔画及结合西医药理论进行分类中草药的。

为方便临床用药，并且其分类方法能够揭示药物防病治病作用的区别和联系，目前主要采取功效分类法，即依据药物的主要功效进行药物分类的方法。

现代中草药学一般将药物分为解表药、清热药、泻下药、祛风湿药、利水渗湿药、化湿药、温里药、理气药、消食药、驱虫药、止血药、活血化淤药、化痰止咳平喘药、安神药、平肝息风药、开窍药、补益药、收涩药、涌吐药、外用药等。其下再分若干小类（节），如清热药又分清热泻火药、清热燥湿药、清热解毒药、清热凉血药、清虚热药等。

⚠ 中草药的产地

历代医药家十分注意中药的产地与疗效的关系。古代本草学中记载的药物中，不少药名冠有产地名，如阿胶、秦艽、秦皮、巴戟天、巴豆、蜀椒、蜀漆、吴茱萸、代赭等，阿（东阿）、秦、巴、蜀、吴、代（代州）都是古地名。

因为自然界的地形错综复杂，土质多种多样，气候千变万化，日照长短不一，雨量多少不等……导致生态环境千差万别。不同的动、植物在其繁衍、进化过程中，对不同的生态环境产生了特殊的适应性，这不仅造成各种动、植物品种分布有一定的地域性，而且造成不同地区所产的同种动、植物药材，其质量、性能、功效及毒副作用都可能存在差异。为了确保天然药材的质量，必须重视药材的产地。在长期的用药实践中，前人逐渐形成了"道地药材"的概念。

所谓"道地药材"，又称地道药材，是优质纯真药材的专用名词，它是指历史悠久、产地适宜、品种优良、产量宏丰、炮制考究、疗效突出、带有地域特点的药材。如四川的川贝母、川芎、附子、黄连，东北的人参、五味子、细辛，河南的地黄、山药、牛膝，甘肃的当归，宁夏的枸杞，山东的阿胶，云南的三七、茯苓，广东的广藿香、砂仁等，都是著名的"道地药材"。

⚠ 中草药的炮制

中药材在应用或制成各种剂型前，根据医疗、调制、制剂的需要，并结合药材的自身特点，进行必要的加工处理的过程，统称为炮制。简而言之，炮制是中药材在制剂前的各种必要的加工处理的通称。

药物炮制的目的主要在于：增强药物作用，提高临床疗效；降低或消除药物的毒性或副作用，保证用药安全；改变药物的性能功效，扩大其适应范围；改变药材的某些性状，便于贮存和（或）制剂；纯净药材，以保证药材质量和称量准确；矫息矫味，便于服用。

大多数中药材必须经过炮制才能用于配方和制剂。合理的炮制，可提高临床用药的疗效，确保用药安全。相反，不合理的加工，又会降低临床用药的疗效与安全。如多数矿物药经煅制后，质地变得疏松，易于粉碎，有效成分更容易煎出而使疗效提高；同时又可使部分矿物药中混杂的砷化合物等有毒成分减少而使用药更安全。但朱砂、雄黄用火煅，会生成汞或三氧化二砷，不仅使朱砂和雄黄原有功效发生改变，而且毒性大增。

中药的炮制方法种类繁多，其分类也不尽相同，但目前多分为修治、水制、火制、水火共制和其他制法五类。

❗ 中草药的性能

中药性能是中医药理论对中药作用性质和特征的高度概括，也是在中医药理论指导下认识和使用中药，并用以阐明其药效机理的理论依据。

中医认为，任何疾病的发生发展过程都是由于致病因素作用于人体，引起机体阴阳偏盛偏衰或脏腑经络机能失常的结果。

中药之所以能发挥祛邪、扶正或协调脏腑生理功能的作用，是因为药物自身具有的偏性，纠正了机体病理状态下的阴阳盛衰，恢复了阴阳的相对平衡，达到治愈疾病，恢复健康的目的。

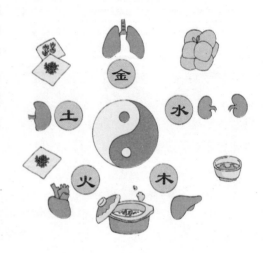

中药的性能有多种，内容十分丰富，但其中最主要的是四气（性）、五味、归经、升降浮沉和毒性五种。

（一）四气

◆ 什么是四气

四气又称四性，即寒、热、温、凉四种不同的药性。此外，还有不少药物对人体的寒热病理变化没有明显的影响，将其称为平性。与所治疗疾病的寒热性质是相对而言的。

◆ 四气的确定

四气是由药物作用于人体所产生的不同反应和所获得的不同疗效而总结出来的。

能够减轻或消除热证的药物，一般为寒性或凉性，其清热药性强者为大寒或寒性，药性较弱者，为微寒或凉性。

如果生了疔疮、热疖、局部红肿疼痛，甚至小便黄色、舌苔发黄，或有发热，这就是热的症状，这时用金银花、菊花来治疗，可以得到治愈，说明金银

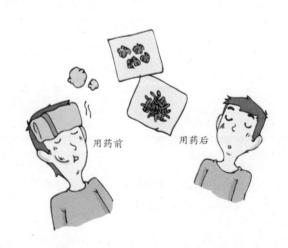

用药前　用药后

花、菊花的药性是寒凉的。

能够减轻或消除寒证的药物，一般为温性或热性，其祛寒药性强者为大热或热性，药性稍次者为温性，再次者为微温。

例如，感受风寒、怕冷发热、流清涕、小便清长、舌苔白，这是寒的症状，这时用紫苏、生姜煎了汤饮服后，可以使患者发一些汗，就能消除上述症状，说明紫苏、生姜的药性是温热的。

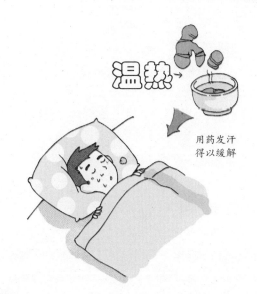

用药发汗
得以缓解

◆ **四气的作用**

寒凉药：具有清热凉血、泻火解毒等作用，主要用于一系列阳热证。

温热药：具有温里散寒、补火助阳等作用，主要用于一系列阴寒证。

平性药：因寒热偏性不明显，作用平和，故寒证、热证均可配伍应用。

（二）五味

◆ **什么是五味**

五味是指药物所具有的辛、甘、酸、苦、咸五种基本药味，另外还有淡味和涩味。为了能与五行学说相结合，前人将淡味看作为甘味的"余味"而附于甘味；又将涩味看作酸味的"变味"而附于酸味。因此，一直习惯称五味。

◆ **五味的确定**

第一，口尝，即用人的感觉器官辨别出来的，它是药物真实味道的反映。如黄连、黄柏味苦，甘草、枸杞味甘，桂枝、川芎味辛，乌梅、木瓜味酸，芒硝、食盐味咸等。

第二，后来由于将药物的味道与作用相联系，并以"味"解释和归纳药物的作用。随着用药实践的发展，对药物作用的认识不断丰富，一些药物的作用很难用其味道来解释，因而采用了以作用推定其味的方法。如中药葛根、皂角刺并无辛味，但前者有解表散邪作用，常用于治疗表证；后者有消痈散结作用，常用于痈疽疮毒初起或脓成不溃之证。二者的作用都与"辛能散、能行"有关，故都标以辛味。

◆ **五味的作用**

中医学认为，中药的五味具有"辛散、酸收、甘缓、苦坚、咸软"的特点：

辛味药 "能散、能行"，即具有发散、行气、活血的作用，多用治外感表证及气血淤滞的病证。如薄荷发散风热、陈皮行气除胀、川芎活血化淤等。

甘味药 "能补、能和、能缓"，即具有补益、和中、调和药性和缓急止痛的作用。多用于各种虚证、血虚所致四肢或脘腹痉挛性疼痛，药物、食物中毒及调和药性等几方面。如人参大补元气、阿胶滋补精血、饴糖缓急止痛、甘草调和药性并解药物及食物中毒等。

酸味药 "能收能涩"，即具有收敛、固涩的作用。多用于体虚滑脱的各种虚损病症（如体虚多汗、肺虚久咳、久泻、遗精滑精、遗尿尿频、崩带不止等症）。如五味子固表止汗、乌梅敛肺止咳、山茱萸涩精止遗等。

苦味药 "能泄、能燥、能坚"，即具有清泄火热、泄降气逆、通泄大便、燥湿、坚阴（泻火存阴）等作用。多用治热证、火证、喘咳、呕恶、便秘、湿证、阴虚火旺等病症。如黄芩清热泻火，杏仁降气平喘，陈皮降逆止呕，大黄泻热通便，黄连清热燥湿，苍术苦温燥湿，知母、黄柏泻火存阴等。

咸味药 "能软，能下"，即具有软坚散结和泻下通便作用。临床多用于痰核、瘿瘤瘰疬、癥瘕痞块、大便燥结等病症。如海藻、牡蛎能软坚散结等。

淡味药 "能渗、能利"，即具有渗湿利小便的作用，临床多用于水肿、小便不利等病症。如薏苡仁、茯苓等。

涩味药 与酸味药的作用相似。但酸味与涩味的作用特点是不尽相同的。有的酸味药能生津止渴，或与甘味相合而化阴。涩味药则均无此特点。

（三）升降浮沉

◆ 什么是升降浮沉

中药的升降浮沉是用以表示中药对人体作用趋向的一种性能。升是上升，表示药物的作用趋向于上；降是下降，表示药物的作用趋向于下；浮是发散，表示药物的作用趋向于外；沉是收敛闭藏，表示药物的作用趋向于内。

◆ 升降浮沉的确定

中医认为气机升降出入是人体生命活动的基础。气机升降出入发生障碍，机体便处于疾病状态，产生不同的病势趋向。

病势趋向常表现为向上（如呕吐、喘咳），向下（如泄利、脱肛），向外（如自汗、盗汗），向内（如表证不解）。能够针对病情，改善或消除这些病症的药物，相对说来也就分别具有向下、向上、向内、向外的作用趋向。

◆ 升降浮沉的作用

升浮药物 具有向上向外趋势的药物。如解表、透疹、祛风湿、升阳举陷、开窍醒神、温阳补火、行气解郁及涌吐等作用。

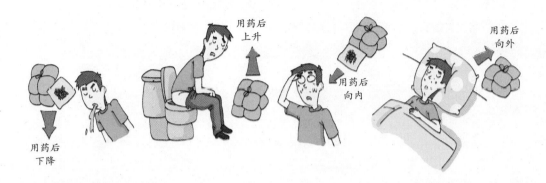

用药后
上升

用药后
向内

用药后
向外

用药后
下降

沉降药物 具有向下向内趋势的药物，如清热、泻下、利湿、安神、止呕、平抑肝阳、息风止痉、止咳平喘、收敛固涩及止血等作用。

利用药物的升降浮沉性能，纠正人体气机的升降出入失调，使之恢复正常，更有利于指导临床辨证选药。

（四）归经

◆ 什么是归经

中药的归经，是中药功效的定位概念，即用以表示中药功效对人体脏腑、经络等部

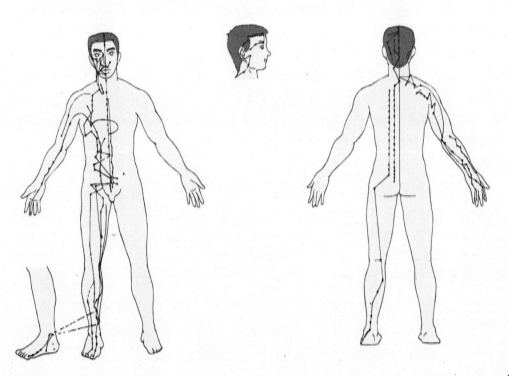

位的选择性。"归"是指药物作用的归属，寓有药物对人体不同部位具有选择性走向的意思。"经"是脏腑经络及其有关组织的概称。所谓某药归某经或某几经，是指该药主要对某一经或某几经发生明显作用，而对其他经则作用较小，甚至没有作用。

◆ **归经的确定**

归经理论的形成是在中医基本理论指导下，是以藏象学说和经络学说为理论基础，以药物所治疗的具体病症为依据。

藏象学说认为脏腑不但是认识人体生理机能的核心，同时也是辨别疾病的重要依据。药物的治疗作用，主要是通过对脏腑的生理机能与病理变化的影响而起到治疗作用的。如心主神志，患者出现昏迷、失眠、健忘及癫狂等精神、意识、思维异常的征候，按照脏腑辨证均为心的病变。能主治这类征候的药物，如麝香、冰片开窍醒神治闭证神昏，酸枣仁、琥珀宁心安神治失眠，人参增智治健忘等，皆为可归心经的药物。

经络学说认为经络内属于脏腑，外络肢节、五官九窍、四肢百骸，是沟通机体内外的通道。体表发生病变，通过经络可影响到脏腑；脏腑发生病变，亦可通过经络反应到体表。经络既是辨认疾病部位的所在，也是药物作用的归宿。如足阳明胃经起于鼻翼旁，沿鼻上行，并入齿中，到额前。白芷祛风止痛，长于治疗前额疼痛和牙龈肿痛；又能通鼻窍而治鼻塞流涕。按经络辨证，上述病变均为阳明胃经之症，故白芷便为归该经之药。

在归经理论形成的初期，还常常将药物的五味、五色、五气及质地、形状等性状特征与五脏相联系，作为药物归经的依据。虽然这种认定药物归经的方法有部分符合实际，但不具普遍意义。

◆ **归经的作用**

归经理论的系统总结和全面应用，使中药性能理论更加完善，实用性更加增强。临床用药时，将归经和其他性能结合起来考虑，可以增强用药的准确性，并且从脏腑经络间的关系来考虑，考虑到脏腑经络间的关系，临床用药时往往并不单纯使用某一经的药物，从而达到提高疗效的目的。

（五）毒性

◆ **中草药的毒性**

在古代本草书籍中，常在每一味药物的性味之下，标明其"有毒"、"无毒"。"有毒无毒"也是药物性能的重要标志之一，古代常常把毒药看作是一切药物的总称，而把药物的毒性看作是药物的偏性。也正是因药物的偏性，才能纠正患病机体阴阳失去的平衡。

随着科学的发展和医学的进步，人们对毒性的认识逐步加深。所谓毒性一般系指药物对机体所产生的不良影响及损害性。现行的《中华人民共和国药典》采用大毒、有毒、小毒三类分类方法，是目前通行的分类方法。

◆ 中药中毒的主要原因

一是剂量过大，如砒霜、胆矾、斑、蟾酥、马钱子、附子、乌头等毒性较大的药物，用量过大，或时间过长可导致中毒。

二是误服伪品，如误以华山参、商陆代人参，独角莲代天麻使用。

三是炮制不当，如使用未经炮制的生附子、生乌头。

四是制剂服法不当，如乌头、附子中毒，多因煎煮时间太短。

五是配伍不当，如甘遂与甘草同用，乌头与瓜蒌同用而致中毒。

此外，给药途径、服药时间、用药是否对症，以及服药者的个体体质差异等都是影响中药毒性的因素。

◆ 正确对待中草药的毒性

安全与有效是用药的基本原则。如果所用药物对患者造成了毒性伤害，则有违背用药目的；因用药而致患者死亡，就更无疗效可言，完全丧失了用药的意义。从总体而言，中草药的毒性虽明显小于化学药物，但也应对其高度重视。目前中药品种已多达12800多种，而有中毒报告的才100余种，其中许多还是临床很少使用的剧毒药，由于现大多数中药品种是安全的，这是中药一大优势，尤其与西药化学合成药造成众多药源性疾病的危害相比，中药安全低毒的优势就更加突出了，这也是当今提倡回归自然，返朴归真，中药受到世界青睐的主要原因。

实践证明，一些毒性较明显的中草药往往具有较强或较特殊的医疗作用，只要使用得当，有较高的医疗价值。古今医家在利用有毒药治疗恶疮毒肿、疥癣、癌肿及某些疑难症、急重症方面，积累了不少经验，获得了肯定疗效，证明了有毒药有其可利用的一面。

❗ 中草药的配伍和禁忌

（一）中草药的配伍

以单味药组合成复方使用，是中药应用的一大特点。中药的配伍是指将两种或两种以上的中药组合使用。通过配伍，可增强药物的功效，全面治疗病情，减轻或消除药物的毒副作用对机体可能产生的不良影响，使临床用药更有效、更安全。反之，不合理的配伍，就可能减效或增毒，对此应避免合用。

中医将配伍总结归纳为以下七种情况：

单 行 单用一味药来治疗某种病情单一的疾病。如清金散，即单用一味黄芩，治疗肺热出血的病症。

相须 即两种性能功效相类似的药物配合应用，可以增强原有药物的功效。如附子、干姜配合应用，以增强温阳守中，回阳救逆的功效。

相使 即在性能功效方面有某些共性，或性能功效虽不相同，但是治疗目的一致的药物配合应用，而以一药为主，另一药为辅，两药合用，辅药可以提高主药的功效。如黄芪配茯苓治脾虚水肿，黄芪为健脾益气，利尿消肿的主药，茯苓淡渗利湿，可增强黄芪益气利尿的作用。

相畏 即一种药物的毒副作用能被另一种药物所抑制或消除。如半夏畏生姜，生半夏可"戟人咽喉"令咽痛音哑，用生姜炮制后成姜半夏，其毒副作用大为缓合。

相杀 即一种药物能减轻或消除另一种药物的毒副作用。如生白蜜杀乌头毒。

相恶 即两药合用，一种药物能破坏另一种药物的功效。如人参恶莱菔子，莱菔子能削弱人参的补气作用。

相反 即两种药物同用能产生或增强毒副作用。如甘草反甘遂、贝母反乌头等，即中药学的"十八反"、"十九畏"。

（二）中草药的禁忌

配伍禁忌 中药的配伍中，有些药物合用会产生毒副作用，或破坏药效，因而不能放在一起应用。主要包括"十八反"、"十九畏"。

"十八反"歌诀："本草名言十八反，半蒌贝蔹及攻乌；藻戟遂芫俱战草，诸参辛芍判藜芦。"意思是：乌头反半夏、瓜蒌、贝母、白蔹、白及；甘草反海藻、大戟、甘遂、芫花；藜芦反人参、沙参、丹参、苦参、玄参、细辛、芍药。

"十九畏"歌诀："硫黄原是火中精，朴硝一见便相争；水银莫与砒霜见，狼毒最怕密陀僧；巴豆性烈最为上，偏与牵牛不顺情；丁香莫与郁金见，牙硝难合荆三棱；川乌草乌不顺犀，人参最怕五灵脂；官桂善能调冷气，若逢石脂便相欺；大凡修合看顺逆，炮炙博莫相依。"意思是：硫黄与朴硝，水银与砒霜，狼毒与密陀僧，巴豆与牵牛，丁香与郁金，牙硝与三棱，川乌、草乌与犀角，人参与五灵脂，官桂与赤石脂均不能在一起配伍应用。

妊娠禁忌 某些药物具有损害胎元以致堕胎的副作用，妇女妊娠期间应作为避免使用的药物。一些剧毒药、堕胎作用较强的药及作用峻猛的药，在妊娠期间绝对不能使用。一些活血化淤药、行气药、攻下导滞药及温里药等为慎用药，如无特殊必要，应当尽量避免使用。如妊娠妇女因病非用某种妊娠禁忌药不可，则应注意辨证准确，掌握好剂量与疗程，并通过恰当的炮制和配伍，尽量减轻药物对妊娠的危害，做到用药安全而有效。

饮食禁忌 指在服药期间禁忌进食某些食物，俗称忌口。服药期间首先应忌食生冷、高油脂、黏腻及有刺激性的食物，以免妨碍脾胃功能，影响药物的吸收，使药物的疗效降低。其次，忌食对某种病症不利的食物，如热性病，应忌食辛辣、油腻、煎炸性食物；寒性病，应忌食生冷食物、清凉饮料等；胸痹患者应忌食肥肉、脂肪、动物内脏及烟、酒等；脾胃虚弱者应忌食油炸黏腻、寒冷固硬、不易消化的食物；肾病水肿应忌食盐、碱过多的以及酸辣太过的刺激食品；疮疡、皮肤病患者，应忌食鱼、虾、蟹等腥膻发物及辛辣刺激性食品等。

⚠ 中草药的用法

（一）中草药的煎煮方法

中药的剂型虽多，但主要由制药企业和医院制剂室制备，汤剂大多患者在家自制，若制不得法，亦会影响疗效与用药安全。为了保证中草药能获得预期的临床效果，患者应该了解一些汤剂的正确煎煮方法。

◆ 汤剂的一般煎煮法

1．煎药器具最好用沙锅、沙罐，忌用铁、铜、铝等器具。

2．煎药水需洁净无污染。

3．煎药水量为饮片适当加压后，液面高出饮片2厘米为宜。

4．煎煮前宜用冷水浸泡20～30分钟为宜，来源为种子的药物可稍长。

5．煎药火候要适度，一般先武火使药液尽快煮沸，以节约时间，后用文火使药液保持沸腾状态，以免药汁溢出或过快熬干。特殊药要作适当处理。

6．将药煎好，应趁热滤取煎液。煎煮后应榨渣取汁，使药汁充分排出。

7．一剂药煎煮次数以2～3次为宜。

◆ 汤剂的特殊煎煮法

1．先煎：一些有效成分难溶于水的一些矿物、贝壳类药物，应打碎先煎，煮沸20～30分钟，再加入其他药同煎。

2．后下：一些气味芳香或煎煮时间过长易失效的药物须在其他药物煎煮一定时间后，再加入此类药物同煎一定时间。

3．包煎：药材有毛状物对咽喉有刺激性，或药物易漂浮于水面不便于煎煮者（如辛夷、旋覆花等），或药材呈粉末状及煎煮后容易使煎液混浊者（如海金沙、蒲黄、五灵脂等），以及煎煮后药液黏稠不便于滤取药汁者（如车前子）汤剂时都应当用纱布包裹入煎。

4．另煎：又称另炖。指人参、西洋参、羚羊角等贵重药材，应单独另煎，即另炖

2～3小时。其煎液即可另服,也可与其他煎液混合服用。

5．溶化:阿胶、鹿角胶等胶类药材与其他药同煎,容易粘锅、熬焦,或粘附于其他药渣上,既造成胶类药材的浪费,又影响其他药物的有效成分溶出,因此,宜烊化(将胶类药物放入水中或已煎好的药液中加热溶化称烊化)而不宜同煎。

6．冲服:芒硝等入水即化的药,与蜂蜜等液体类药,以及羚羊角、沉香等药加水磨取的药汁,不需入煎,宜直接用开水或药汁冲服。

(二) 中草药的服法

口服是临床应用中药的主要途径,一般将煎煮2～3次的中药过滤取得的液体合并,搅拌均匀后再分为2～3份,分别于早晚或早中晚服趁温服用。

具体服药时间,应根据胃肠的状况、病情的需要及药物的特性来确定。一般来讲,病在胸膈以上者,如眩晕、头痛、目疾、咽痛等宜饭后服;如病在胸腹以下,如胃、肝、肾等脏疾患,则宜饭前服。某些对胃肠有刺激性的药物宜饭后服;补益药多滋腻碍胃,宜空腹服;治疟疾的药宜在疟疾发作前的2小时服用;安神药宜睡前服;慢性病定时服;急性病、呕吐、惊厥及石淋、咽喉病须煎汤代茶饮者,均可不定时服。一般药物,无论饭前服还是饭后服,服药与进食都应间隔1小时左右,以免影响药效的发挥与食物的消化。

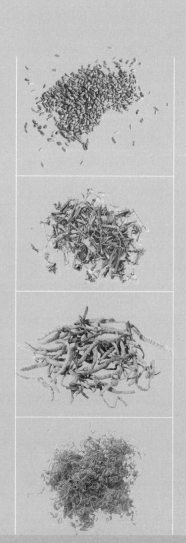

CHAPTER 2

根据体质选择养生法

❶ 什么是体质

在中医理论指导下，根据不同的体质，采用相应的养生方法和措施，纠正其体质上之偏，从而达到防病延年的目的。

体质现象是人类生命活动的一种重要表现形式；是指人体生命过程中，在先天禀赋和后天获得的基础上所形成的形态结构、生理功能和心理状态方面综合的、相对稳定的固有特质；是人类在生长、发育过程中所形成的与自然、社会环境相适应的人体个性特征，这种特性往往决定着机体对某些致病因素的易感性和病变过程的倾向性。

中医的体质概念与人们常说的气质不同。所谓气质，是指人体在后天因素影响下形成的精神面貌、性格、行为等心理功能的、即神的特征，而体质是形与神的综合反映。因此，二者有着不可分割的内在联系，但体质可以包括气质，气质不等于体质。

❶ 体质的分类

由于先天禀赋有强弱，性别与年龄不同，人的精神状态，及不同地区的水土、气候、以及饮食、居住等生活习惯，疾病，体育锻炼，及社会因素等对体质的形成有重大影响。

古代的体质分类方法有多种，如阴阳五行分类、阴阳太少分类、体型肥瘦分类、形志苦乐分类、禀性勇怯分类。

随着中医临床医学的发展，为了更好地与临床辨证用药相结合，现代中医常用的体质分类法着眼于阴阳气血津液的虚实盛衰，把人体分为正常体质和不良体质两大类。

凡体力强壮，面色润泽，睡眠、饮食均佳，二便通调，脉象正常，无明显阴阳气血偏盛偏衰倾向者，为正常体质。

反之，有明显的阴虚、阳虚、气虚、血虚、痰湿、阳盛、气郁、血淤等倾向（倾向与征候有轻重之别）的属于不良体质。

❶ 不良体质的区别

阴虚体质 阴虚体质的人性情急躁、常常心烦易怒。形体消瘦，午后面色潮红，口燥咽干，多喜饮冷，唇红微，心中烦燥，手足心热，失眠多梦，大便偏干或秘结，小便黄，脉细数，舌红少苔。

阳虚体质 阳气不足的人常表现出情绪不佳，多沉静、内向。形体白胖，或面色淡白，平素怕寒喜暖、手足欠温，大便多溏泄，小便清长，口淡唇白，常自汗出，脉沉细无力，舌质淡胖，边有齿痕。

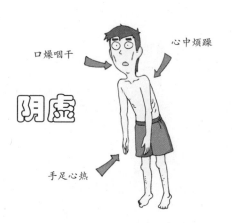
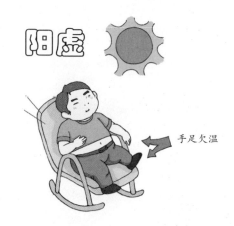

（气虚体质）　气虚体质的人一般喜静懒言，形体肥瘦均可见到，但瘦人为多，面色苍白，语声低怯，常自汗出，动则尤甚，易疲乏无力，寒热耐受力差、尤不耐寒，健忘，大便正常或有便秘，但不干结，或大便不成形，便后仍觉未尽，小便正常或偏多，舌淡苔白，脉虚弱。

（血虚体质）　血虚体质的人，时常精神不振、失眠、多梦、健忘、注意力不集中。形体肥瘦均可见到，面色苍白无华或萎黄，肌肤干燥，四肢末端易发麻，唇色淡白，不耐劳作，头晕眼花，舌质淡，脉细无力。

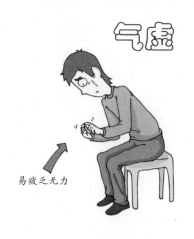
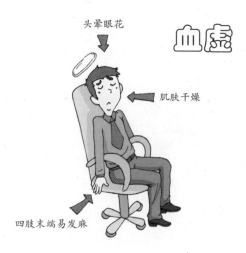

（气郁体质）　气郁体质的人性格内向。时或性情急躁易怒，易于激动，时或忧郁寡欢，胸闷不舒，喜叹息，形体消瘦或偏胖，面色苍暗或萎黄，舌质淡红、苔白、脉弦。

（淤血体质）　淤血体质的人性格易急躁或无特异性。多见于瘦人，面色晦滞，口唇色暗，眼眶暗黑，肌肤干燥或甲错，口干，但欲漱口不欲咽下，口唇淡暗或紫，舌质紫暗或有淤点，脉细涩。

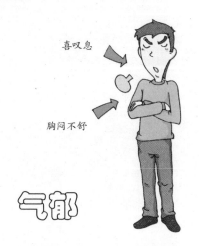

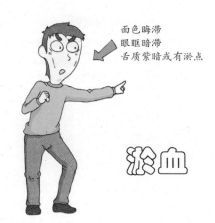

痰湿体质 痰湿体质的人性格急躁或偏静，无特异性。形体肥胖，肌肉松弛，嗜食肥甘，精神倦怠，身体沉重，懒动，嗜睡，口中黏腻，大便正常或便溏，小便不多或微混，脉濡而滑，舌体胖，苔滑腻。

阳盛体质 阳盛的人好动易发怒。形体壮实，面红，声高气粗、喜凉怕热，喜冷饮，小便热赤，大便熏臭，舌质红，苔薄黄。

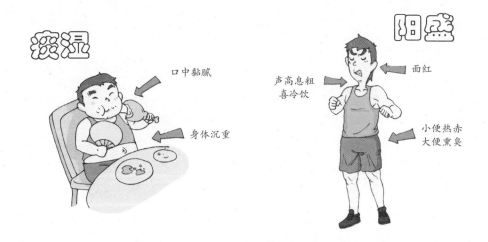

❗ 什么是养生

养生，又称摄生、保生等，即保养生命之义。生长壮老是人类的生命规律，但是，通过各种调摄保养，可以增强人的体质，提高机体对外界环境的适应能力、抗病能力；使机体的生命活动处于阴阳协调、体用和谐、身心健康的最佳状态，从而延缓人体衰老，减少疾病的发生。因而，养生对于预防疾病，提高人类健康水平和延年益寿有着十分重要的意义。

❗ 常见的养生方法

中医养生的方法丰富多彩，包括自然方法和医学方法。自然方法是指人类生活中常见的一些事物，如环境、起居、饮食、房事、娱乐、沐浴等。这些方法易学易会，便利快捷，成本低廉，并且各有特色，是中医学体系中最有价值的内容之一，也是中医"天人相应"、"形神一体"理论的具体应用。如饮食不仅充饥饱腹，也是养生、康复的必须方法，称之为食养食疗；房事即性生活，禁欲、纵欲都不利于养生，调适得当，则能促进病体康复。医学方法包括心理疗法、针灸疗法、推拿疗法、中药疗法等。

❗ 根据各种体质选择养生方法

◆ 适合气虚质体质的养生法

相关脏腑：脾胃气虚，脾肺气虚，肾气虚。

养生原则：补益脾肺，升举清阳。以饮食调养，慎避风邪为主。

常用养生中药：人参、白术、茯苓、黄精、党参、山药、黄芪、鸡内金、扁豆。

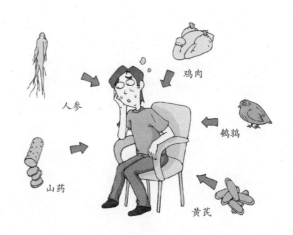

可常食粳米、小麦、大枣、胡萝卜、香菇、鸡肉、鹅肉、兔肉、鹌鹑、青鱼、鲢鱼等。

◆ 适合阳虚质体质的养生法

相关脏腑：脾胃虚寒，脾肾虚寒。

养生原则：温补脾肾，温化水湿。以饮食调养，运动健身为主。

常用养生中药：仙茅、肉苁蓉、巴戟天、杜仲、鹿茸、补骨脂、益智仁、胡桃肉、菟丝子、沙苑子、人参、黄芪。

必须加强精神调养，要善于调节自己的情感，消除不良情绪的影响。阳虚质体质的人不耐秋冬寒冷，尤应重视环境调摄，提高人体抵抗力。多食有壮阳作用的食品，如羊肉、狗肉、鹿肉，根据"春夏养阳"的法则，夏日三伏，每伏可食羊肉附子汤1次，配合天地阳旺之时，以壮人体之阳。

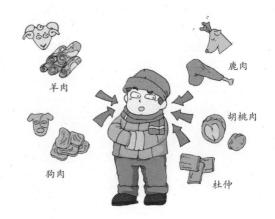

羊肉　鹿肉　胡桃肉　狗肉　杜仲

◆ **适合血虚质体质的养生法**

相关脏腑：心脾两虚，心肝血虚。

养生原则：温补心脾，养心肝血。以饮食调养为主。

常用养生中药：当归、熟地黄、阿胶、白芍、何首乌、人参、黄芪。

不可劳心过度。可常食桑堪、桂圆、黄精、黑木耳、菠菜、胡萝卜、牛肝、乌鸡、甲鱼、海参等食物。

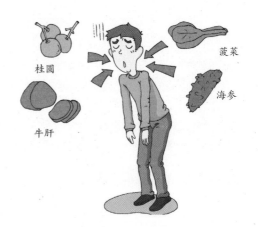

桂圆　菠菜　海参　牛肝

◆ **适合阴虚质体质的养生法**

相关脏腑：肝肾阴虚，肺肾阴虚，肺胃阴虚。

养生原则：养阴降火，镇静安神。以饮食调理，心神调养为主。

常用养生中药：西洋参、沙参、麦冬、天冬、黄精、百合、白芍、玉竹、石斛、山药、地黄、枸杞子、旱莲草、女贞子、五味子、冬虫夏草、龟甲。

应遵循《黄帝内经》中"恬淡虚无"、"精神内守"之养神大法。在炎热的夏季应注意避暑。少吃肥腻厚味、燥烈之品。

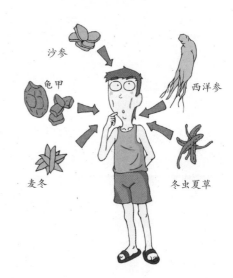

沙参　龟甲　西洋参　麦冬　冬虫夏草

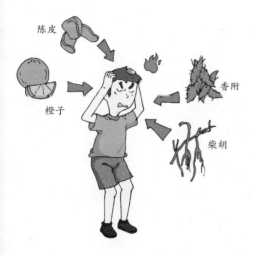

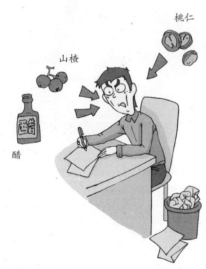

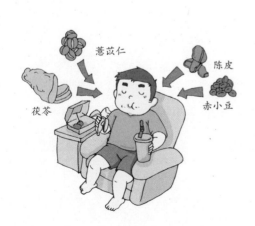

◆ 适合气郁质体质的养生法

相关脏腑：肝郁气滞，肺气壅塞，脾胃气滞。

养生原则：行气解郁，消痞除满。以饮食调理，情志调畅为主。

常用养生中药：陈皮、枳实、青皮、木香、香附、沉香、川楝子、荔枝核、柴胡。

根据《内经》"喜胜忧"的原则，应主动寻求快乐可少量饮酒。多食一些能行气的食物，如佛手、橙子、柑桔、香橼等。

◆ 适合淤血质体质的养生法

相关脏腑：肝郁气滞血淤。

养生原则：疏肝理气，活血化淤。以情绪调节，运动锻炼、避免寒冷为主。

常用养生中药：山楂、桃仁、红花、穿山甲、当归、田七、川芎、丹参、益母草。

多做有益于心脏血脉的活动，如太极拳、八段锦、长寿功、内养操、保健按摩术等，以全身各部都能活动、助气血运行为原则。要培养乐观的情绪。精神愉快则气血和畅，营卫流通，有利血淤体质的改善。可常食油菜、黑大豆等具有活血化淤作用的食物，酒可少量常饮，醋可多吃。

◆ 适合痰湿质体质的中药养生法

相关脏腑：脾虚生痰，肝脾不和，脾肾阳虚，肝胆郁滞。

养生原则：健脾化痰，疏理气机。以饮食清淡，运动锻炼为主。

常用养生中药：陈皮、半夏、薏苡仁、山药、茯苓、赤小豆、冬瓜皮、白术、鸡内金。

不宜居住在潮湿的环境里；在阴雨季节，要注意湿邪的侵袭。少食肥甘厚味，酒类也不宜多饮，且勿过饱。多吃些蔬菜、水果。

◆ 适合阳盛质体质的养生法

相关脏腑：脾胃积热，心肝火旺，肺胃热盛，肝火热盛。

养生原则：清热泻火，生津养阴。以饮食调理为主。

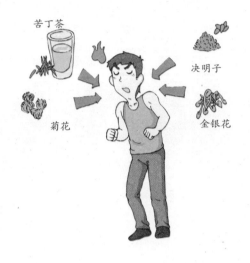

常用养生中药：木棉花、苦丁茶、鸡蛋花、鸡骨草、芦根、菊花、夏枯草、决明子、淡竹叶、金银花、连翘。

平日要加强道德修养和意志锻炼，培养良好的性格，用意识控制自己，遇到可怒之事，用理性克服情感上的冲动。饮食方面多用清淡之品，忌辛辣燥烈食物，对于牛肉、狗肉、鹿肉等食物宜少食用，多食水果、蔬菜。阳盛的人切勿酗酒。

CHAPTER 3

常见内科病的中药养生法

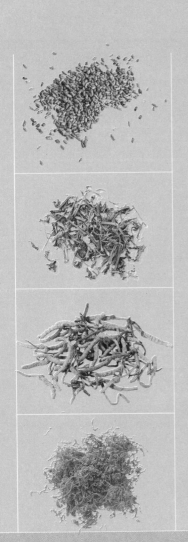

感冒

感冒是感受触冒风邪，邪犯卫表所致的外感疾病。临床表现以恶寒发热、鼻塞、流涕、喷嚏、咳嗽、头痛、全身不适为特征。

以普通感冒（伤风）、流行性感冒（时行感冒）及其他病毒、细菌感染所引起的上呼吸道感染而表现感冒症候者，皆可参照本篇内容进行辨证论治。

≫ 中医辨证分型

常见的辨证分型为：风寒证、风热证、暑湿证。

≫ 辨证论治

❶ 风寒证

常见症状 恶寒重，发热轻，无汗，头痛，肢节酸疼；兼鼻塞流涕，咽痒，咳嗽，痰稀色白等症状。

致病原因 风寒束表，卫阳被郁，见恶寒、发热、无汗；经络不通，故头痛，肢节酸疼；肺气不宣，故鼻塞流涕，咳嗽。

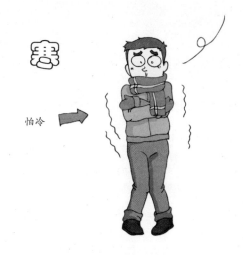

怕冷

常用药物 荆芥、防风、生姜——散寒解表；柴胡、薄荷——解表退热；川芎——活血散风治头痛；桔梗、枳壳、茯苓、甘草——宣肺理气，化痰止咳；羌活、独活——祛风散寒，治肢节酸疼。若症状重，加麻黄、桂枝。

现代药理 麻黄挥发油有发汗作用，麻黄碱能使处于高温环境中的人的汗腺分泌增多增快，麻黄挥发油乳剂有解热作用。桂枝水煎剂及桂皮醛有降温、解热作用。荆芥水煎剂可增强皮肤血液循环，增加汗腺分泌，有微弱解热作用。柴胡有抗感冒病毒作用。

食疗方法 姜糖饮 生姜15克，切片，红糖30克。水1碗，加入生姜，煮沸2分钟，再入红糖煮1分钟，趁热饮用。

❗ 风热证

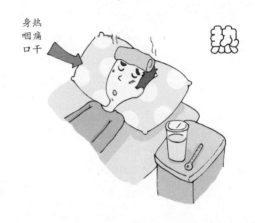

身热
咽痛
口干

热

常见症状 身热，微恶寒，出汗不多，头昏胀痛，目胀，面赤；兼咳痰黏黄，咽痛口干，鼻流黄涕等症状。

致病原因 风热犯表，热郁肌腠，卫表失和，见发热、汗出不畅；风热上蒸，见咽喉肿痛，鼻流黄涕；肺失清肃，则咳嗽，咳痰黏黄。

常用药物 银花、连翘、栀子、豆豉、薄荷、荆芥——辛凉解表，疏风清热；竹叶、芦根——清热生津；牛蒡子、桔梗、甘草——宣利肺气，化痰利咽。若咽喉红肿疼痛明显，配玄参解毒利咽；若咳嗽痰少，口、咽、唇、鼻干燥，可配南沙参，天花粉。

现代药理 金银花、连翘具有抗流感病毒作用，促进白细胞的吞噬作用，有明显的抗炎和解热作用。薄荷油内服通过兴奋中枢神经系统，使皮肤毛细血管扩张，促进汗腺分泌，增加散热，而达到发汗解热作用。

食疗方法 银花茶 银花20克，茶叶6克，白糖50克。水煎，趁热分2次服。

❗ 暑湿证

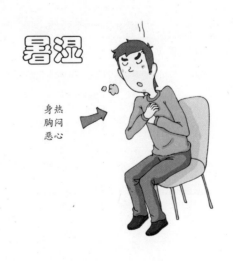

暑湿

身热
胸闷
恶心

常见症状 夏季感邪，身热汗少，肢体酸重或疼痛，头昏重胀痛；兼心烦口渴，胸闷，恶心等症状。

致病原因 夏季感冒，感受当令暑邪，暑多夹湿，暑湿伤表，故身热，肢体酸痛；暑热伤津，见心烦口渴，小便黄；湿阻气机，故胸闷，恶心。

常用药物 银花、连翘、鲜荷叶、鲜芦根——清暑解热；香薷——发汗解表；厚朴、扁豆——化湿和中。若热盛心烦口渴明显，加黄连、山栀；若胸闷恶心明显，加藿香、苍术、陈皮。

现代药理 藿香具有促进胃液分泌、增加消化力作用。苍术促进胃肠运动，对胃平滑肌有收缩作用。香薷挥发油有发热作用，能刺激消化腺分泌及胃肠蠕动，其水煎剂有抗病毒作用。

食疗方法 苦瓜茶 鲜苦瓜1个，茶叶适量。苦瓜截断去瓤，纳入茶叶接合，悬挂通风处阴干。将外部洗净擦干连同茶叶切碎混匀，每次取10克，沸水冲泡频饮。

对于身体虚弱者，应注意药物加减。如气虚之人，平素神疲体弱，气短懒言，反复感冒，应加人参、甘草、茯苓补气以祛邪；阴虚之人，心烦，口干，干咳痰少，加玉竹以滋阴生津。

预防调护

1. 预防感冒：注意锻炼，增强体质；在流行季节，应尽量少去人口密集的公共场所，防止交叉感染；室内可用食醋熏蒸法；注意防寒保暖。

2. 注意服药要求：汤剂不宜久煎；趁温热服，服后加衣盖被，或吃热粥，喝热水；出汗后应避风。

3. 加强观察护理：对流行性感冒及老年、婴幼儿、体虚者，注意病情变化。

咳 嗽

咳嗽是指肺失宣降，肺气上逆作声，咯吐痰液而言。分别言之，有声无痰为咳，有痰无声为嗽，一般多为痰声并见，难以截然分开，故以咳嗽并称。

咳嗽是肺系多种疾病的一个症状，在内科疾病中，其发病率高，也是日常生活中的常见疾病。现代医学中的上呼吸道感染，急、慢性支气管炎，支气管扩张，肺炎等疾病以咳嗽为主症时，均可参考本节内容。

中医辨证分型

常见的辨证分型为：风寒袭肺证、风热犯肺证、风燥伤肺证、痰湿蕴肺证、痰热郁肺证、肝火犯肺证、肺阴亏耗证。

≫ 辨证论治

❗ 风寒袭肺证

常见症状 咳嗽声重，气急，咽痒，咯痰稀薄色白；兼鼻塞，流清涕，头痛，肢体酸痛，或见恶寒发热，无汗等症状。

致病原因 风寒犯肺，肺气失于宣降，故咳嗽；痰稀色白，流清涕，说明此证属风寒；风寒邪气阻遏全身气血，故肢体酸痛。

常用药物 麻黄、紫苏——宣肺散寒；杏仁、桔梗、枳壳——宣降肺气，止咳平喘；半夏、茯苓、陈皮——

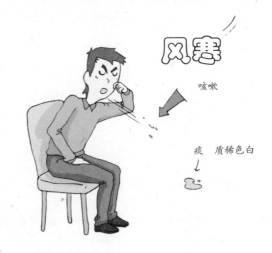

化痰止咳。头痛严重者，加川芎；身痛严重者，加羌活；若咳嗽日久不愈，加紫菀、百部；若咳嗽音哑，气急似喘，痰黏稠，口渴，心烦，加生石膏、桑白皮、黄芩。

现代药理 麻黄中麻黄碱和伪麻黄碱均有缓解支气管平滑肌痉挛的作用。麻黄挥发油有解热作用，针对发热症状。苦杏仁中所含苦杏仁苷在下消化道中分解产生氢氰酸，能抑制呼吸中枢而起镇咳平喘作用。紫苏能减少支气管分泌，缓解支气管痉挛。陈皮煎剂有扩张气管作用，挥发油有刺激性祛痰作用。半夏有明显的镇咳祛痰作用。桔梗中的桔梗皂苷对口腔、咽喉、胃黏膜的直接刺激，反射性地增加支气管黏膜分泌亢进而使痰液稀释，易于排出，桔梗也有明显镇咳作用。

食疗方法 杏仁粥　杏仁15克，去皮尖，粳米50克。将杏仁、粳米加水2碗，煮至粥熟，趁热分服。

❗ 风热犯肺证

常见症状 咳嗽频繁而剧烈，声音嘶哑，咽喉干燥疼痛，咯痰不爽，痰黏稠或黄，咳时汗出；兼鼻流黄涕，口渴，头身痛，或见身热等症状。

致病原因 风热犯肺，肺失清肃，灼伤津液，故咳嗽痰黄而稠，口渴；风热上扰则头痛。

常用药物 桑叶、菊花——疏风清热，清宣肺热而止咳喘；薄荷、连翘——疏风清热；杏仁、桔梗——宣降肺气，止咳平喘；浙贝母、枇杷叶——清肃肺气，化痰止咳。若发热重，痰黄，可加黄芩、瓜蒌；若咽喉肿痛，音哑，加射干；若咽燥口干，加南沙参、天花粉、芦根。

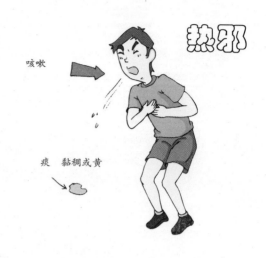

咳嗽

痰　黏稠或黄

热邪

现代药理　黄芩、瓜蒌煎剂对肺炎双球菌有显著抗菌作用，其中瓜蒌亦有祛痰作用，黄芩对过敏性气喘有缓解作用。浙贝母碱在低浓度下对支气管平滑肌有明显扩张作用，浙贝母碱及去氢浙贝母碱有明显镇咳作用。射干对咽喉疾患中的某些病毒有抑制作用。

食疗方法　杏菊饮　杏仁6克，去皮尖，菊花6克。开水沏泡，趁热频饮。

❶ 风燥伤肺证

常见症状　干咳频繁，咽喉痒、干痛，唇鼻干燥，无痰或痰少而黏，不易咯出，或痰中带有血丝；兼口干，或伴鼻塞、头痛、身热等症状。

致病原因　本证常见于秋天或气候干燥季节。燥邪伤肺，肺津受到损伤，肺气失于宣降，故干咳，无痰或痰少而黏，不易咯出，口、鼻、咽喉干燥。

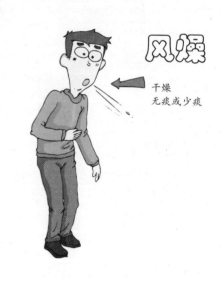

风燥

干燥
无痰或少痰

常用药物　桑叶、淡豆豉——轻宣燥热；杏仁——肃降肺气而止咳；南沙参、梨皮——润肺生津止咳；浙贝母、栀子——清肺热止咳，且浙贝母化痰。若口咽干燥严重者，加麦冬；若发热重，加石膏、知母；若咳嗽痰中夹血丝者，加白茅根。

现代药理　川贝母具有镇咳、祛痰及解痉作用。石膏与知母有明显的解热作用。沙参能刺激支气管黏膜，使分泌增多，有一定祛痰作用。

食疗方法　梨丝拌萝卜　白萝卜250克，梨100克。生姜少许，麻油、精盐、味精适量。萝卜切丝，焯2分钟，加梨丝、姜末少许及调料，拌匀凉食。

⚠ 痰湿蕴肺证

常见症状 咳嗽反复发作，咳声重浊，痰多，痰黏腻或稠厚成块，色白或带灰色，每于早晨或食后则咳甚痰多，进甘甜油腻食物加重；兼胸闷，恶心，食少，体倦，大便不成形等症状。

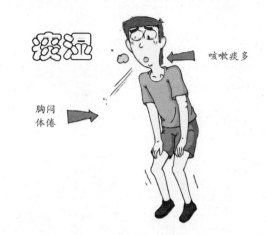

咳嗽痰多

胸闷体倦

致病原因 脾失健运，湿浊停聚而成痰，痰多色白是其主要特点；脾失健运，故食少，体倦，大便不成形；痰湿内停，气机不畅，故胸闷。

常用药物 半夏、陈皮、茯苓、苍术、厚朴——燥湿化痰；杏仁、苏子、莱菔子——降气止咳平喘。若痰黏白如沫，怯寒背冷，加干姜、细辛、白芥子；若久病，食少，体倦，大便不成形，加党参、白术。

现代药理 陈皮煎剂有扩张气管作用，挥发油有刺激性祛痰作用。半夏有明显的镇咳祛痰作用。

食疗方法 薏米杏仁粥　薏米50克，杏仁10克，去皮尖。薏米洗净，加水煮至半熟，放入杏仁，粥成加少许白糖。

⚠ 痰热郁肺证

常见症状 气息粗而急促，痰多，质黏稠，色黄，或有腥味，或吐血痰，胸胁部胀痛；兼面红，身热，口干，欲饮水等症状。

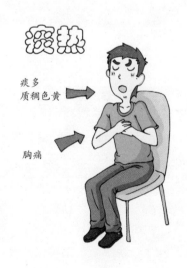

痰多质稠色黄

胸痛

致病原因 痰热蕴肺，肺失宣降，故咳嗽，痰多，质黏稠，色黄；热伤肺络或咳甚伤络，故痰中带血；胸部气机不利，故胸胁部胀痛。

常用药物 黄芩、栀子、知母、桑白皮——清泄肺热；贝母、瓜蒌、海蛤壳、竹沥半夏、射干——清肺化痰；杏仁——降气止咳平喘。若痰黄如脓或有腥味，加鱼腥草、金荞麦根、冬瓜子、薏苡仁；若胸部胀满，便秘，配葶苈子、大黄；若兼口干，舌红少津，配北沙参、天冬、天花粉。

现代药理 桑白皮有轻度止咳作用，其煎剂对金黄色葡萄球菌有抑制作用。竹沥具有明显镇咳、祛痰作用。瓜蒌所含皂苷及皮中总氨基酸有祛痰作用。

食疗方法 罗汉果茶 罗汉果15～20克。将罗汉果切成碎块，沸水沏泡，闷15分钟，代茶饮。

ⓘ 肝火犯肺证

常见症状 咳喘时作，咳时胁肋疼痛，痰少质黏，咯之难出或痰带血丝，甚至咳吐鲜血；兼性情急躁易怒，症状可随情绪波动而加重。

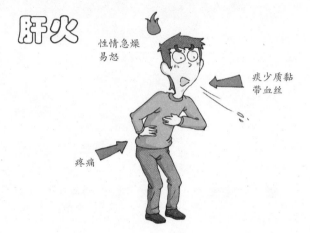

肝火

性情急躁易怒

痰少质黏带血丝

疼痛

致病原因 情志不遂，肝气郁结化火成肺，肺失清肃而咳嗽不止；肝火损伤肺络则痰带血丝，甚至咳吐鲜血。

常用药物 桑白皮、地骨皮、黄芩——清肺热；栀子、丹皮——泻肝火；青黛、海蛤壳——化痰热；甘草——和胃气，使泻肺而不伤脾胃；苏子、竹茹、枇杷叶——降逆气。若胸痛配郁金；痰黏难咯加海浮石、贝母；若咽燥口干，咳嗽日久不愈，加北沙参、麦冬、天花粉、诃子。

现代药理 黄芩苷、黄芩苷元对离体气管过敏性收缩及过敏性气喘，均有缓解作用。桑白皮有镇咳、平喘作用，祛痰作用较差。

食疗方法 杏仁饼 杏仁40粒，去皮尖，青黛3克，柿饼1个。杏仁炒黄，研为末，与青黛拌匀，放入掰开柿饼中摊匀，用湿泥包裹，煨热。分早晚2次服。

ⓘ 肺阴亏耗证

常见症状 干咳，咳声短促，或痰中带血丝，或声音逐渐嘶哑；兼口干咽燥，或午后潮热，颧红，盗汗，口干，日渐消瘦，神疲。

致病原因 肺阴亏虚，肺气上逆，故干咳少痰，声音嘶哑；咳伤肺络，则痰中带血；阴虚火旺，故午后潮热，盗汗。

常用药物 沙参、麦冬、天花粉、玉竹、百合——滋养肺阴；甘草——甘缓和中；贝母、甜杏仁——润肺化痰；桑白皮、地骨皮——清肺泻热。若咳嗽气促，加五味子、诃子；若阴虚潮热，加银柴胡、青蒿、鳖甲、胡黄连；若阴虚盗汗，加乌梅、浮小麦；若痰中带血，加丹皮、山栀子。

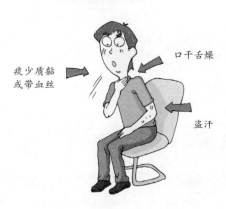

肺阴虚

痰少质黏或带血丝

口干舌燥

盗汗

【现代药理】百合水提掖有止咳、祛痰作用；可对抗组织胺引起的哮喘。甘草有明显的镇咳作用，祛痰作用也较显著，还有一定的平喘作用，能保护发炎的咽喉和气管黏膜。

【食疗方法】秋梨川贝膏　雪花梨1000克，款冬花、百合、麦冬、川贝各30克，冰糖50克，蜂蜜200克。将诸药切碎，加水煎取浓汁，去渣，将梨、冰糖、蜂蜜兑入，文火煎成膏。每次食膏15克，日2次，温开水冲服。

≫ 预防调护

1. 预防感冒，注意气候变化，防寒保暖。

2. 慢性久咳，适当参加体育锻炼，以增强体质，提高抗病能力。

3. 咳嗽反复发作，尤其应当注意起居饮食的调护，饮食不宜油腻、辛辣及过咸，嗜酒及吸烟等不良习惯尤当戒除。

部分患者病情逐渐加重，甚至累及于心，最终导致慢性肺源性心脏病。

支气管哮喘

支气管哮喘是一种慢性气道炎症性疾患。患者发作时喉中有哮鸣声，呼吸气促困难，甚则喘息不能平卧。典型的支气管哮喘发作前有先兆症状，如喷嚏、流涕、咳嗽、胸闷；继而出现呼吸困难，端坐呼吸，甚至张口呼吸，紫绀、大汗、面色苍白等。

引起哮喘包括致病因素和诱发因素两大类，其中致病因素包括遗传因素、吸入性变应原（花粉、尘螨、皮毛、衣物纤维等）、呼吸道感染、刺激性或有害气体、药物及食物（鸡蛋、海鲜、牛奶）；诱发因素包括冷空气、气压的高低、湿度变化等。

》》 中医辨证分型

常见的辨证分型为：发作期（寒哮、热哮）；缓解期（肺脾气虚证、肺肾两虚证）。

》》 辨证论治

发作期

❗ 寒哮

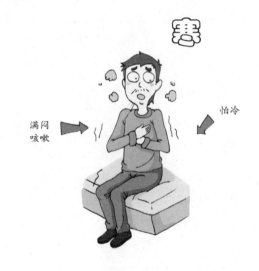

常见症状 喉中哮鸣有声，呼吸急促，胸部满闷，咳嗽，痰量少色白，怕冷，天冷或受寒易发作，面色青。

致病原因 寒痰伏肺，遇感触发，痰升气阻，以致呼吸急促而哮鸣有声；肺气郁闭，不得宣畅，则胸部满闷，咳嗽，痰量少；外寒引动内饮，故天冷或受寒发作。

常用药物 麻黄、射干——宣肺平喘，化痰利咽；干姜、细辛、半夏——温肺化饮降逆；紫苑、款冬花——化痰止咳；五味子——收敛肺气；大枣、甘草——和中。若痰多喘逆不能平卧，加葶苈子。

现代药理 麻黄中麻黄碱和伪麻黄碱均有缓解支气管平滑肌痉挛的作用。射干对常见真菌有较强抑制作用，对外感及咽喉疾患中的某些病毒也有抑制作用。

食疗方法 紫苏杏仁糖 紫苏1份，杏仁2份，冰糖3份。将杏仁去皮尖，紫苏去梗，研碎与冰糖混合，制成紫苏杏仁糖，早晚各服10克。

❗ 热哮

常见症状 喉中痰鸣音重，喘而气粗，胸胁高胀，咳嗽频作，咯痰色黄或白，质黏稠，口渴，汗出，面赤，或有身热，好发于夏季者。

致病原因 痰热壅肺，肺气上逆，故喉中痰鸣音重，喘而气粗；痰热胶结，以致咯痰色黄或白，质稠；痰火郁蒸，则口渴，汗出，面赤。

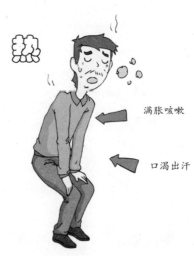

常用药物 麻黄——宣肺平喘；黄芩、桑白皮——清热肃肺；杏仁、半夏、款冬花、苏子——化痰降逆；白果——敛肺，并防麻黄过于耗散；甘草——调和诸药。若兼有大便秘结者，可用大黄、芒硝、瓜蒌。

现代药理 苦杏仁中所含苦杏仁苷在下消化道中分解产生氢氰酸，能抑制呼吸中枢而起镇咳平喘作用。款冬花煎剂有镇咳作用，乙酸乙醇提取物有祛痰作用，醚提取物小量略有支气管扩张作用。白果对气管平滑肌有微弱松弛作用。

食疗方法 截菜丝瓜汤　鱼腥草50克，丝瓜50克。将丝瓜切片，鱼腥草寸断，加调料制成汤，即可食用。

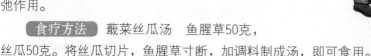

缓解期

! 肺脾气虚证

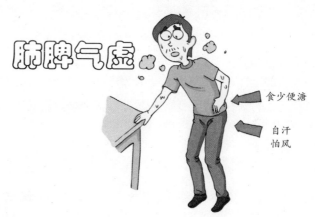

常见症状 气短声低，喉中时有轻度哮鸣，痰多质稀，色白，自汗，怕风，常易感冒，倦怠无力，食少便溏。

致病原因 卫气虚弱，腠理疏松，外邪易侵，故自汗，怕风，常易感冒，每因气候变化而诱发；肺虚不能主气，则气短声低；脾虚失于健运，则倦怠无力，食少便溏。

常用药物 党参、白术——健脾益气；山药、薏苡仁、茯苓——甘淡补脾；半夏、陈皮——燥湿化痰；五味子——敛肺气；甘草——补气调中。若自汗明显，加炙黄芪、浮小麦。

现代药理 半夏各种炮制品均有明显的祛痰作用。

食疗方法 参菠水饺　人参10克，菠菜1500克，面粉1000克，瘦猪肉500克。人参润后，切成薄片，烘脆后研成细末，将猪肉馅与人参粉、各种调料拌匀，加菠菜泥，和面粉，包饺子。

⊘ 肺肾两虚证

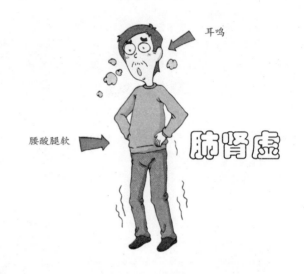

耳鸣

腰酸腿软

肺肾虚

常见症状 气短，喘息急促，动则更甚，吸气不利，耳鸣，腰酸腿软，不耐劳累，或心烦，手脚心热，颧红，口干，或畏寒肢冷，面色苍白。

致病原因 久病肾虚，摄纳失常，故气短，动则更甚，吸气不利；精气亏乏，不能充养，则耳鸣，腰酸腿软，不耐劳累。

常用药物 熟地、山萸肉、胡桃肉——补肾纳气；人参、麦冬、五味子——补益肺之气阴；茯苓、甘草——益气健脾；半夏、陈皮——理气化痰。若畏寒肢冷，面色苍白，属肾阳虚，加补骨脂、制附片、肉桂；若心烦，手脚心热，颧红，口干，属肾阴虚，加生地、冬虫夏草。

现代药理 半夏各种炮制品均有明显的祛痰作用。胡桃肉有镇咳作用。

食疗方法 虫草炖肉　冬虫夏草10克，瘦猪肉150克。将瘦猪肉切块，放入锅内，加虫草及各种调料，急火煮沸，慢火炖煮，肉烂汤浓为止，肉、汤、药俱服。

≫ 预防调护

1．注意保暖，防止感冒，避免因寒冷空气的刺激而诱发。

2．根据身体情况，进行适当的体育锻炼，以逐步增强体质，提高抗病能力。

3．饮食宜清淡，忌油腻，辛辣甘甜，防止生痰生火，避免腥膻发物，烟尘异味。

4．保持心情舒畅，避免不良情绪的影响，劳逸适当，防止过度疲劳。

5．平时可常服玉屏风散、肾气丸等药物，以调护正气，提高抗病能力。

胃 痛

胃痛，又称胃脘痛，是指以上腹胃脘部近心窝处疼痛为主症的病症。现代医学胃痛是指急性胃炎、慢性胃炎、胃溃疡、十二指肠溃疡、功能性消化不良、胃黏膜脱垂等病以上腹部疼痛为主要症状者，属于中医学胃痛范畴，均可参考本篇进行辨证论治，同时结合辨病处理。

>> 中医辨证分型

常见的辨证分型为：寒邪客胃证、饮食伤胃证、肝气犯胃证、脾胃湿热证、淤血停胃证、胃阴不足证、脾胃虚寒证七种证型。

>> 辨证论治

❶ 寒邪客胃证

常见症状 胃痛暴作，恶寒喜暖，得温痛减，遇寒加重，口淡不渴，或喜热饮。

致病原因 寒邪客胃，阳气被遏，气机阻滞。

常用药物 高良姜、吴茱萸——温胃散寒；香附、乌药、陈皮、木香——行气止痛。如兼见恶寒、头痛等风寒表证者，可加苏叶、藿香等以疏散风寒，或内服生姜、胡椒汤以散寒止痛；若兼见胸脘痞闷、胃纳呆滞、或呕吐者，是为寒挟食滞，可加枳实、神曲、鸡内金、制半夏、生姜等以消食导滞，降逆止呕。

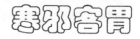

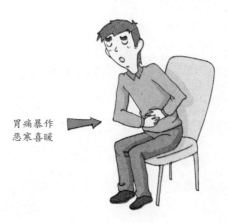

胃痛暴作
恶寒喜暖

现代药理 高良姜具有镇痛、抗炎作用，能抗胃溃疡的形成，煎剂灌胃能升高胃液总酸排出量，兴奋离体肠道运动。吴茱萸水煎剂有抗溃疡的作用，对药物导致动物胃肠痉挛有对抗作用，有明显的镇痛作用。木香、乌药均对胃肠道有兴奋或抑制的双向作用，能促进消化液分泌，木香单味药能通过胃肠蠕动加快、促进胃排空，明显拮抗急性胃黏膜损伤，溃疡抑制率达100%。

食疗方法 以糯米煮粥，荜茇末5克、白胡椒粉1克、肉桂皮末3克，煮熟去渣，兑入糯米粥中，空腹食用；或用草豆蔻5枚、高良姜10克水煎取汁，再加姜汁1小杯，一起合面适量，作细面条，用羊肉煎汤下面，熟后加白胡椒粉、盐食用。

⚠ 饮食伤胃证

常见症状 胃脘疼痛，胀满拒按，嗳气，嗳腐吞酸，或呕吐不消化食物，其味腐臭，吐后痛减，不思饮食，大便不爽，得矢气及便后稍舒。

致病原因 食积内停，胃气阻塞。

常用药物 神曲、山楂、莱菔子——消食导滞；茯苓、半夏、陈皮——和胃化湿；连翘——散结清热。若脘腹胀甚者，可加枳实、砂仁、槟榔等以行气消滞；若胃脘胀痛而便闭者，可合用小承气汤或改用枳实导滞丸以通腑行气；胃痛急剧而拒按，伴见苔黄燥便秘者，为食积化热成燥，则合用大承气汤以泄热解燥，通腑荡积。

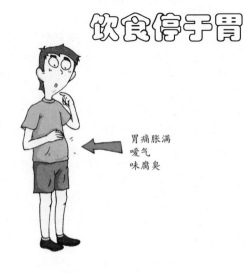

饮食停于胃

胃痛胀满
嗳气
味腐臭

现代药理 山楂所含脂肪酸能促进脂肪消化，并增加胃消化酶的分泌而促进消化，且对胃肠功能有一定调整作用。神曲因含有多量酵母菌和B族维生素，故有增进食欲，维持正常消化机能等作用。茯苓能降低胃液分泌，对胃溃疡有抑制作用。半夏可抑制呕吐中枢止呕。连翘有抗炎、解热及广谱抗菌作用，其煎剂有镇吐作用。槟榔对幽门螺旋杆菌有抑制作用。

食疗方法 鲜山楂60克入沙锅内煎取浓汁，用汁与粳米100克煮粥，再调入砂糖，分次服用；或槟榔10克水煎取汁，用汁与50克粳米煮粥，每日空腹服1~2次。

⚠ 肝气犯胃证

常见症状 胃脘胀痛，痛连两胁，遇烦恼则痛作或痛甚，嗳气、矢气则痛舒，胸闷嗳气，喜长叹息，大便不畅。

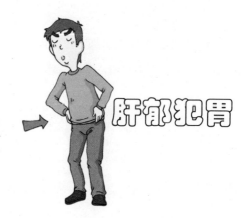

肝郁犯胃

胃脘胀痛
痛连两胁
喜长叹息

致病原因 肝气郁结，横逆犯胃，胃气阻滞。

常用药物 柴胡、芍药、川芎、郁金、香附——疏肝解郁；陈皮、枳壳、佛手、甘草——理气和中。如胃痛较甚者，可加川楝子、延胡索以加强理气止痛；嗳气较频者，可加沉香、旋复花以顺气降逆；泛酸者加乌贼骨、煅瓦楞子中和胃酸。

现代药理 柴胡可抑制胃酸分泌、抗溃疡、抑制胰蛋白酶，并能镇痛。白芍对醋酸引起的扭体反应有明显的镇痛效果。甘草有抗溃疡，抑制胃酸分泌，缓解胃肠平滑肌痉挛及镇痛作用，并与芍药的有效成分芍药苷有协同作用。

食疗方法 胡萝卜200克切丝，瘦猪肉100克切丝加盐、黄酒拌匀，陈皮10克泡软后切丝，先炒胡萝卜至八成熟出锅，再炒肉丝、陈皮丝3分钟，加胡萝卜丝、盐、黄酒焖烧7～8分钟既可；或金桔200克煮5分钟，加入白豆蔻20克、白糖适量，用小火略煮片刻既可，随意温服。

⚠ 脾胃湿热证

常见症状 胃脘灼热疼痛，痛势急迫；口干口苦，口渴而不欲饮，身重疲倦，纳呆恶心，小便色黄，大便不畅。

致病原因 湿热蕴结，胃气阻滞。

常用药物 黄连、栀子——清热燥湿；制半夏、茯苓、草豆蔻——祛湿健脾；陈皮、甘草——理气和中。湿偏重者加苍术、藿香燥湿醒脾；热偏

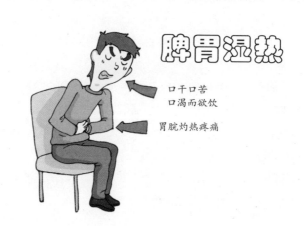

脾胃湿热

口干口苦
口渴而欲饮

胃脘灼热疼痛

重者加蒲公英、黄芩清胃泄热；伴恶心呕吐者，加竹茹、陈皮以清胃降逆；大便秘结不通者，可加大黄（后下）通下导滞；气滞腹胀者加厚朴、枳实以理气消胀；纳呆少食者，加神曲、谷芽、麦芽以消食导滞。

现代药理　黄连有抑制胃液分泌，抗腹泻、抗急性炎症、抗菌、抑制组织代谢等作用，其提取成分有抗溃疡作用。茯苓能降低胃液分泌，对胃溃疡有抑制作用。半夏有显著的抑制胃液分泌作用，水煎醇沉液对多原因所致的胃溃疡有显著的预防和治疗作用。

食疗方法　取新鲜石仙桃90克（干品30克）、新鲜猪肚500克。将猪肚切粗丝，和石仙桃一起放炖盅中，加适量清水，隔水炖1个小时，调味后饮汤食猪肚，可分次食用。

❗ 淤血停胃证

常见症状　胃脘疼痛，如针刺、似刀割，痛有定处，按之痛甚，痛时持久，食后加剧，入夜尤甚，或见吐血黑便。

致病原因　淤停胃络，脉络壅滞。

常用药物　蒲黄、五灵脂、丹参——活血散淤止痛；檀香、砂仁——行气和胃。若胃痛甚者可加延胡索、木香、郁金、枳壳以加强活血行气止痛之功；若四肢不温，舌淡脉弱者当为气虚无以行血，加党参、黄芪等以益气活血；便黑可加三七、白及化淤止血，出血不止应参考血证有关内容辨证论治；若口干咽燥，舌光无苔，脉细为阴虚无以濡养，加生地、麦冬以滋阴润燥。

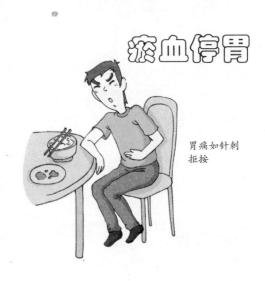

胃痛如针刺
拒按

现代药理　五灵脂可抑制血小板聚集，降低全血黏度、血浆黏度。丹参能保护胃黏膜、抗胃溃疡，对中枢神经有镇静和镇痛作用。砂仁煎剂可增强胃的功能，促进消化液的分泌，可增进肠道运动，排出消化管内的积气，可帮助消化，消除肠胀气症状。

食疗方法　黑木耳10克泡好，黄花菜20克浸泡片刻滤干，瘦猪肉60克切片，用刀背打松，加盐、黄酒拌匀，炒肉片2分钟，倒入木耳、黄花菜同炒，加盐、黄酒适量，炒香后，焖烧8分钟，撒上香葱既可。

❗ 胃阴不足证

常见症状　胃脘隐隐灼痛，似饥而不欲食，口燥咽干，五心烦热，消瘦乏力，口渴思饮，大便干结。

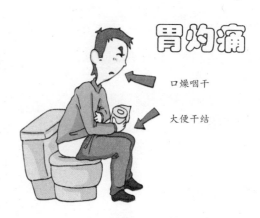

胃灼痛

口燥咽干

大便干结

[致病原因] 胃阴不足，胃失濡养。

[常用药物] 沙参、麦冬、生地、枸杞子——养阴益胃；当归——养血活血；川楝子——理气止痛；芍药、甘草——缓急止痛。若见胃脘灼痛、嘈杂泛酸者，可加珍珠层粉、牡蛎、海螵蛸或配用左金丸以制酸；胃脘胀痛较剧，兼有气滞，宜加厚朴花、玫瑰花、佛手等行气止痛；大便干燥难解，宜加火麻仁、瓜蒌仁等润肠通便。

[现代药理] 北沙参有降低体温和镇痛作用。当归有明显抗血栓作用。川楝子能兴奋肠道平滑肌，使其张力和收缩力增加。牡蛎有明显的镇痛作用，煅牡蛎可明显提高抗实验性胃溃疡活性。海螵蛸中所含的碳酸钙能中和胃酸，改变胃内pH值，降低胃蛋白酶活性，在溃疡面上形成保护膜，促进溃疡面愈合，使出血趋于凝固。

[食疗方法] 冰糖20克溶化，将鲜莲藕（去节）150克、鲜荸荠50克、梨1只洗净捣汁，加入冰糖水，频饮；或将牛奶60克、甘蔗汁30克、姜汁6克、蜂蜜15克、童便9克合匀频饮。

❗ 脾胃虚寒证

[常见症状] 胃痛隐隐，绵绵不休，喜温喜按，空腹痛甚，得食则缓，劳累或受凉后发作或加重，泛吐清水，神疲纳呆，四肢倦怠，手足不温，大便溏薄。

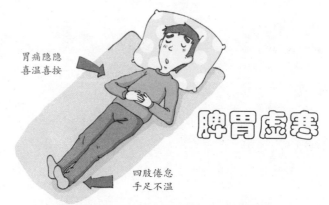

胃痛隐隐
喜温喜按

脾胃虚寒

四肢倦怠
手足不温

[致病原因] 脾胃虚寒，失于温养。

[常用药物] 黄芪——补中益气；桂枝、生姜——温脾散寒；芍药、炙甘草、饴糖、大枣——缓急止痛。泛吐清水较多，宜加干姜、制半夏、陈皮、茯苓以温胃化饮；泛酸，可去饴糖，加黄连炒吴茱萸、乌贼骨、煅瓦楞子等以制酸和胃；胃脘冷痛，里寒较甚，呕吐肢冷可加理中丸以温中散寒；无泛吐清水，无手足

不温者，可改用香砂六君子汤以健脾益气和胃止痛。

现代药理 黄芪能促进机体代谢、抗疲劳、促进血清和肝脏蛋白质的更新，增强机体免疫功能，提高机体抗病能力。桂枝有健胃、缓解胃肠道痉挛和镇痛作用。生姜能促进消化液分泌，保护胃黏膜，具有抗溃疡、抗炎、抗菌、镇痛、镇吐作用。大枣能增加胃肠黏液，纠正胃肠病损。

食疗方法 猪肚1000克焯透刮去内膜，用姜、葱、花椒将猪肚煮熟后切成条，将煮猪肚的汤500克烧开，下入肚条、砂仁末10克、胡椒粉、绍兴酒、猪油、味精，勾芡起锅既可；或用去心莲子50克小火慢炖2小时至莲子酥烂，汤成羹，再加入桂花3克、红糖1匙煮约5分钟，可做早点或点心吃。

≫ 预防调护

1．本病发病，多与情志不遂、饮食不节有关，故应在预防上要重视精神与饮食的调摄。

2．患者要注意有规律的生活与饮食习惯，忌暴饮暴食、饥饱不匀。

3．胃痛持续不已者，应在一定时期内进流质或半流质饮食，少食多餐，以清淡饮食易消化的食物为宜；忌粗糙多纤维饮食，尽量避免食用浓茶、咖啡、烟酒和辛辣等诱发因素，进食宜细嚼慢咽，慎用水杨酸、肾上腺皮质激素等西药。

4．同时保持乐观的情绪，避免过度劳累与紧张也是预防本病复发的关键。

呕 吐

呕吐是一个临床症状，可见于多种疾病。中医学认为本症由于胃失和降，胃气上逆所致。凡因感受外邪，食滞或痰饮内停，或情志失调，肝气犯胃发生呕吐的，属实证；如因胃热偏盛或热病之后，胃阴受伤，或脾胃虚弱，中阳不振而发生呕吐的，则属虚证。西医学认为呕吐的发生可因中枢神经系统的疾病，如流行性脑脊髓膜炎、流行性乙型脑炎、急性脑血管病变及脑肿瘤等引起，或由消化系统病变所致。本节所介绍的着重于消化系统病变而以呕吐为主症者。

≫ 中医辨证分型

常见的辨证分型为：外邪犯胃证、食滞内停证、痰饮内阻证、肝气犯胃证、脾胃气虚证、脾胃阳虚证、胃阴不足证七种证型。

》》 辨证论治

ⓘ 外邪犯胃证

常见症状 突然呕吐，胸脘满闷。兼发热恶寒，头身疼痛。

致病原因 外邪犯胃，中焦气滞，浊气上逆。

常用药物 藿香、紫苏、白芷——芳香化浊，散寒疏表；大腹皮、厚朴——理气除满；半夏、陈皮——和胃降逆止呕；白术、茯苓、甘草——化湿健脾；桔梗——开肺气，助藿香解表之功；生姜、大枣——调和营卫，和胃止呕。伴见脘痞嗳腐，饮食停滞者，可去白术、甘草、大枣，加鸡内金、神曲以消食导滞；如风寒偏重，症见寒热无汗，头痛身楚，加荆芥、防风、羌活祛风寒，解表邪；兼气机阻滞，脘闷腹胀者，可酌加木香、枳壳行气消胀。

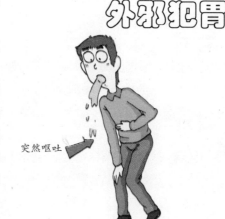

突然呕吐

现代药理 藿香能增强消化，对胃肠有解痉作用。紫苏有促进消化液分泌，增进胃肠蠕动的作用。白芷有抑菌、解热、抗炎、镇痛作用。半夏可抑制呕吐中枢而止呕。白术对肠道活动有双向调节作用，有防治溃疡的作用。茯苓能降低胃液分泌，对胃溃疡有抑制作用。生姜能促进消化液分泌，保护胃黏膜，具有抗溃疡、保肝、抗炎、解热、抗菌、镇痛、镇吐作用。大枣能增加黏液，纠正胃肠病损。

食疗方法 生姜10克研取汁，合白面50克，加水调成糊状，逐一拨入开水中即成，任意食用；或生姜10克切丝以沸水冲泡，焖5分钟，再调入饴糖30克，代茶饮；或生姜适量，切片，以醋腌1昼夜，用时取3片，加红糖，以沸水冲泡，代茶频饮。

ⓘ 食滞内停证

常见症状 呕吐酸腐，脘腹胀满，嗳气厌食，大便或稀可便秘。

致病原因 食积内停，气机受阻，浊气上逆。

常用药物 山楂、神曲、莱菔子——消食和胃；陈皮、半夏、茯苓——理气降逆，和中止呕；连翘——散结清热。若因肉食而吐者，重用山楂；因米食而吐者，加谷

芽；因面食而吐者，重用莱菔子，加麦
芽；因酒食而吐者，加蔻仁、葛花，重
用神曲；因鱼、蟹食而吐者，加苏叶、
生姜；因豆制品而吐者，加生萝卜汁；
若食物中毒呕吐者，用烧盐方探吐，防
止腐败毒物被吸收。

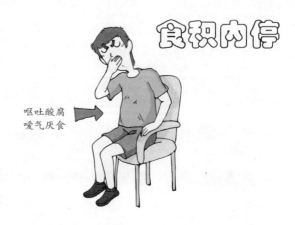

食积内停

呕吐酸腐
嗳气厌食

现代药理 山楂所含脂肪酸能促
进脂肪消化，并增加胃消化酶的分泌而
促进消化，且对胃肠功能有一定调整作
用。神曲因含有多量酵母菌和B族维生
素，故有增进食欲，维持正常消化机能等作用。半夏可抑制呕吐中枢止呕。麦芽含淀粉
酶能帮助消化。

食疗方法 白萝卜500克切丁，在水中煮沸即捞出，控干水，晾晒半日，再放入铝
锅内，加入蜂蜜150克，以小火煮沸，调匀既可，放冷，装瓶备用，饭后食，每次50克；
或用山楂肉15克、桔子皮10克、生姜10克、大枣4枚共煮，取汁，热服。

❗ 痰饮内阻证

常见症状 呕吐多为清水痰涎，胃脘满
闷，食欲差，眩晕，心悸。

致病原因 脾不运化，痰饮内停，胃
气不降，则胃脘满闷，呕吐清水痰涎；水饮上
犯，清阳不升，故眩晕。

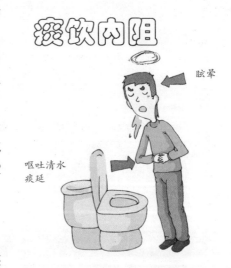

痰饮内阻

眩晕

呕吐清水
痰涎

常用药物 半夏、生姜——温胃降逆；
茯苓、桂枝、白术、甘草——健脾燥湿，温化
痰饮。若吐清水较多者，加牵牛子、白芥子各2
克，研末，每日分3次吞服；若心烦，失眠者，
加陈皮、枳实、竹茹、胆南星。

现代药理 半夏可抑制呕吐中枢止呕。
枳实能缓解乙铣胆碱或氯化钡所致的小肠痉
挛，可使胃肠收缩节律增加。

食疗方法 其一可用竹茹15克、乌梅3克、甘草2克，乌梅打破，与竹茹、甘草同
煎取汁，去渣，代茶频饮；其二可用陈皮15克、粳米100克，白糖适量，将陈皮洗净、烘
干、研为细末，用淘洗净的粳米煮粥，待粥将熟时，把研细的陈皮末放入粥内，稍煮片

刻后，加入白糖服食。

⚠ 肝气犯胃证

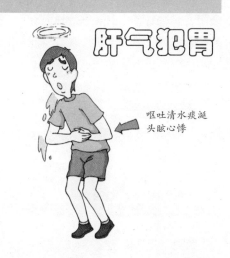

肝气犯胃

常见症状 呕吐清水痰涎，脘闷不食，头眩心悸。

致病原因 肝气不舒，横逆犯胃，气失通降。

呕吐清水痰涎
头眩心悸

常用药物 苏叶、厚朴——理气宽中；半夏、生姜、茯苓、大枣——和胃降逆止呕。若胸胁胀满疼痛较甚，加川楝子、郁金、香附、柴胡疏肝解郁；如呕吐酸水、心烦口渴，宜清肝和胃，辛开苦降，可酌加左金丸及山栀、黄芩等；若兼见胸胁刺痛，或呕吐不止，诸药无效者，舌有淤斑，可酌加桃仁、红花等活血化淤。

现代药理 苏叶有促进消化液分泌，增进胃肠蠕动的作用。厚朴酚有明显的中枢性肌肉松弛作用。

食疗方法 先煮50克粳米粥，临熟入砂仁末6克，搅匀，空腹食用；或将白萝卜250克、玫瑰花20克捣烂取汁，加红糖，开水冲服；或陈皮、竹茹、柿饼各30克及生姜3克水煎2次，取汁250毫升，加入白糖既可。

⚠ 脾胃气虚证

常见症状 恶心呕吐，食入难化。食欲不振，脘部痞闷，大便不畅。

脾胃气虚

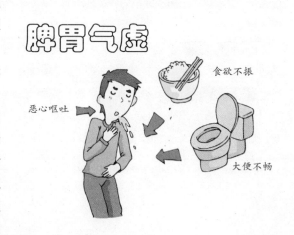

食欲不振

恶心呕吐

大便不畅

致病原因 脾胃气虚，纳运无力，胃虚气逆。

常用药物 党参、茯苓、白术、甘草——健脾益气；半夏——祛痰降逆，和胃止呕；陈皮、木香、砂仁——理气降逆。若呕吐频作，噫气脘闷，可酌加旋覆花、代赭石以镇逆止呕；若呕吐清水较多，脘冷肢凉者，可加附子、肉桂、吴茱萸以温中降逆止呕；若呕吐伴气短懒言，倦怠乏力，可酌加升麻、柴胡、生黄芪以补中益气。

现代药理　党参有抗溃疡、增强免疫功能。甘草抑制胃酸分泌，缓解胃肠平滑肌痉挛及镇痛作用。木香对胃肠道有兴奋或抑制的双向作用，能促进消化液分泌，木香单味药能通过胃肠蠕动加快、促进胃排空，明显拮抗急性胃黏膜损伤，溃疡抑制率达100%。砂仁煎剂可增强胃功能，促进消化液分泌，可增进肠道运动，排出消化管内的积气。可起到帮助消化，消除肠胀气症状。

食疗方法　白罂粟米100克、人参末10克、生山芋30克同煮粥，入生姜汁及盐少许，分2次服；或韭菜250克、生姜25克捣烂，以洁净纱布绞取汁液，入锅内，再兑牛奶250克，加热煮沸，趁热顿饮。

⚠ 脾胃阳虚证

常见症状　饮食稍多即吐，时作时止。面色白，倦怠乏力，喜暖恶寒，四肢不温，口干而不欲饮，大便溏薄。

致病原因　脾胃虚寒，失于温煦，运化失职。

常用药物　人参、白术——健脾和胃；干姜、甘草——甘温和中。若呕吐甚者，加砂仁、半夏等理气降逆止呕；若呕吐清水不止，可加吴茱萸、生姜以温中降逆止呃；若久呕不止，呕吐之物完谷不化，汗出肢冷，腰膝酸软，舌质淡胖，脉沉细，可加制附子、肉桂等温补脾肾之阳。

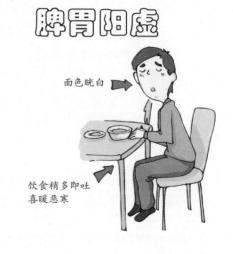

脾胃阳虚

面色晄白

饮食稍多即吐
喜暖恶寒

现代药理　干姜甲醇或醚提取镇静、镇痛、抗炎、止呕作用。吴茱萸水煎剂对药物性导致胃肠痉挛有对抗作用，有明显的镇痛作用。

食疗方法　制半夏10克、炮姜10克水煎取汁，用水合白面100克，做成棋子状，入药汁中煮，后下鸡蛋1个，煮熟，空腹食用；或用干姜10克、山药15克、山楂肉30克、大枣5枚、白萝卜15克水煮，取汁，热服。

❶ 胃阴不足证

常见症状 呕吐反复发作，或时作干呕。似饥而不欲食，口燥咽干。

致病原因 胃阴不足，胃失濡润，胃失和降。

常用药物 人参、麦冬、粳米、甘草——滋养胃阴；半夏——降逆止呕；大枣——益气和中。若呕吐较剧者，可加桔梗、竹茹、枇杷叶以和降胃气；若口干舌红热甚者，加黄连、连翘清热止呕；大便干结者，加瓜蒌仁、火麻仁、白蜜以润肠通便；伴倦怠乏力，纳差舌淡，加党参、山药益气健脾。

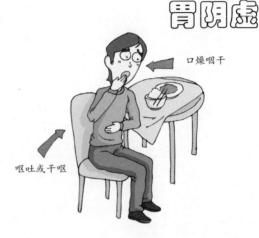

现代药理 麦冬能增强垂体肾上腺皮质系统作用，提高机体适应性。

食疗方法 水煎芦根100克，取汁，入绿豆100克，煮粥，任意食用；或鲜柠檬肉切碎，以洁净纱布绞汁，先以大火，后小火煎成膏状，冷却后，加适量白糖将汁膏吸干，混匀，晒干，压碎，装瓶备用，每次10克，以沸水冲化饮用，每日2次；或鲜羊奶煮沸，晾温徐徐饮之。

≫≫ 预防调护

1．生活起居：起居有常，生活有节，避免风寒暑湿秽浊之邪的入侵。

2．情志：保持心情舒畅，避免精神刺激，对肝气犯胃者，尤当注意。

3．饮食：饮食方面也应注意调理。脾胃素虚患者，饮食不宜过多，同时勿食生冷瓜果等，禁服寒凉药物。若胃中有热者，忌食肥甘厚腻、辛辣、香燥、烟酒等物品，禁服温燥药物。

4．护理：呕吐不止的病人，应卧床休息，密切观察病情变化。服药时尽量选择刺激性气味小的，否则随服随吐，更伤胃气。服药方法，应少量频服为佳，以减少胃的负担。根据病人情况，以热饮较益，可加入少量生姜或姜汁，以免格拒难下，逆而复出。

腹 泻

腹泻是指大便次数增多，粪便稀薄，甚至泻出如水样的病症。本病主要由于湿盛与脾胃功能失调所致。一年四季均可发生，以夏、秋两季较多。

急、慢性肠炎，肠结核，肠道激惹综合征，吸收不良综合征均可参考本节辨证论治。

》》中医辨证分型

常见的辨证分型为：寒湿泄泻证、湿热泄泻证、伤食泄泻证、脾虚泄泻证、肾虚泄泻证、肝气乘脾泄泻证。

》》辨证论治

！寒湿泄泻证

常见症状 泄泻清稀，甚则如水样；兼胃脘胀闷，食少，腹痛肠鸣。

致病原因 外感风寒或过食生冷，脾失健运，升降失常，则大便清稀如水；肠胃气机受阻，见腹痛肠鸣；寒湿困脾，则胃脘胀闷，食少。

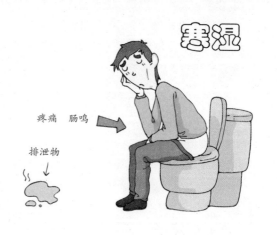

常用药物 藿香——辛温散寒，芳香化浊；白术、茯苓、甘草——健脾化湿；半夏、陈皮——理气祛湿，和中止呕；厚朴、大腹皮——理气除满；紫苏、白芷、桔梗——解表散寒，疏利气机。若腹部冷痛，加附子、干姜。

现代药理 藿香挥发油能促进胃液分泌，增强消化力，对胃肠有解痉作用。白术对肠道活动有双向调节作用，当肠道兴奋时呈抑制作用，而肠道抑制时则呈兴奋作用。

食疗方法 生姜泡茶 生姜9克，绿茶9克。开水冲泡，频饮。

ⓘ 湿热泄泻证

常见症状 泄泻急迫，粪色黄褐而臭，肛门灼热；兼烦热口渴，小便短黄。

致病原因 肠中有热，故泻下急迫；湿热下注，见肛门灼热，粪色黄褐而臭。

常用药物 葛根——解肌清热，煨用且能升清止泻；黄芩、黄连——苦寒清热燥湿；甘草——甘缓和中。若挟食积者，加神曲、山楂、麦芽；若在盛夏，症见发热头重，小便黄，加香薷、滑石。

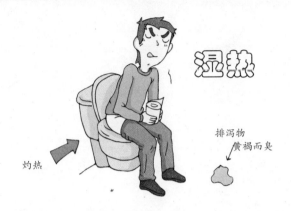

现代药理 葛根对肠道有解痉作用，能对抗乙酰胆碱所致的肠道痉挛。黄连对痢疾杆菌有较强的抑制作用，并有抗腹泻作用。

食疗方法 鲜马齿苋粥　鲜马齿苋50克，粳米50克。将马齿苋洗净去根，切碎，与粳米同入沙锅，加水800～1000毫升，煮成菜粥，早晚餐，温热顿服。

ⓘ 伤食泄泻证

常见症状 腹痛肠鸣，泻下粪便，臭如败卵，泻后痛减；兼脘腹胀满，嗳气酸臭，不思饮食。

致病原因 宿食内停，阻滞肠胃，故腹痛肠鸣，脘腹胀满；宿食不化，浊气上犯，见嗳气酸臭；宿食下注，则泻下臭如败卵；泻后腐浊外泄，故泻后痛减。

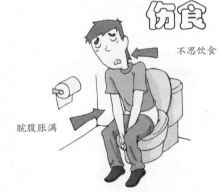

常用药物 神曲、山楂、莱菔子——消食和胃；半夏、陈皮——和胃降逆；茯苓——健脾祛湿；连翘——清热散结。若食积较重，用大黄、枳实。

现代药理 神曲含有多量酵母菌和B族维生素，有增进食欲，维持正常消化机能作用。山楂所含脂肪酸能促进脂肪消化，增加胃消化酶的分泌而促进消化，对胃肠功能有一定调解作用。

食疗方法　导滞茶　炒山楂15克，炒麦芽15克，茶叶10克，无花果7枚。用水煎后频服。

! 脾虚泄泻证

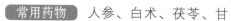

常见症状　大便时溏时泻，迁延反复；兼食少，食后脘闷不舒，稍进油腻食物，则大便次数明显增加，面色萎黄，神疲倦怠。

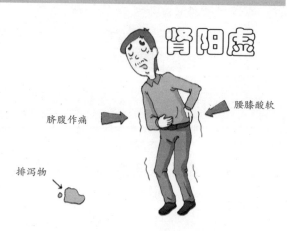

致病原因　脾胃虚弱，水谷不化，清浊不分，则大便溏泻；运化失常，则食少，稍进油腻食物，则大便次数增加；脾胃虚弱，气血生化不足，则面色萎黄，神疲倦怠。

常用药物　人参、白术、茯苓、甘草——健脾益气；砂仁、陈皮、桔梗、扁豆、山药、莲子肉、薏苡仁——理气健脾化湿。若久泻不止，兼有脱肛者，加黄芪、升麻、柴胡。

现代药理　砂仁煎剂可增强胃的功能，促进消化液的分泌，可增进肠道运动，排出消化管中的积气。扁豆对痢疾杆菌有抑制作用。山药对脾虚有预防和治疗作用，对肠道运动有双向调节作用。

食疗方法　黄芪山药莲子粥　黄芪100克，山药100克，莲子（去心）100克。洗净共煮粥。

! 肾虚泄泻证

常见症状　黎明之前脐腹作痛，肠鸣即泻，泻下未消化食物，泻后则安；兼怕冷，腰膝酸软。

致病原因　肾阳虚，不能温养脾胃，黎明前阳气未振，阴寒较盛，则脐腹作痛，肠鸣即泻；泻后则腑气通利，故泻后则安；肾阳虚，失于温煦，则怕冷，腰膝酸软。

常用药物　补骨脂——温补肾

阳；肉豆蔻、吴茱萸——温中散寒；五味子——收敛止泻。若年老体衰，久泻不止，脱肛，加黄芪、升麻。

现代药理 吴茱萸水煎剂对胃肠痉挛有对抗作用，并有明显镇痛作用。肉豆蔻所含挥发油，少量能促进胃液分泌及胃肠蠕动，有消胀止痛作用，大量服用则有抑制作用。

食疗方法 四神腰花　猪腰子1对，补骨脂10克，肉豆蔻10克，花椒10克，大料10克。将猪腰子切花，其余四味加水适量，煎煮半小时，再放食盐少许，煮10分钟即可，吃腰花不喝汤。

！肝气乘脾泄泻证

常见症状 素有胸胁胀闷，嗳气，食少，每因抑郁恼怒，或情绪紧张之时，发生腹痛泄泻；兼肠鸣，窜痛，矢气频频。

致病原因 抑郁恼怒，或情绪紧张之时，肝失条达，横逆侮脾，则腹痛泄泻，肠鸣，窜痛，矢气频频；肝失疏泄，故胸胁胀闷，嗳气，食少。

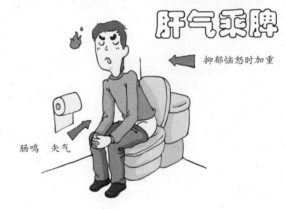

常用药物 白芍——养血柔肝；白术——健脾补虚；陈皮——理气醒脾；防风——升清止泻。若胸胁脘腹胀满疼痛，嗳气者，可加柴胡、木香、郁金、香附；若神疲乏力明显，加党参、茯苓。

现代药理 白芍具有较好的解痉作用。陈皮对胃及肠运动有直接抑制作用。

食疗方法 三花防风茶　扁豆花24克，茉莉花12克，玫瑰花12克，防风12克，水煎取汁，加红糖，代茶频饮。

≫ 预防调护

1．起居有常，注意调畅情志。慎防风寒湿邪侵袭。

2．饮食有节，饮食宜清淡、富营养、易消化食物为主。避免进食生冷不洁及难消化的食物。

3．锻炼身体，增强体质，提高抗病能力。

便秘

便秘是指粪便在肠内滞留过久，秘结不通，排便周期延长；或周期不长，但粪质干结，排出艰难；或粪质不硬，虽有便意但便而不畅的病症。多由饮食不当，思虑过度，少动，素体阳盛及病后体虚等因素，以致大肠传导功能失常所致。

现代医学的功能性便秘，肠道激惹综合征、肠炎恢复期肠蠕动减弱引起的便秘、直肠及肛门疾患引起的便秘、药物性便秘、内分泌及代谢性疾病的便秘，以及肌力减退所致的排便困难等，均可参照本节内容治疗。

≫ 中医辨证分型

常见的辨证分型为：肠胃积热证、气机郁滞证、阴寒积滞证、气虚便秘证、血虚便秘证、阴虚便秘证、阳虚便秘证。

≫ 辨证论治

❗ 肠胃积热证

常见症状 大便干结，腹胀腹痛；兼口干口臭，面红，心烦，或有身热，小便黄。

致病原因 热积于肠胃，耗伤津液，肠道干涩，故大便干结；积热上蒸，浊阴不降，故口干口臭。

常用药物 大黄、芒硝、枳实、厚朴——通腑泻热；麻子仁、杏仁、白蜜——润肠通便；芍药——养阴敛津。若口干舌燥，可加生地、玄参、麦冬；若兼痔疮便血，可加槐花、地榆。

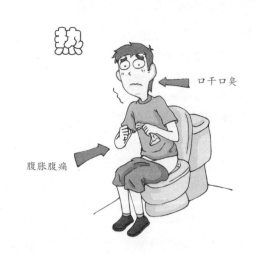

现代药理 大黄能增加肠蠕动，抑制肠内水分吸收，促进排便。麻子仁有润肠通便作用，同时在肠中遇碱性肠液后产生脂肪酸，刺激肠壁，使蠕动增强，从而达到通便作用。枳实可使胃肠收缩节律增加。杏仁有润滑性通便作用。

食疗方法 番泻鸡蛋汤 番泻叶5~10克，鸡蛋1个，菠菜少许。鸡蛋搅散备用。

番泻叶水煎，去渣留汁，倒入鸡蛋，加菠菜、食盐、味精，煮沸即成。

⊘ 气机郁滞证

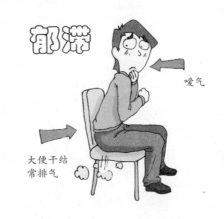

常见症状 大便干结，或不干结，但排便不畅，肠鸣，时常排气，腹部胀痛；兼频频嗳气，饮食减少，胸胁部胀痛。

致病原因 情志不和，肝脾气机郁结，传导失常，糟粕内停，故排便而不畅。

常用药物 木香——调气；乌药——顺气；沉香——降气；大黄、槟榔、枳实——破气行滞。若腹部胀痛明显，可加厚朴、莱菔子；若口苦，咽干，可加黄芩、栀子、龙胆草；若腹部术后引起的便秘不通，可加红花、赤芍、桃仁。

现代药理 木香、乌药对胃肠道有兴奋或抑制的双向作用，能促进消化液的分泌。木香能加快胃肠蠕动。莱菔子能增强兔回肠节律性收缩。

食疗方法 香槟粥 木香5克，槟榔5克，粳米100克。水煎木香、槟榔，去渣留汁，入粳米煮粥。将熟加冰糖适量，溶后即成。

⊘ 阴寒积滞证

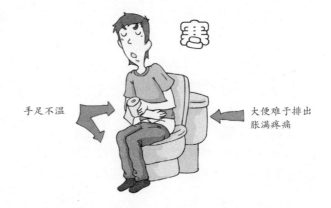

常见症状 大便艰涩难于排出，腹痛胀满疼痛；兼手足不温，呃逆，甚至呕吐。

致病原因 阴寒内盛，凝滞胃肠，传导失常，故大便艰涩难于排出，腹痛胀满疼痛；阴寒内盛，四肢失于温煦，故手足不温。

常用药物 附子——温里散寒；大黄——荡涤积滞；细辛——散寒止痛。若便秘腹痛明显，可加枳实、厚朴、木香；若腹部冷痛、手足不温，加干姜、小茴香。

现代药理 大黄能增加肠蠕动，抑制肠内水分吸收，促进排便。

食疗方法 锁阳红糖饮　锁阳15克。水煎锁阳，去渣留汁，加红糖适量，饮服。

⚠ 气虚便秘证

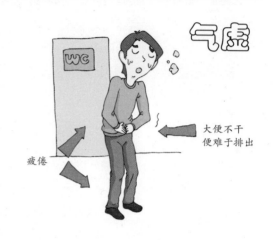

常见症状 大便并不干硬，虽有便意，但排便困难；兼用力努挣则汗出，气短，便后乏力，面色苍白，神情疲倦，懒言。

致病原因 脾肺气虚，肺与大肠相表里，肺气虚则大肠传送无力，排便困难；卫外不固，则用力努挣则汗出。

常用药物 黄芪——补脾肺之气；麻仁、蜂蜜——润肠通便；陈皮——理气。若乏力汗出明显，可加白术、人参；若排便困难、腹部坠胀者，可升麻、柴胡。

现代药理 蜂蜜又促进小肠运动作用，显著缩短排便时间。

食疗方法 黄芪苏麻粥　黄芪10克，苏子50克，火麻仁50克，粳米250克。将黄芪、苏子、火麻仁打成粉末，倒入300毫升温水，用力搅匀，待粗粒下沉时，取上层药汁备用。洗净粳米，以药汁煮粥。

⚠ 血虚便秘证

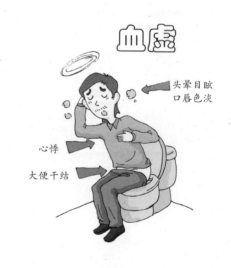

常见症状 大便干结；兼面色萎黄或苍白，头晕目眩，心悸，气短，健忘，口唇色淡。

致病原因 血虚津液亏虚，不能下润大肠，则大便秘结；血虚不能上荣头面，则面色萎黄；血不养心则心悸。

常用药物 当归、生地——滋阴养血；麻仁、桃仁——润肠通便；枳壳——引气下行。若眩晕明显，加何首乌；若手足心热、午后潮热者，可加知母、胡黄连。

现代药理 首乌中提出的大黄酚能促进肠道运动。

食疗方法 何首乌煲鸡蛋 何首乌50克，鸡蛋2个。将何首乌与鸡蛋加水同煮，鸡蛋熟后，去壳再煮片刻，吃蛋饮汤。

⊘ 阴虚便秘证

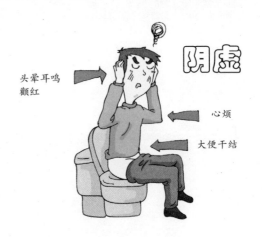

常见症状 大便干结，如羊屎状；兼形体消瘦，头晕耳鸣，两颧红赤，心烦少眠，潮热盗汗，腰膝酸软。

致病原因 阴虚津液亏虚，不能下润大肠，肠道干涩则大便秘结；阴虚则形体消瘦。

常用药物 大黄、芒硝——泄热通便；玄参、麦冬、生地——滋阴生津；油当归——滋阴养血，润肠通便。若口干面红、心烦盗汗者，可加芍药、玉竹；若肾阴不足，腰膝酸软者，可用六味地黄丸。

现代药理 大黄能增加肠蠕动，抑制肠内水分吸收，促进排便。芒硝所含的主要成分硫酸钠，其硫酸根离子不易被肠壁吸收，存留肠内形成高渗溶液，阻止肠内水分的吸收，使肠内容积增大，引起机械刺激，促进肠蠕动而致泻。

食疗方法 桑椹地黄蜜膏 桑椹500克，生地黄200克。将桑椹、生地加水煎煮，每30分钟取煎液1次，加水再煮，共取2次，再以小火煎至较黏稠时，加蜂蜜1倍，至沸停火，待冷装瓶备用。

⊘ 阳虚便秘证

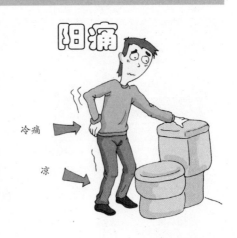

常见症状 大便干或不干；兼小便量多，面色苍白，四肢不温，腹中冷痛，或腰膝酸冷。

致病原因 阳气不运，肠道传送无力，大便排出困难；脾肾阳虚，可见尿清，四肢不温，腹中冷痛，或腰膝酸冷。

常用药物 肉苁蓉、牛膝——润肠通便温补脾阳；当归——养血润肠；升麻、泽泻——升清降浊；枳壳——宽肠下气。若老人腹冷便秘，可用硫黄、锁阳。

现代药理 牛膝对肠道有加强收缩作用。升麻有抑制肠道痉挛作用。

食疗方法 胡桃仁粥 胡桃仁15克，粳米100克。将胡桃仁打碎，与粳米同入锅煮粥。

预防调护

1. 忌过食辛辣炙博；宜多食蔬菜瓜果；常服蜂蜜、牛奶。

2. 保持心情舒畅，克服对排便困难的忧虑，增加体力活动，切勿养成服药通便的依赖思想。

值得注意的是，便秘的治疗虽以通为主，但决不能滥用泻下的药物。尤其是慢性习惯性便秘，一般为虚多实少，若滥用攻下，容易损伤津液，以致便秘暂时缓解，但不久再次便秘，且更加严重。

病毒性肝炎

病毒性肝炎是由多种肝炎病毒所引起的传染病，现已知有甲型、乙型、丙型、丁型和戊型等不同类型。甲型与戊型肝炎病毒主要由于污染的水或食物通过消化道传染而致病；乙型肝炎病毒可由血液传播，或接触传播和母婴传播；丙型肝炎病毒乃经血传播；丁型肝炎只在乙肝病毒存在情况下才造成感染。临床表现有黄疸型与非黄疸型两种类型，分别属于中医学的"黄疸"和"胁痛"范畴。多因素体脾胃虚弱，外感受时邪湿热，加之饮食不慎或嗜好饮酒，多食油腻，以致湿热郁蒸，脾失健运，肝失疏泄而发病。如迁延不愈，湿热逗留，肝脾两伤，气滞血淤，则可酿成慢性肝炎。

少数重症肝炎（暴发型肝炎）符合中医学"急黄"范围，其病势急骤，热毒炽盛，预后多差，需中西医综合治疗，及时抢救。

中医辨证分型

常见的辨证分型为：湿热交阻证、热毒内陷证、湿邪困脾证、肝气郁滞证和肝脾不和证五种证型。

▶▶ 辨证论治

❶ 湿热交阻证

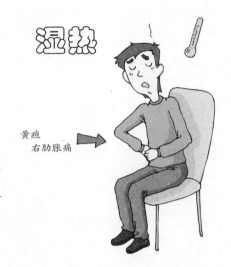

常见症状 肌肤发黄，黄色鲜明，目黄，胸胁痞闷，腹胀，右胁可有胀痛，恶心甚至呕吐，不思饮食，乏力，小便深黄，或伴有恶寒，发热，口苦。多见于急性黄疸性肝炎。

致病原因 湿热熏蒸，困阻脾胃，壅滞肝胆，胆汁泛溢。

常用药物 茵陈蒿——清热利湿退黄之要药；栀子、大黄、黄柏、连翘、垂盆草、蒲公英——清热泻下；茯苓、滑石、车前草——利湿清热。如胁痛较甚，可加柴胡、郁金、川楝子、延胡索等疏肝理气止痛；如恶心呕吐，可加陈皮、竹茹、半夏等和胃止呕。

现代药理 茵陈蒿有显著的利胆作用，在增加胆汁分泌同时，也增加胆汁中固体物、胆酸和胆红素的排泄量；与栀子合用对胆汁分泌有协同作用；还有利尿、抗感染、抗炎、解热、驱杀蛔虫等作用。栀子有抗炎、抗菌、抗病毒作用，能促进胆汁分泌而利胆，降低血中胆红素，从而可退黄疸。大黄可抗感染，促进排便，能健胃、利胆、保肝。黄柏可抑制乙型肝炎表面抗原，可利胆、利尿、解毒、解热。连翘可抗菌、抗病毒、抗炎及抗肝损伤。蒲公英除抗菌、抗炎外，可保肝、利胆、健胃，还可激发肌体免疫功能。茯苓有效增强免疫作用，还有抗感染、保肝作用。柴胡有较好的抗脂肪肝、抗肝损伤、利胆、降转氨酶作用。

食疗方法 将茵陈30～60克、栀子3～5克、香附6克、鲜车前草50～100克水煎，与50～100克大米煮粥，加适量糖，每日2～3次适量服用，连用2～3周；或鲜芦根30克（干品减半）、鲜藿香30克水煎，日2～3次适量服用，连用7～10天；或梨100克、荸荠100克、藕100克、麦冬50克，共同挤汁，适量随饮；连用5～7天。

❶ 热毒内陷证

常见症状 病势迅猛，黄疸进行性加深，高热，烦躁，神志不清，言语错乱，或有抽搐，容易出血，或肌肤淤斑，腹胀满或有腹水。多属于暴发性肝炎。

致病原因 湿热疫毒炽盛，深入营血，内陷心肝。

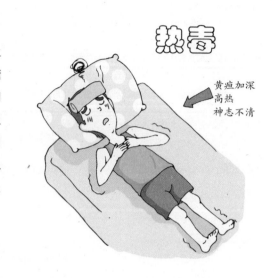

热毒

黄疸加深
高热
神志不清

常用药物　水牛角、黄连、栀子、大黄、板蓝根、生地、玄参、丹皮——清热凉血解毒；茵陈、土茯苓——清利湿热，退黄。如神昏谵语，加服安宫牛黄丸以凉开透窍；如动风抽搐者，加钩藤、石决明，另服羚羊角粉或紫雪丹，以熄风止痉；如衄血、便血、肌肤淤斑重者，可加地榆炭、侧柏叶、紫草、茜根炭等凉血止血；如有腹水，小便短少，可加马鞭草、木通、白茅根、车前草以通利小便。

现代药理　生地、玄参可扩张血管，促进局部血液循环而消除炎症。牡丹皮有镇静、降温、解热、镇痛、解痉等中枢抑制作用。水牛角有镇惊、抗炎、抗感染、缩短出血、降低毛细血管通透性作用。羚羊角及钩藤对中枢神经系统有抑制作用，能抗惊厥、解痉。

食疗方法　蒲公英50克、茵陈100克用水500毫升，煎到300～400毫升，加白糖适量，为一日用量，分2次服，连用7～10天。

❗ 湿邪困脾证

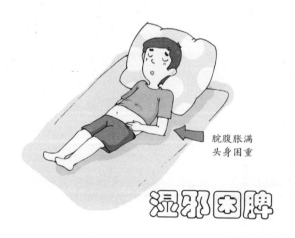

脘腹胀满
头身困重

湿邪困脾

常见症状　脘腹胀满，厌食及油腻，头身困重，口黏腻不渴，小便黄少，大便或溏。多见于无黄疸型肝炎及慢性肝炎。

致病原因　中阳不振，寒湿滞留，肝胆失于疏泄，胆汁外溢肌肤。

常用药物　附子、干姜——温中阳，运脾胃；白术、茯苓、陈皮——健脾渗湿；猪苓、桂枝、泽泻、厚朴——除湿利尿。胸闷伴恶心呕吐者，加半夏、苏梗、生姜；寒湿盛而面色晦暗，腹胀便溏者加茵陈、附子。

现代药理 附子能扩张血管、抗休克、健胃、兴奋交感神经，增强免疫、抗寒冷。白术有强壮、利尿、降血糖、抗血凝作用，并能保护肝脏，防止四氯化碳所致肝糖元减少的作用。猪苓有一定的抗肿瘤、防治肝炎作用，也有抗感染、保肝作用。泽泻能改善肝脏的脂肪代谢而有抗脂肪肝作用。

食疗方法 将荸荠500克洗净，削皮，水煮，吃荸荠，喝汤；或将薏米50克、大米100克煮熟，将洗净黄瓜1条加入锅内煮2～3分钟即可食用；或茯苓粉30克、大米30克、红枣20个同煮粥食。

❶ 肝气郁滞证

常见症状 胁肋胀痛，胸闷，嗳气，腹胀，或有低热，口苦。多见于无黄疸型肝炎及慢性肝炎。

致病原因 肝气郁滞，郁而化热。

常用药物 柴胡、香附、青皮、川楝子、白芍——疏肝泄热，柔肝止痛；枳壳、陈皮、麦芽、甘草——行气健脾；郁金——活血行气，解郁止痛。气滞血淤，肝区刺痛者，去麦芽、青皮、陈皮，加桃仁、红花、延胡索、姜黄；火郁伤阴而舌红、口干者，加当归、沙参、麦冬、枸杞子、生地；伴有虚热者，加青蒿、鳖甲。

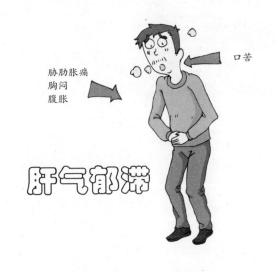

口苦
胁肋胀痛
胸闷
腹胀
肝气郁滞

现代药理 郁金能促进胆汁分泌与排泄，减少尿内的尿胆元，抑制存在于胆囊中的微生物，有利胆作用，还有镇痛作用，对肝脏损伤有保护作用。姜黄有利胆作用，能增加胆汁的生成和分泌，并增加胆囊的收缩。当归对四氯化碳引起的肝损伤有保护作用，并能促进肝细胞再生和恢复肝脏某些功能。鳖甲能抑制肝、脾之结缔组织增生，提高血浆蛋白水平，有抗肿瘤等作用。

食疗方法 粳米煮粥，离火前，加红梅花5～10克同煮片刻即可，日服1～2次，连用7～10天；或将猪肝250克、白萝卜250克分别炒至八成熟，再同炒，加入大葱、味精、淀粉芡，淋香油即可，可分4顿佐餐用。

❶ 肝脾不和证

常见症状 食少，腹胀，倦怠乏力，大便稀溏。多见于急性肝炎恢复期及慢性肝炎。

致病原因 肝郁日久，脾失健运，气血不足。

常用药物 当归、白芍、柴胡、香附——养血疏肝；白术、枳壳、陈皮、砂仁——行气健脾；薏苡仁、神曲——健脾消食。气虚，疲劳乏力加党参、灸甘草；脾阳虚便溏，怕冷加干姜。

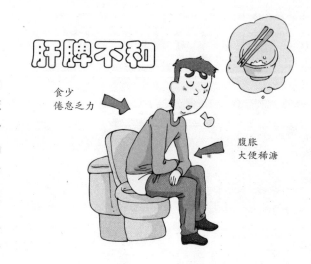

肝脾不和

食少
倦怠乏力

腹胀
大便稀溏

现代药理 神曲能促进消化液分泌，增进食欲。

食疗方法 茵陈15克、干姜6克水煎，加红糖后服用；或桂心3克、茯苓30克水煎取汁，用汁煮大米50克做粥，晨起做早餐用。

》》 预防调护

1. 注意个人卫生，加强饮食卫生和饮水消毒。

2. 对有传染性的病人，从发病之日起至少隔离30～45天，并注意餐具消毒，大小便及排泄物可用石灰消毒后加盖密闭。

3. 注射用具及手术器械宜严格消毒，避免血液制品的污染，防止血液途径传染。

4. 在发病初期，急黄患者须绝对卧床，恢复期和转为慢性久病患者，可适当参加体育活动。保持心情愉快舒畅，有助于病情康复。进食富于营养而易消化的饮食。

5. 药物预防可用析蓝根冲剂，每次1～2包，每日2～3次；或茵陈30克、生栀子15克、红枣5个，或用马齿苋60克，煎服，每日1剂，连服3～5天。对体质差、儿童、孕妇，可注射胎盘球蛋白或丙种球蛋白。

肝硬化

肝硬化是一种常见的由不同病因引起的慢性进行性弥漫性肝病（肝脏逐渐变形变硬），按病因可分为：肝炎后、酒精性、胆汁性、淤血性（包括心源性肝硬化）、化学性（药物性）、代谢性、营养性及原因不明等多种肝硬化。在中国以病毒性肝炎后肝硬化较常见。属于中医学"症积"、"水臌"、"黄疸"等病范围。多因长期嗜酒，饮食不调，情志郁结，或继发肝脏疾病之后，而致湿热内郁，肝脾两伤，日久则气滞血淤，水湿内停，气、血、水互相搏，形成症积、水臌。由于郁热可以耗伤肝肾之阴，湿邪每易伤脾肾之阳，所以病久常见本虚标实相互夹杂的征候。

》》中医辨证分型

常见的辨证分型为：肝脾不和证、气滞血淤证、脾肾阳虚证、阴虚湿热证、水气搏结证五种证型。

》》辨证论治

❶ 肝脾不和证

常见症状 面色暗，头昏无力，食欲不振，右胁胀痛，胃脘痞满，嗳气腹胀，便溏。

致病原因 肝郁血虚，脾失健运。

常用药物 柴胡、当归、白芍——疏肝，养血柔肝；白术、陈皮、茯苓、木香、砂仁、枳壳——健脾理气。脾虚为主，腹胀便溏重者去当归、柴胡，加党参、山药、麦芽；肝郁为主，胁痛嗳气重者去砂仁、白术，加延胡索、川楝子、郁金。

现代药理 柴胡有较好的抗脂肪肝、抗肝损伤、利胆、降转氨酶作用。当归对四氯化碳引起的肝损伤有保护作用，并能促进

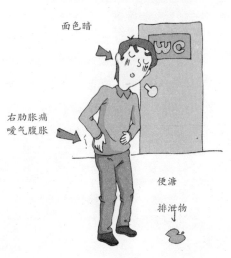

肝脾不和

面色暗

右胁胀痛
嗳气腹胀

便溏

排泄物

肝细胞再生和恢复肝脏某些功能。白术有强壮、利尿、降血糖、抗血凝作用，并能保护肝脏，防止四氯化碳所致肝糖元减少的作用。陈皮对消化道有缓和的刺激作用，有利于胃肠积气排出，能促进胃液分泌，有助于消化，对胃肠平滑肌有松弛作用。砂仁有芳香健胃作用，能促进胃液分泌，可排消化道积气，故能行气消胀。郁金能促进胆汁分泌与排泄，减少尿内的尿胆元，抑制存在于胆囊中的微生物，有利胆作用；有镇痛作用，对肝脏损伤有保护作用。

食疗方法　柴胡、白芍、香附、枳壳、生麦芽、党参各30克，甘草、川芎各10克，加水2000毫升，煎药汁为1500毫升，加白糖，日2次服。

❗ 气滞血淤证

常见症状　胁痛如针刺，腹部胀急，或青筋显露，形体消瘦，面色灰暗，颜面有血丝，胁下触及肝脾明显肿大且质地较硬。

致病原因　气滞血阻，脉络不和，淤积成块。

常用药物　当归、红花、桃仁、三棱、莪术、赤芍、丹参——活血化淤消积；香附、乌药、陈皮——行气止痛；人参、白术、黄精、甘草——健脾扶正。胁下疼痛较重者加地鳖虫、九香虫、三七粉；阴虚有热，牙龈及鼻出血者，去桃仁、红花、三棱、莪术，加鳖甲、牡丹皮、生地黄、石斛、白茅根；有腹水，青筋显露，尿少者加马鞭草、泽兰、泽泻。

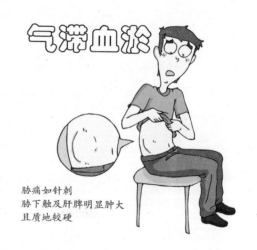

气滞血淤

胁痛如针刺
胁下触及肝脾明显肿大
且质地较硬

现代药理　红花、三棱能抑制血小板聚集和增加纤溶、抗血栓形成。桃仁能抑制血液凝固，有较弱的溶血作用，对血流阻滞、血行障碍有改善作用。莪术有抗癌作用，可使宿主特异性免疫功能增强而获得明显的免疫保护效应；还能抑制血小板聚积，有抗血栓形成作用。陈皮能兴奋胃肠平滑肌，有健胃作用。丹参可抑制或减轻肝细胞变性、坏死及炎症反应，促进肝细胞再生，并有抗纤维化作用，还能增强免疫、抗肿瘤、保肝。白术有强壮、利尿、降血糖、抗血凝作用，并能保护肝脏，防止四氯化碳所致肝糖元减少的作用。鳖甲能抑制肝、脾之结缔组织增生，提高血浆蛋白水平，抗肿瘤等作用。泽泻生用、酒炙、麸炙者均有利尿作用。

食疗方法　甲鱼1只（去头，约500克）与山楂30克共煮至肉烂熟，去山楂，食肉饮汤，每周1次；或将柚子1个（最好是隔年越冬者），去皮留肉，放入雄鸡1只（约1000

克）的鸡肚内，加清水适量炖熟，饮汤吃鸡，每二周1次，连用3次。

❗ 脾肾阳虚证

[常见症状] 神疲倦怠，食少，腹胀大，但按之不坚硬，下肢或有浮肿，小便少，大便溏，怕冷，面色萎黄或苍白。

[致病原因] 脾肾阳虚，不能温运，水湿泛溢。

[常用药物] 附子、干姜、桂枝——温脾肾之阳，化气行水；茯苓、焦白术、泽泻、厚朴、大腹皮——健脾燥湿，利水消肿。腹水较多，加葫芦瓢、椒目；脾虚明

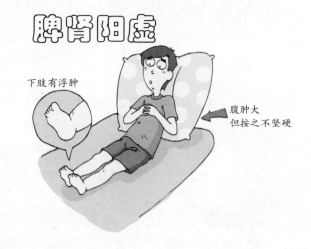

脾肾阳虚

下肢有浮肿

腹肿大
但按之不坚硬

显，神倦，气短，加党参、黄芪；肾虚明显，面色苍白，怕冷，加巴戟天、鹿角片。

[现代药理] 附子能扩张血管、抗休克、健胃、兴奋交感神经、增强免疫、抗寒冷。泽泻能改善肝脏的脂肪代谢而有抗脂肪肝作用；有明显的利尿作用，能增强尿量尿素与氯化物的排泄。大腹皮有兴奋胃肠平滑肌、促胃肠动力作用。葫芦煎剂有明显利尿作用。党参、黄芪能抗疲劳、增强免疫、保肝。

[食疗方法] 黄雌鸡1只（去毛、内脏）与草果6克、赤小豆30克同煮至鸡熟，饮汤食肉；或羊肉250克切细、萝卜1个切片，将草果、陈皮、高良姜、荜茇、胡椒各3克用纱布包扎，与羊肉、萝卜同煮，熬成汁，入葱、姜，加面粉作羹食用，也可将汤澄清，煮米粥食；或将肥狗肉250克、薏米50克、淡豆豉10克共煮粥，分次食用。

❗ 阴虚湿热证

[常见症状] 面色暗黄，有蜘蛛痣，鼻衄，齿龈出血，或腹胀大，腹皮绷紧，青筋显露，下肢浮肿，有时低热或发热，虚烦，口干口苦，恶心，小便短少。

[致病原因] 肝肾阴虚，津液失布，水湿内停。

[常用药物] 沙参、麦冬、生地、山茱萸、枸杞子、楮实子——滋养肾阴；猪苓、茯苓、泽泻、玉米须——淡渗利湿。如青筋显露，唇舌紫暗，小便短少，可加丹参、益母草、泽兰、马鞭草等化瘀利水；齿鼻衄血，加鲜茅根、藕节、仙鹤草之类以凉血止血；低热不清，加黄芩、青蒿、鳖甲以清退虚热。

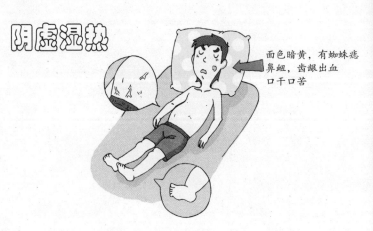

面色暗黄，有蜘蛛痣
鼻衄，齿龈出血
口干口苦

现代药理 沙参具有调节免疫平衡的功能。麦冬能增强网状皮系统吞噬能力，升高外周白细胞，提高免疫功能。枸杞子具有免疫调节作用，可抗肿瘤、保肝及抗脂肪肝。山茱萸对非特异性免疫功能有增强作用，有抗肝损害作用。茯苓、猪苓能增强免疫、抗肿瘤、保肝、防治肝炎作用。玉米须有较强的利尿作用，促进胆汁分泌，降低其黏稠度及胆红素含量。鲜茅根、藕节、仙鹤草能明显缩短凝血时间。

食疗方法 鸭肉100克、薏米50克同煮粥食用；或将大米100克煮半熟，加桑椹、枸杞、车前子各30克煮熟即可食用；甲鱼1只（去头及内脏），加槟榔12克及大蒜适量共煮熟，食肉饮汤，连服数天；或白鸭1只与冬瓜1个、瘦猪肉100克，海参、芡实、薏米各50克以及莲叶1片共煮至鸭肉熟烂为度，调味后食用。

❗ 水气搏结证

常见症状 腹水骤然增长，胸腹鼓胀绷急，气息不平，不能平卧，饮食不下，食后胀甚，大小便少而难解，或有黄疸。

致病原因 水淤互阻，气滞水停。

常用药物 甘遂、商陆、槟榔、牵牛子——攻下逐水；大黄、郁李仁——泻下通便；沉香——行气消胀止痛。

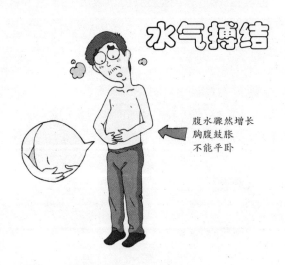

腹水骤然增长
胸腹鼓胀
不能平卧

现代药理 甘遂、牵牛子、槟榔、大黄能增加肠蠕动，导致峻泻。商陆有利尿作用。郁李仁有缓泻作用。

食疗方法 将羊肾1对去油膜切块，草果、陈皮、砂仁各6克用纱布包扎，用水煮汤，去后三味，放入粳米50克及盐、姜、葱适量煮熟成粥，晨起做早餐食。

≫ 预防调护

1. 宜进清淡、富有营养而且易于消化之食物。因生冷辛辣油腻易损伤脾胃，蕴生湿热；粗硬食物易损络动血，故应禁止食用。

2. 食盐有凝涩水湿之弊，一般臌胀患者宜进低盐饮食；肿胀显著，小便量少时，则应忌盐。

3. 怡性适怀，安心休养，避免过劳。

4. 加强护理，注意冷暖，防止正虚邪袭。如感受外邪，应及时治疗。

慢性胆囊炎

慢性胆囊炎为反复发作性上腹部疼痛。腹痛多发于右上腹或中上腹部；少数可发生于胸骨后或左上腹部，并向右侧肩胛下区放射。腹痛常发生于晚上或饱餐后，可伴有恶心、呕吐等症状，进油腻食物后加重。

70%左右的慢性胆囊炎是由胆结石引起的，其次为感染细菌、病毒及寄生虫。中医认为本病是由湿、热、淤阻滞于胆，或因情志刺激，使胆气郁滞不舒。

≫ 中医辨证分型

常见的辨证分型为：肝气郁滞证、肝胆湿热证、肝郁脾虚证、肝胆郁滞证和肝郁阴虚证五种证型。

≫ 辨证论治

❶ 肝气郁滞证

常见症状 上腹胀痛，连及胁肋及肩背；兼胸脘满闷，口苦厌油，疼痛每因情志变化而增减。

致病原因 情志刺激，胆气郁滞不舒，则上腹胀痛，连及胁肋及肩背；胆汁不循常道，则口苦；情志变化与气之郁结关系密切，故疼痛因情志变化而增减。

常用药物 柴胡、枳壳、香附、川楝子——疏肝理气止痛；白芍、甘草——养血柔肝，缓急止痛；川芎、郁金——活血行气通络。胀痛严重，可加青皮、延胡索；口干口苦，便秘，加栀子、丹皮。

现代药理 柴胡具有较好的抗炎、利胆作用。香附水煎剂可明显增加胆汁流量。川楝子有松弛奥狄氏括约肌，收缩胆囊，促进胆汁排泄的作用。

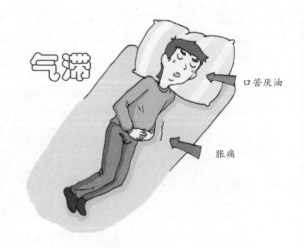

食疗方法 梅花粥 红梅花5~10克，粳米50~100克。粳米煮成粥，离火前，加梅花同煮片刻即成。日服1~2次，连服7~10天。

⚠ 肝胆湿热证

常见症状 右胁胀痛，连及肩背；兼口苦口干，大便干燥，小便黄。

致病原因 湿热蕴结肝胆，肝气郁滞，则胁痛；胆汁不循常道，则口苦；湿热交蒸，则大便干燥，小便黄。

常用药物 龙胆草——清利肝胆湿热；栀子、黄芩——清肝泻火；川楝子、枳壳、延胡索——疏肝理气止痛；泽泻、车前子——渗湿清热。若发热、黄疸，加茵陈、黄柏；若由胆结石引起，加金钱草、海金沙、郁金。

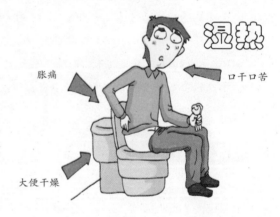

现代药理 黄芩、海金沙具有利胆作用。金钱草水煎剂可明显促进胆汁分泌，使胆管泥沙结石易于排出，胆管阻塞和疼痛减轻。川楝子有松弛奥狄氏括约肌，收缩胆囊，促进胆汁排泄的作用。

食疗方法 茵陈栀子仁粥 茵陈30~60克，栀子仁3~5克，香附6克，鲜车前草30克，粳米50~100克。将四味药加水共煎为汤液，与粳米一起加水组成粥，最后加糖。每日2~3次，适量服用。

⚠ 肝郁脾虚证

常见症状 右胁胀痛；兼食欲差，腹胀，嗳气，便溏。

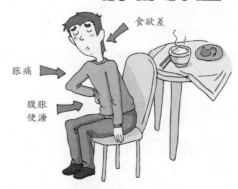

肝郁脾虚

食欲差

胀痛

腹胀
便溏

【致病原因】 肝失条达，则右胁胀痛；横逆犯脾，失于健运，则食欲差，便溏。

【常用药物】 柴胡、白芍——疏肝、柔肝而条达肝气；人参、白术、茯苓、甘草——补脾健脾；陈皮、半夏——燥湿健脾。若怕冷，四肢凉，加干姜、附子。

【现代药理】 芍药中的芍药苷具有较好的解痉作用。白术有利胆作用。

【食疗方法】 三色奶 韭菜250克，生姜25克，牛奶250克。将韭菜，生姜洗净切碎，捣烂，用清洁纱布绞汁，兑入牛奶中煮沸，趁热1次服完。

❗ 肝胆郁滞证

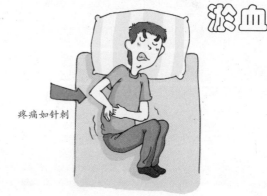

淤血

疼痛如针刺

【常见症状】 右上腹疼痛，如针刺或刀割。

【致病原因】 肝气郁滞，气滞血停，则右上腹疼痛，如针刺或刀割。

【常用药物】 柴胡——疏肝，引药入肝经；大黄、当归、桃仁、红花、穿山甲——活血祛淤；天花粉——清热散结消肿。若恶心，呕吐，加半夏、竹茹。

【现代药理】 桃仁提取物能改善肝脏表面微循环，并能促进胆汁分泌。大黄有利胆作用。

【食疗方法】 桃仁粥 桃仁20克，粳米100克。白糖适量，将桃仁去皮，捣烂如泥，加水取其汁液去渣，米淘净加水煮粥，待粥熟后，则兑入桃仁汁液，再稍煮片刻即成。临食前加适量白糖。每日2次，连服10～15天。

❗ 肝郁阴虚证

【常见症状】 右胁隐隐作痛，或略有灼热感；兼口燥咽干，心烦，午后潮热。

【致病原因】 肝阴血不足，不能濡养肝络，则右胁隐隐作痛；阴虚生内热，则心烦，午后潮热。

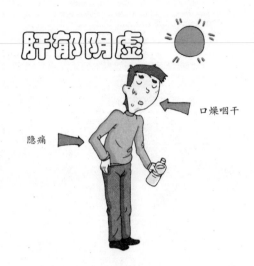

肝郁阴虚

口燥咽干

隐痛

常用药物　生地、枸杞子、黄精、沙参、麦冬——滋阴柔肝；当归、白芍、甘草——养血柔肝、缓急止痛；川楝子、延胡索——理气和络止痛。若心烦失眠，加酸枣仁、炒栀子、合欢皮。

现代药理　川楝子有松弛奥狄氏括约肌，收缩胆囊，促进胆汁排泄的作用。

食疗方法　枸杞子粥　枸杞子50克，粳米100克。将粳米煮至半熟，再加枸杞子煮15～20分钟。早晚各1次，可连续服用15～30天。

》》预防调护

调节情志，保持心情舒畅；调理饮食，勿过食肥甘辛辣；加强运动，增强体质。

胆石病

胆石病是指胆道系统地任何部位发生结石的疾病，胆石病按结石的部位分为胆囊内结石、肝外胆管结石、肝内胆管结石。

胆囊内结石：一般不产生疼痛，伴有感染时，出现右上腹疼痛。还有一些消化不良症状，如胃灼热、嗳气、腹胀，在摄入油腻食物后加重。

肝外胆管结石：右上腹疼痛疼痛，在摄入油腻食物后诱发，重者伴有冷汗、面色苍白、恶心、呕吐，甚至出现梗阻性黄疸。

肝内胆管结石：患者常自幼即有腹痛、发热、黄疸反复发作病史。

》》中医辨证分型

常见的辨证分型为：肝胆气滞证、肝胆湿热证、热毒淤肝证、肝郁脾虚证和肝胆淤滞证五种证型。

>> 辨证论治

! 肝胆气滞证

常见症状 右胁或剑突下绞痛，恶心呕吐，口苦厌油，或有发热。

致病原因 胆石阻滞，肝胆气滞不舒，则右胁或剑突下绞痛；胆汁不循常道，则口苦；肝气横逆犯胃，故恶心呕吐。

常用药物 柴胡、黄芩——疏肝理气，和解清热；大黄、枳实——泻阳明热结，行气消痞；白芍、甘草——缓急止痛；半夏、生姜——和胃降逆。若绞痛明显，可加延胡索；为加强利胆排石作用，加金钱草、海金沙。

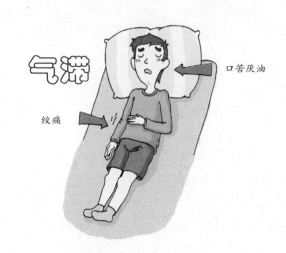

现代药理 柴胡、黄芩、生姜具有较好的抗炎、利胆作用。大黄有利胆和健胃作用。枳实能使胆囊收缩、奥狄括约肌张力增加。

食疗方法 青萝卜菜 青萝卜250克。萝卜洗净切片，加入花生油炒熟食用。

! 肝胆湿热证

常见症状 右胁或剑突下剧痛，牵引肩背，恶心呕吐，口干口苦，寒热往来，黄疸，小便黄，大便干结。

致病原因 胆石阻滞，肝胆气滞不舒，则右胁或剑突下绞痛；胆汁不循常道，则口苦；肝气横逆犯胃，故恶心呕吐。

常用药物 龙胆草——清利肝胆湿热；栀子、黄芩——清肝泻火；柴胡——疏肝理气止痛；木通、泽泻、车前子——渗湿清热；生地、当归——滋养阴血。若黄疸重，加茵陈、虎杖；为加强利胆排石作用，加金钱草、海金沙。

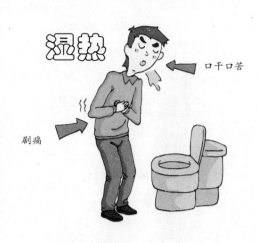

现代药理　栀子有利胆作用，其提取物可使胆汁分泌量增加。茵陈有利胆作用。

食疗方法　大枣茵陈汤　大枣50克，茵陈60克。共煎，吃枣饮汤，早晚分服。

❗ 热毒淤肝证

常见症状　寒战高热，右胁绞痛，全身发黄，恶心呕吐，腹部胀满，小便黄，大便干结，心烦易怒，甚至神昏谵语。

致病原因　胆石阻滞，肝胆气滞不舒，则右胁或剑突下绞痛；胆汁不循常道，则全身发黄；热毒炽盛，邪正交争，则寒战高热，甚至神昏。

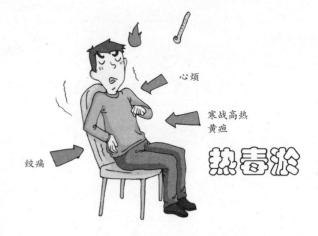

常用药物　茵陈——清利肝胆湿热而治黄疸；栀子、大黄、黄芩、黄连、黄柏——清热燥湿，泻火解毒。若右胁剧痛，加郁金、延胡索。

现代药理　黄连有利胆作用。郁金中姜黄素和挥发油能促进胆汁分泌和排泄。

食疗方法　芦根茶　新鲜芦根80克或干品40克。洗净，切断，水煎代茶。

❗ 肝郁脾虚证

常见症状　右上腹胀痛，食欲差，嗳气，腹胀，便溏。

致病原因　胆石阻滞，肝气郁滞，则右上腹胀痛；肝气横逆犯脾，则食欲差，便溏；肝气横逆犯胃，则嗳气。

常用药物　柴胡——疏肝解郁；白芍——养血敛阴，柔肝止痛；人参、白术、茯苓、甘草——补气健脾；半夏、陈皮——理气燥湿健脾。可加枳实、鸡内金行气消胀排石。

现代药理　白术有利胆作用。枳实能使胆囊收缩、奥狄括约肌张力增加。

食疗方法　茴香饼　鲜茴香250克。将茴香洗净，切碎，加入花生油另加佐料，烙成馅饼。

❗ 肝胆淤滞证

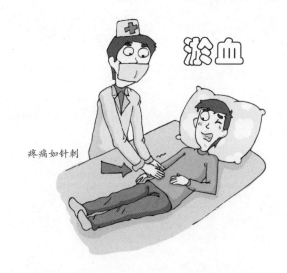

疼痛如针刺

常见症状 右上腹疼痛，痛有定处，状如针刺或刀割。

致病原因 胆石阻滞，肝气郁滞，气滞血淤，则右上腹疼痛，痛有定处，状如针刺或刀割。

常用药物 当归、川芎、桃仁、红花——活血化淤，消肿止痛；柴胡、枳壳、香附——疏肝理气止痛；五灵脂、延胡索——散淤活血止痛。可加海金沙、鸡内金利胆排石。

现代药理 海金沙有利胆作用。香附水煎剂能明显增加胆汁流量。

食疗方法 桃仁粥 桃仁20克，粳米100克。白糖适量，将桃仁去皮，捣烂如泥，加水取其汁液去渣，米淘净加水煮粥，待粥熟后，则兑入桃仁汁液，再稍煮片刻即成。临食前加适量白糖，每日2次，连服10~15天。

⟫⟫⟫ 预防调护

肠道寄生虫和细菌感染是我国胆石病的主要病因，因此，预防和治疗这两类疾病是降低胆石病发病率的有效方法。

冠状动脉粥样硬化性心脏病

冠状动脉粥样硬化性心脏病简称冠心病，是指冠状动脉发生粥样硬化而管腔狭窄或闭塞，导致心肌缺血、缺氧而引起的心脏病。是当前中老年人最常见的心脏病。

≫ 中医辨证分型

　　常见的辨证分型为：胸阳痹阻证、心脉淤阻证、心气虚损证、心阴不足证、痰浊壅塞证、阳气虚衰证。

≫ 辨证论治

❶ 胸阳痹阻证

　　常见症状 心痛，每于受寒后诱发，气短，胸闷，甚至痛彻胸背。

　　致病原因 阳气虚衰，胸阳不运，气机痹阻，血行淤滞，见气短，胸闷，甚至痛彻胸背。

　　常用药物 薤白、桂枝——温通心阳；瓜蒌、枳实——燥湿化痰，理气宽胸散结；厚朴——下气祛痰。若痛彻胸背，加半夏。

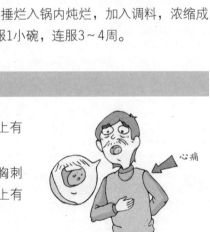

　　现代药理 薤白能降低动脉脂质斑块，具有预防动脉粥样硬化作用，对心肌缺血、缺氧及缺血再灌注损伤有保护作用。

　　食疗方法 狗肉羹 鲜狗腿1只。将狗肉连骨捶烂入锅内炖烂，加入调料，浓缩成汁，用纱布过滤出骨渣，成盆内冷却成冻。早晚各服1小碗，连服3~4周。

❶ 心脉淤阻证

　　常见症状 心胸刺痛，痛处固定，心烦，舌上有淤点或淤斑。

　　致病原因 淤血内停，络脉不通，故见心胸刺痛，痛处固定；淤血阻塞，心失所养，则心烦；舌上有淤点或淤斑，是淤血内停之象。

　　常用药物 丹参、桃仁、红花——活血化淤；檀香、砂仁——温中理气，散胸中郁闷；当归、熟地、白芍、川芎——养血活血。若兼胸闷，加延胡索、枳壳。

现代药理 丹参、红花能扩张冠脉，增加冠脉流量，改善心肌缺血，促进心肌缺血或损伤的恢复，缩小心肌梗死范围。

食疗方法 香七蛋 檀香粉0.1克，三七1克，鸡蛋1个。将鸡蛋开1小孔，入二药后用湿草纸封好孔口，蒸20分钟，去壳吃蛋，1次服完。每日1个，连服7～10天。

ⓘ 心气虚损证

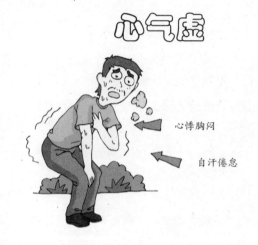

常见症状 心胸阵阵隐痛，气短，胸闷，活动后加重，心悸，自汗，倦怠乏力。

致病原因 胸痹日久，气虚无以行血，气血淤滞，故心胸阵阵隐痛；心脉失养，则心悸；气虚故见自汗，倦怠乏力。

常用药物 人参、黄芪、甘草——健脾益气，以助生化气血之源；麦冬、生地——滋养阴血。若疼痛明显，加延胡索、丹参。

现代药理 麦冬能增加冠脉流量，对心肌缺血有保护作用，并能抗心律失常及改善心肌收缩力，改善左心室功能。人参有强心作用。黄芪能增强心肌收缩力，保护心血管系统，扩张冠脉。

食疗方法 参叶茶 人参叶3～5克。将参叶揉碎，开水冲泡，代茶饮。连服10～15天。

ⓘ 心阴不足证

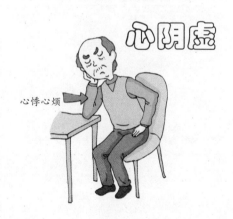

常见症状 心痛，心悸，心烦，多梦。

致病原因 阴虚则脉络不利，可使血行不畅，故心痛；心脉失养，则心悸；阴虚内热故见心烦，多梦。

常用药物 生地、天冬、麦冬——滋阴养血，清热；人参、五味子——益气养阴、敛阴；酸枣仁、柏子仁、远志——养心，交通心肾以安神。若睡眠不安，加龙骨、夜交藤。

现代药理 酸枣仁能抗心律失常、抗缺氧。天冬能增强心肌收缩力。

食疗方法　知母百合稀饭　知母20克，百合20克，粳米100克。先煎知母、百合半小时，加粳米继续煮成粥。早晚各服1碗，连服7～10天。

❗ 痰浊壅塞证

常见症状　胸闷或胸痛，形体肥胖，身重乏力。

致病原因　痰浊痹阻，胸阳不展，则胸闷，胸痛；痰浊困脾，脾气不运，故身重乏力；形体肥胖是痰浊壅塞之象。

常用药物　薤白——温通心阳，豁痰下气；瓜蒌——燥湿化痰，理气宽胸散结；半夏——化痰降逆。若加干姜、陈皮效果更佳。

现代药理　瓜蒌有扩冠作用，对垂体后叶引起的急性心肌缺血有明显保护作用。

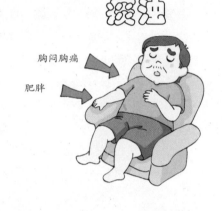

食疗方法　荷叶菖蒲饮　荷叶10克，石菖蒲20克，延胡索10克。先煎延胡索20分钟，再加荷叶、石菖蒲共煎15分钟，取汁200毫升，分2～3次服，服时加少许红糖。每日1剂，连服7～10天。

❗ 阳气虚衰证

常见症状　胸闷气短，甚则胸痛，心悸，怕冷，面色苍白，腰膝酸软，肢体浮肿，便溏。

致病原因　阳气虚衰，胸阳不运，气机痹阻，血行淤滞，见胸闷气短，甚则胸痛；心阳不振，则心悸；肾阳虚衰，见怕冷，腰膝酸软。

常用药物　人参——大补元气；附子、肉桂——温壮真阳；熟地、山茱萸、枸杞子、杜仲——补

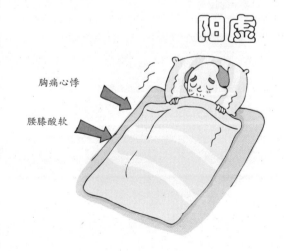

益肾精。若心悸，喘促，不能平卧，肢体浮肿，加防己、猪苓。

现代药理 附子对衰竭状态的心脏有强心作用。肉桂增强冠脉流量。

食疗方法 羊肉饺子 羊肉、葱白、五香粉。

▶▶ 预防调护

1. 保持心情愉快，防止恼怒和长期的情绪波动。
2. 饮食宜清淡，忌食或少食动物脂肪和含胆固醇较高的食物。
3. 合理安排作息时间，适当进行体育锻炼。
4. 随身携带保健盒，半年未用完，要及时更换。

心 悸

心悸是指病人自觉心中悸动、惊惕不安、甚则不能自主的一种病症，临床一般多呈发作性，每因情志波动或劳累过度而发作。且常伴胸闷、气短、失眠、健忘、眩晕、耳鸣等症。病情较轻者为惊悸，病情较重者为怔忡。

心悸是心系疾病的常见症状之一，现代医学中各种原因引起的心律失常，如心动过速、心动过缓、过早搏动、心房颤动或扑动、房室传导阻滞、病态窦房结综合征、预激综合征、心力衰竭、心包炎、心肌炎及某些神经官能症，如具有心悸临床表现的，均可参照本节辨证论治，同时结合辨病处理。

▶▶ 中医辨证分型

常见的辨证分型为：心虚胆怯证、心脾两虚证、心阴亏虚证、心阳不振证、水饮凌心证、痰火扰心证、心脉淤阻证。

▶▶ 辨证论治

❗ 心虚胆怯证

常见症状 心悸不宁，善惊易恐，坐卧不安；兼失眠多梦而易惊醒，害怕声响，食欲差。

致病原因 心虚心神失养，则心悸多梦；胆怯则善惊易恐，易惊醒；脾胃失于健运，则食欲差。

常用药物 朱砂、龙齿、琥珀——镇惊安神；酸枣仁、远志、茯神——养心安神；人参、茯苓、山药——益气壮胆；天冬、生地、熟地——滋养心血；肉桂（少许）——鼓舞气血生长；五味子——收敛心气。若气短乏力，动则为甚，重用人参。

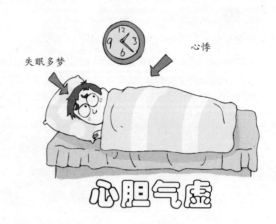

现代药理 朱砂能降低大脑中枢神经系统的兴奋性，有抗心律失常作用。酸枣仁也有抗心律失常作用。人参可使心搏振幅显著增加。

食疗方法 朱砂煮猪心　猪心1个，朱砂0.5克。将猪心剖开洗净，将朱砂放入胸腔内，外用细线扎好，放至足量的清水中煮熬，直到猪心熟透为止。适量加入调料。

❗ 心脾两虚证

常见症状 心悸气短，头晕目眩；兼失眠健忘，面色苍白，倦怠乏力，食欲差。

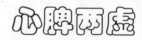

致病原因 血虚不能养心，则心悸气短，失眠健忘；血虚不能荣养头面，则头晕目眩，面色苍白；脾虚，则倦怠乏力，食欲差。

常用药物 黄芪、人参、白术、炙甘草——益气健脾；熟地黄、当归、龙眼肉——补养心血；茯神、远志、酸枣仁——宁心安神；木香——理气醒脾，使补而不滞。若失眠多梦，加五味子、莲子心。

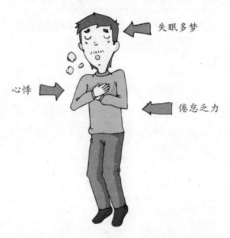

现代药理 远志有镇静、催眠作用；茯苓可增加心肌收缩力，有镇静作用；黄芪能增加心肌收缩力、保护心血管系统，抗心律失常作用。

食疗方法 龙眼肉粥　龙眼肉15克，红枣10克，粳米60克。将龙眼肉、红枣用清水洗净，与粳米同煮成稀粥。早晚温服，连服10～15天。

⊗ 心阴亏虚证

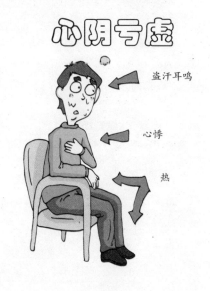

心阴亏虚

盗汗耳鸣

心悸

热

常见症状 心悸，心烦失眠，手脚心热，口干，盗汗，兼耳鸣腰酸，头晕目眩。

致病原因 血阴亏虚，心失所养，则心悸；阴虚生内热，则心烦，手脚心热；虚火逼迫津液外泄则盗汗；阴亏于下，则腰酸；虚火扰于上，则耳鸣，头晕目眩。

常用药物 生地、玄参、麦冬、天冬——滋阴清热；当归、丹参——补血养心；人参——补益心气；朱砂、茯苓、远志、酸枣仁、柏子仁——镇心养心安神；五味子——收敛耗散之心气；桔梗——引药上行，以通心气。若遗精腰酸明显，加龟甲、熟地、知母、黄柏。

现代药理 麦冬能增加冠脉流量，对心肌缺血有保护作用，并能抗心律失常及改善心肌收缩力。丹参能扩张冠脉，增加冠脉流量，改善心肌缺血。

食疗方法 百合二仁蜜 鲜百合50克或干品25克，柏子仁10克，酸枣仁25克，红枣10枚，蜂蜜2匙。将柏子仁，酸枣仁，百合共入沙锅中，水煎2次，去渣合汁1大碗，加入大枣和适量清水，小火烧30分钟，离火，加入蜂蜜搅匀即成。每日1剂，连服5~7天为1疗程。

⊗ 心阳不振证

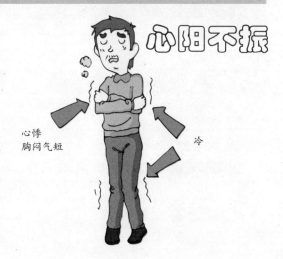

心阳不振

心悸
胸闷气短

冷

常见症状 心悸不安，胸闷气短，动则尤甚；兼面色苍白，四肢冷。

致病原因 心阳不足，心失温煦，则心悸不安，胸闷气短；肢体失于温煦，则面色苍白，四肢冷。

常用药物 桂枝、附子——温振心阳；人参、黄芪——益气助阳；麦冬、枸杞——滋阴，使阳得阴助其生化无穷；甘草——益气养心；龙骨、牡蛎——重镇安神定惊悸。若心阳不振，以致心动过缓，加炙麻黄、补骨脂。

现代药理 附子煎剂有强心作用，对室颤有预防作用。龙骨、牡蛎有镇静作用。麻黄碱能兴奋心脏，收缩血管，升高血压作用。

食疗方法 核桃人参汤　核桃仁25克，人参6克，生姜3片，冰糖少许。将核桃仁，人参，生姜共入沙锅中，加水适量，煎汁1碗。去参，姜，加入冰糖稍炖即成。每日1剂，临睡前温服，连用3～5天为1疗程。

❗ 水饮凌心证

常见症状 心悸眩晕，胸闷，小便少；兼下肢浮肿，怕冷，伴恶心、呕吐。

致病原因 水饮内停，上凌于心，见心悸；饮邪阻遏，阳气不达四末，故怕冷；饮停于中，清阳不升，见眩晕；水饮内停，故尿少浮肿。

常用药物 泽泻、猪苓、车前子、茯苓——淡渗利水；桂枝、炙甘草——通阳化气；人参、白术、黄芪——健脾益气助阳；远志、茯神、酸枣仁——宁心安神。若见心功能不全而致浮肿、尿少、阵发性夜间咳喘或端坐呼吸者，加附子、葶苈子。

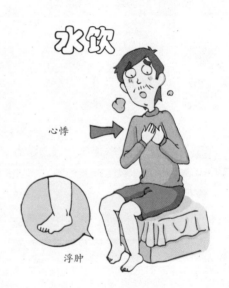

现代药理 葶苈子有强心作用，使心肌收缩力增强，对衰弱的心脏可增加输出量，尚有利尿作用。甘草有抗心律失常作用。

食疗方法 陈皮茯苓粥　陈皮20克，或鲜者30克，茯苓30克，粳米100克。先将陈皮，茯苓煎取药汁去渣，然后加入粳米煮粥。每日1～2次，连服10～15天。

❗ 痰火扰心证

常见症状 心悸时发时止，易惊，痰多，胸闷烦躁；兼失眠为梦，口干口苦，大便秘结，小便黄。

致病原因 痰火上扰于心，则心悸，易惊，烦躁失眠为梦；痰热犯胃，则口干口苦。

常用药物 黄连、栀子——泻火，清心除烦；竹茹、半夏、胆南星、瓜蒌、陈皮——清化痰热、和胃降逆；生姜、枳实——下气行痰；远志、石菖蒲、酸枣仁、生龙骨、生牡蛎——宁心安神。

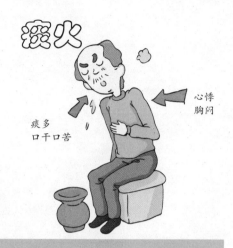

【现代药理】 瓜蒌有扩冠作用，对心肌缺血有保护作用。黄连对心房有兴奋作用，并可抗心律失常。

【食疗方法】 蜜饯萝卜 鲜白萝卜500克，蜂蜜150克。将鲜萝卜洗净，切成丁，放在沸水中煮即捞出，把水控干，晾晒半日，再放入铝锅中，然后加上蜂蜜，以小火煮沸，调匀即可。每日饭后服用。

⊙ 心脉淤阻证

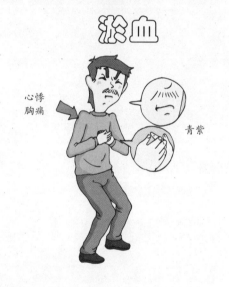

【常见症状】 心悸不安，胸闷不舒，心痛时作，痛如针刺；兼唇甲青紫。

【致病原因】 心脉淤阻，心失所养，则心悸；血淤气滞，不通则心痛，唇甲青紫。

【常用药物】 桃仁、红花、丹参、赤芍、川芎——活血化淤；延胡索、香附、青皮——理气通脉止痛；生地、当归——养血活血；桂枝、甘草——通心阳；龙骨、牡蛎——镇心神。

【现代药理】 川芎嗪、丹参、桃仁、红花能扩张冠状动脉，增加冠状动脉血流量，改善心肌血氧供应，并降低心肌的耗氧量。青皮对心肌的兴奋性、收缩性、传导性和自律性均有明显的正性作用。

【食疗方法】 蜜饯山楂 生山楂500克，蜂蜜250克。将生山楂洗净，去果核，加入铝锅内，加水适量，煎至七成熟，水将耗干时加入蜂蜜，再以小火煎煮熟透收汁即可，酌量食用，每日1～2次，连服10～15天。

⋙ 预防调护

1. 保持心情愉快，避免情志为害，尤其应当惊恐恼怒。

2. 进食营养丰富而易消化吸收的食物，平素饮食忌过饱、过饥、戒烟酒、浓茶，宜低脂，低盐饮食。

3．注意劳逸结合，轻证患者，可从事适当体力活动，以不觉疲劳，不加重症状为度。重证患者，应卧床休息。

4．积极治疗原发病，对预防心悸发作具有重要意义。

原发性高血压

高血压是以体循环动脉压增高为主要表现的临床综合征。可分为原发性及继发性两大类。在95%高血压患者中，病因不明，称为原发性高血压。原发性高血压又称高血压病，是指体循环收缩压和（或）舒张压持续升高。目前国际统一的诊断标准，收缩压≥140mmHg，舒张压≥90mmHg。

患者除了引起高血压本身有关的症状外，如头晕、头痛、眼花、耳鸣、失眠、乏力等，长期高血压还可影响重要脏器，如心、脑、肾等功能，最终导致脏器功能衰竭。

》》中医辨证分型

常见的辨证分型为：肝阳上亢证、风痰上扰证、肝肾阴虚证、阴阳两虚证。

》》辨证论治

❶ 肝阳上亢证

常见症状 眩晕，头痛头胀，头重脚轻，面红目赤，急躁易怒，口苦。

致病原因 肝阳上亢，故眩晕，头痛头胀，头重脚轻；阳升则面红目赤；肝旺则急躁易怒。

常用药物 天麻、石决明、钩藤——平肝潜阳熄风；牛膝、杜仲、桑寄生——补益肝肾；黄芩、山栀、菊花——清肝泻火；白芍——柔肝滋阴。若口苦目赤，烦躁易怒者，加龙胆草、丹皮、夏枯草；若目涩耳鸣，腰酸膝软，加枸杞子、生地；若目赤便

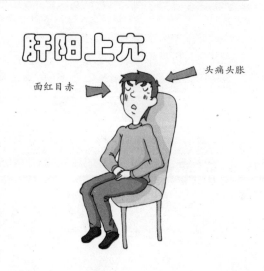

肝阳上亢

面红目赤　　头痛头胀

秘，加大黄、芒硝。

【现代药理】 钩藤对人体的正常血压和高血压都有降压作用。牛膝煎剂有短暂的降压和轻度利尿作用。

【食疗方法】 菊花醪 甘菊花10克，糯米酒适量。放入锅内煮沸，每日2次。

❗ 风痰上扰证

【常见症状】 头痛，眩晕，胸闷，心悸，食欲差，形体肥胖。

【致病原因】 肝风夹痰上扰，故头痛眩晕；痰浊阻滞，气机不利，则胸闷、心悸；痰浊困脾，故食欲差。

【常用药物】 半夏、陈皮——健脾燥湿化痰；白术、薏苡仁、茯苓——健脾化湿；天麻——化痰熄风，止头眩。若眩晕较甚，视物旋转，加代赭石；若心烦口苦，加黄连、浙贝母。

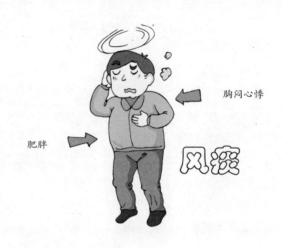

胸闷心悸

肥胖

风痰

【现代药理】 天麻可以降低外周血管、脑血管和冠状血管阻力，并有降压作用。

【食疗方法】 雪羹汤 荸荠、海蜇头100～200克。煮汤，每日分2～3次服。

❗ 肝肾阴虚证

【常见症状】 头晕目眩，耳鸣，健忘，口燥咽干，肢体麻木，腰膝酸软，头重脚轻，手脚心烦热。

【致病原因】 肝肾阴虚，肾精不能上充于脑，故头晕目眩，耳鸣，健忘；腰为肾之府，肾虚则腰膝酸软；阴虚生内热，见手脚心烦热。

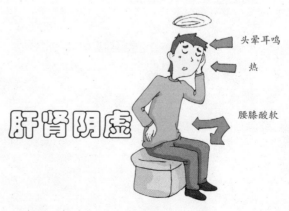

头晕耳鸣

热

腰膝酸软

肝肾阴虚

【常用药物】 生地、枸杞子、沙参、麦冬——滋阴柔肝；当归——养血柔肝；川楝子——疏肝泄热，理气止痛。

若手脚心烦热重者，加知母、黄柏；若失眠多梦，加酸枣仁。

【现代药理】 枸杞子有降血压作用。

【食疗方法】 双耳汤 银耳、黑木耳各9～12克。以温水浸泡，加适量水与冰糖，置锅中蒸1小时后取出，吃银耳、黑木耳，饮汤。

❗ 阴阳两虚证

【常见症状】 眩晕，耳鸣，体瘦，神疲，畏寒肢冷，手脚心烦热，心悸。

【致病原因】 阴虚，肾精不能上充于脑，故眩晕耳鸣；阴虚生内热，见手脚心烦热；阳虚失于温煦，则畏寒肢冷。

【常用药物】 仙茅、淫羊藿、巴戟天——补助肾阳；知母、黄柏——泻肾火存肾阴。若手脚心烦热重者，加枸杞子、龟甲；若畏寒肢冷，全身浮肿，加白术、泽泻。

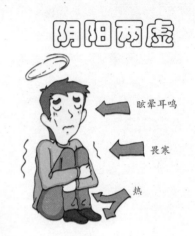

【现代药理】 淫羊藿能增强下丘脑—垂体—性腺轴及肾上腺皮质轴、胸腺轴等内分泌系统的分泌功能，并有降血压作用。黄柏提取物有降压作用。

【食疗方法】 荠菜粥 荠菜500克，粳米100克。荠菜切碎，与粳米同煮粥食用。

⫸ 预防调护

1．定期体检；有明显家族史者，在儿童和青少年期血压偏高者，尤为注意。

2．保持胸怀开阔，精神乐观。

3．调理饮食，限制钠盐摄入，适当增加钾、钙的摄入。

4．参加体育锻炼，防止肥胖和超重，戒烟酒。

5．发现高血压病，积极治疗，减少心、脑、肾等重要脏器并发症的发生。

头 痛

凡由外感六淫或内伤杂病引起的以头痛为主要表现的一类病症，是一种临床常见的症状。头痛可见于多种急、慢性疾病中。现代医学的偏头痛、高血压病、副鼻窦炎、神经官能症、颅内疾病等出现以头痛为主症者，均可参考本病论治。

中医辨证分型

常见的辨证分型为：风寒头痛证、风热头痛证、风湿头痛证、肝阳头痛证、血虚头痛证、肾虚头痛证、痰浊头痛证、淤血头痛证。

辨证论治

⚠ 风寒头痛证

常见症状 头痛，痛连颈项后背；兼畏寒，遇风受寒加剧，喜棉巾裹头，鼻塞流清涕。

致病原因 邪克太阳，太阳经循人项背，故头痛，连颈项后背；感受寒邪，故畏寒，遇风受寒加剧，喜棉巾裹头。

常用药物 川芎——善行头目，活血通窍，祛风止痛，为治头痛之要药；白芷——芳香通窍，散风止痛；藁本、羌活、细辛、荆芥、防风——疏风解表，散寒止痛；薄荷、菊花、蔓荆子——质轻上浮，清利头目，长于疏表祛风止痛。若头痛剧烈，畏寒明显，加附子；若巅顶痛，加吴茱萸。

现代药理 细辛、白芷、藁本、羌活、菊花具有解热、抗炎、镇痛作用，其中细辛还有局麻作用。

食疗方法 川芎糖茶　川芎6克，绿茶6克，红糖适量。清水1碗半煎至1碗，去渣饮用。

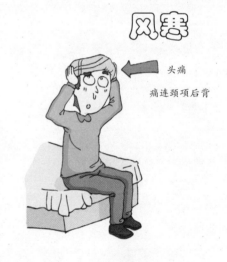

风寒

头痛
痛连颈项后背

❗ 风热头痛证

常见症状 头胀痛，甚至头痛欲裂；兼发热，面红目赤，鼻流黄涕，口渴欲饮，便秘，小便黄。

致病原因 热行属火，火性炎上，故头胀痛，甚至头痛欲裂，面红目赤；热邪伤津，故口渴欲饮，便秘，小便黄。

常用药物 菊花、薄荷、蔓荆子——辛凉微寒，轻清上浮，疏散风热，通窍止痛；川芎——活血通窍，祛风止痛；白芷、羌活——散风通窍而止头痛；生石膏——清热和络。若兼便秘者，加大黄；若鼻流黄涕如脓，鼻根及鼻旁痛，可加苍耳子、辛夷。

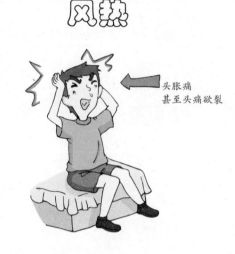

风热

头胀痛
甚至头痛欲裂

现代药理 辛夷有收缩鼻黏膜血管作用，保护鼻黏膜，促进黏膜分泌物的吸收，减少炎症，乃至鼻腔通畅，且有局部麻醉作用。

食疗方法 薄荷糖 薄荷粉30克，白糖500克。将白糖放入锅内，加水少许，以文火炼稠后，加入薄荷粉，调匀，再继续炼至不粘手时，倒入涂有熟菜油的瓷盘中，放冷，切成小块。随时含咽。

❗ 风湿头痛证

常见症状 头痛如裹；兼肢体困重，胸闷，食欲差，大便溏薄。

致病原因 湿性重浊，故头痛如裹；湿浊中阻，见胸闷，食欲差；湿胜则大便溏薄。

常用药物 羌活、独活、藁本——长于祛风除湿散寒而止头痛；川芎——辛温通窍，活血止痛；白芷、防风、细辛、蔓荆子——擅祛风胜湿，通窍止通。若恶心、呕吐，可加半夏、竹茹、生姜；若胸闷、便溏明显，加苍术、厚朴、陈皮。

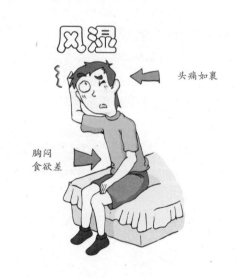

风湿

头痛如裹

胸闷
食欲差

现代药理 蔓荆子有镇静、止痛、退热作用。生姜能促进消化液分泌，保护胃黏膜，具有镇吐作用。半夏可抑制呕吐中枢而止呕。

食疗方法 都梁茶 白芷10克，白糖少许。用白芷煎汤，调入白糖少许，代茶饮。

⚠ 肝阳头痛证

常见症状 头痛而眩晕，甚或两侧跳痛，常波及巅顶；兼心烦易怒，失眠多梦，目赤，口苦。

致病原因 肝阳上扰，见头痛而眩晕；肝火扰动心神，则心烦易怒，失眠多梦；肝火上炎，故目赤，口苦。

常用药物 天麻、石决明、钩藤——平肝潜阳熄风；珍珠母、龙骨、牡蛎——平肝潜阳，镇心安神；栀子、黄芩、丹皮、菊花——苦寒清泄肝热；桑寄生、杜仲、牛膝——补益肝肾，引血下行；益母草、白

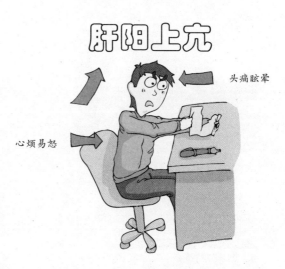

芍——活血调血，养阴柔肝。若头痛剧烈，面红目赤，加龙胆草、夏枯草；若两目干涩，腰膝酸软无力，加何首乌、枸杞子、牛膝。

现代药理 细骨、牡蛎有抗惊厥作用。龙骨对自主活动有抑制作用。钩藤对人体的正常血压和高血压都具有降压作用。天麻有降低脑血管阻力，降压作用。

食疗方法 菊楂决明饮 菊花3克，山楂片15克，决明子15克捣碎。以沸水冲泡半小时后，加入冰糖，频频饮用，每日数次。

⚠ 血虚头痛证

常见症状 头痛眼花，时常头晕目眩，疼痛不重，午后或遇劳则甚；兼神疲乏力，心悸，食欲不振，面色萎黄。

致病原因 血虚脑髓失养，故头痛眼花，头昏目晕；血不足则心神失养，故心悸；血不荣于面，故面色萎黄。

常用药物 当归、生地、白芍、首乌——养血滋阴；人参、白术、茯苓、黄芪——健脾益气生血；川芎、菊花、蔓荆子——清利头目，平肝止痛；五味子、远志、

酸枣仁——养心安神。

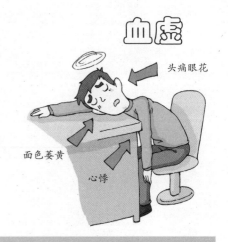

现代药理 菊花有降压作用。川芎嗪能扩张脑血管，降低血管阻力，显著增加脑血流量，改善微循环。

食疗方法 枸杞蒸蛋 鸡蛋2个，枸杞子15克。取鲜鸡蛋，加盐、味精、淀粉，用冷鲜汤调成蛋糊，枸杞子洗净。蛋糊碗入笼，旺火沸水蒸约10分钟，撒上枸杞子再蒸5分钟。熟猪油与酱油一起蒸化，淋在蛋面上即成。

⊘ 肾虚头痛证

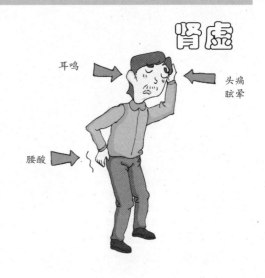

常见症状 头痛，眩晕；兼耳鸣，腰膝酸软，神疲乏力，滑精带下。

致病原因 肾藏精生髓，脑为髓海，肾虚则脑髓空虚，故头痛，眩晕，耳鸣；腰为肾之府，肾虚则腰膝酸软；肾虚精关不固则滑精。

常用药物 熟地、枸杞子、女贞子——滋肾填精；杜仲、川断、龟甲——补益肝肾；山萸肉——养肝涩精；山药、人参、当归、白芍——补益气血。若头痛而晕，面颊红，时常汗出，加知母、黄柏；若面色苍白，四肢不温，加附子、肉桂。

现代药理 熟地能对抗连续服用地塞米松后血浆皮质酮浓度的下降，并能防止肾上腺皮质的萎缩，促进肾上腺皮质激素的合成。杜仲有明显的降压作用。

食疗方法 甲鱼滋肾汤 300克以上甲鱼1只，枸杞子30克，熟地黄15克。将甲鱼宰杀后，去头、爪、内脏、甲壳，洗净，切成小方块，放入铝锅内，再放入洗净的枸杞子、熟地，加水适量，武火烧开，该用文火炖熬至肉熟透即成。可常食用。

⊘ 痰浊头痛证

常见症状 头痛而重，如有物裹；时有目眩，胸部及胃脘闷，恶心，甚则呕吐痰涎，食欲差。

致病原因 脾失健运而生痰，清阳不升而头痛如裹；痰阻胸膈，见胸部及胃脘闷，食欲差；痰浊上犯，则恶心，甚则呕吐。

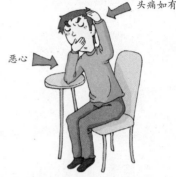

头痛如有物裹

恶心

常用药物 半夏、陈皮、枳壳、厚朴——健脾化痰，燥湿理气；白术、茯苓——健脾化湿；天麻——平肝熄风止痛。如口苦，大便不畅者，加黄芩、竹茹、胆南星。

现代药理 天麻有降低脑血管阻力，降压作用。

食疗方法 桔红膏 桔红10克，米粉500克，白糖200克。桔红研细粉，与白糖和匀为馅；米粉以水少许湿润，放蒸锅上蒸熟，冷后压实，切为夹心方块米糕。不拘时酌量食用。

❶ 淤血头痛证

常见症状 头痛日久不愈，痛处固定不移，如针刺；或有头部外伤史。

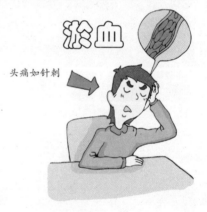

头痛如针刺

致病原因 头痛日久或头部外伤史，均可导致淤血；淤血内停，则头痛日久不愈，痛处固定不移，如针刺。

常用药物 川芎、赤芍、桃仁、益母草——活血化淤止痛；当归——活血养血；白芷、细辛、郁金——理气、温经，通窍止痛；全蝎、蜈蚣、僵蚕——善入经络，祛风止痛。若疼痛重者，可加地龙、乳香、没药；若因受寒而诱发或加重，加细辛、桂枝。

现代药理 川芎嗪可扩张脑血管，降低血管阻力，显著增加脑血流量，改善微循环，并有明显而持久的降压作用。桃仁亦能增加脑血流量，降低血管阻力。

食疗方法 川芎花茶 川芎3～6克，红花3克，茶叶3～6克。水煎取汁，代茶饮。

⫸ 预防调护

1. 外出时应注意保暖；起居定时；多参加体育锻炼，以增强体质。

2. 保持精神舒畅，避免精神刺激。

3. 加强饮食调理。

4．患者应多食素食，避免动物脂肪的过量摄入；应禁食烟酒。

眩 晕

眩晕是目眩与头晕的总称。眩是指眼花或眼前发黑，晕是指头晕或感觉自身或外界景物旋转。二者常同时并见，故统称为"眩晕"。轻者闭目即止；重者如坐车船，旋转不定，不能站立，或伴有恶心、呕吐、汗出，甚则昏倒等症状。

现代医学中的脑动脉硬化、高血压脑病、椎–基底动脉供血不足、低血压、贫血、美尼尔病、耳迷路炎、位置性眩晕、阵发性心动过速、头部外伤性眩晕、神经官能症等病，以眩晕为主要症状时，均可参照本节治疗。

≫ 中医辨证分型

常见的辨证分型为：肝阳上亢证、气血亏虚证、肾精不足证、痰浊内蕴证、淤血阻络证。

≫ 辨证论治

❶ 肝阳上亢证

常见症状 眩晕，耳鸣，头胀痛，失眠多梦；遇郁怒而加重，甚则仆倒，颜面潮红，急燥易怒，肢麻震颤。

致病原因 肝阳上亢，上冒清窍，故眩晕、耳鸣、头胀痛；肝阳升发太过，故易怒；阳扰心神，则失眠多梦；肝火循经上扰，则面红，目赤。

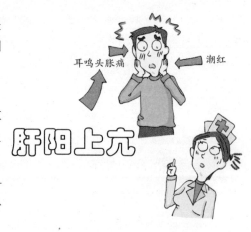

常用药物 天麻、石决明、钩藤——平肝潜阳熄风；牛膝、杜仲、桑寄生——补益肝肾；黄芩、山栀、菊花——清肝泻火；白芍——柔肝滋阴。若兼大便不通，可加大黄、芒硝。

现代药理 天麻有降低外周血管、脑血管和冠状血管阻力，并有降压作用。钩藤对正常血压和高血压都有降低作用。

食疗方法 菊花乌龙茶 杭菊花10克，乌龙茶3克。沸水沏泡，不拘时间饮用。

⊕ 气血亏虚证

常见症状 眩晕，动则加重，劳累即发作，神疲，兼唇甲苍白，毛发没有光泽，心悸失眠，食欲差，腹胀。

致病原因 气血不足，脑失所养，故头晕目眩，劳累后加剧；气血不足，则唇甲苍白，毛发没有光泽；气虚脾失健运，故食欲差，倦怠；营血不足，心神失养，则心悸失眠。

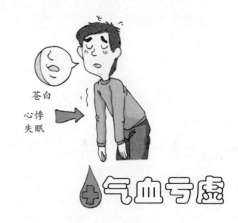

常用药物 党参、白术、黄芪——益气健脾；当归、熟地、龙眼肉、大枣——补血养心；茯苓、炒扁豆——补中健脾；远志、枣仁——养血安神。若兼见怕冷、腹痛，加桂枝、干姜。

现代药理 党参能升高红细胞、血红蛋白、网织红细胞。黄芪能改善贫血现象。当归能显著促进血红蛋白及红细胞的合成。

食疗方法 大枣粥 大枣15个，粳米50克。二者共煮粥，空腹食用。

⊕ 肾精不足证

常见症状 眩晕日久不愈，精神萎靡，腰酸膝软，失眠多梦，健忘；兼两目干涩，视力减退，或遗精、滑泄，耳鸣，牙齿松动，或颧红咽干，手脚心烦热。

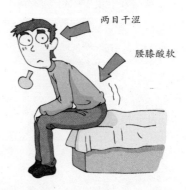

致病原因 肾精不足，无以生髓，脑髓失充，故眩晕，精神萎靡；骨髓失养，则腰酸膝软，牙齿松动；肾虚心肾不交，故失眠多梦；肾虚封藏固涩失职，则遗精、滑泄。

常用药物 熟地、山萸肉、山药——滋阴补肾；龟甲、鹿角胶、紫河车——滋肾助阳，益精填髓；杜仲、枸杞子、菟丝子——补益肝肾；牛膝——强肾益精。若四肢不温，怕冷，加巴戟天、仙灵脾、肉桂。

现代药理 杜仲有明显降压作用。龟甲能改善动物"阴虚"证病理动物机能状态。

食疗方法 补髓蜜膏 牛骨髓、山药、蜂蜜各250克，冬虫夏草、胎盘粉各30克。诸药共捣匀，纳入瓷罐中，在将罐放入锅内隔水炖30分钟。每服2~3匙，每日2次。

❗ 痰浊内蕴证

常见症状 眩晕，头重如蒙，胸闷恶心；兼呕吐，食少，嗜睡。

致病原因 痰浊中阻，上蒙清窍，故眩晕；痰浊阻遏清阳，则头重如蒙，嗜睡；胃气上逆，则呕吐。

常用药物 半夏、陈皮——健脾燥湿化痰；白术、薏苡仁、茯苓——健脾化湿；天麻——化痰熄风，止眩晕。若眩晕较重，呕吐频频，加代赭石、旋覆花。

现代药理 天麻有降低外周血管、脑血管和冠状血管阻力，并有降压作用。

食疗方法 天麻桔皮茶 天麻10克，鲜桔皮20克。水煎，代茶饮。

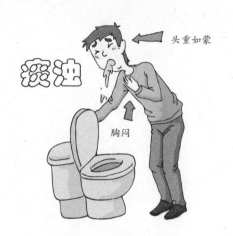

❗ 淤血阻络证

常见症状 眩晕、头痛；兼健忘、失眠，心悸，面唇紫暗。

致病原因 淤血阻络，气血不得正常疏布，脑失所养，故眩晕；淤血不去，新血不生，心神失养，则健忘、失眠，心悸；面唇紫暗为淤血之象。

常用药物 川芎、赤芍、桃仁、红花——活血化淤，通窍止痛；白芷、石菖蒲、葱白——通窍理气，温经止痛；当归——养血活血；地龙、全蝎——善入经络，镇痉祛风。

现代药理 川芎嗪可扩张脑血管，降低血管阻力，显著增加脑血流速。红花能降血压。

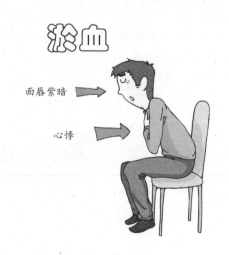

食疗方法　菊楂饮　菊花10克，生山楂15克。二药同煮，去渣取汁，调入冰糖，代茶饮。

≫ 预防调护

1. 坚持适度参加体育锻炼，增强体质。
2. 保持心情舒畅，情绪稳定。
3. 注意劳逸结合，避免体力和脑力的过度劳累。
4. 饮食有节，防止暴饮暴食、过食肥甘醇酒。尽量戒烟戒酒。
5. 避免突然、剧烈的体位改变和头颈部运动。

急性脑血管病变

急性脑血管病变以突然昏倒，不省人事；或意识欠清，半身不遂；或仅口角㖞斜，半身不遂等为主症。本病可分出血性和缺血性两大类；前者包括脑出血、蛛网膜下腔出血；后者包括动脉硬化性脑梗死、脑栓塞和短暂性脑缺血发作。属中医学"中风"、"卒中"、"厥证"、"偏枯"等病范畴。发病多因中年之后，心、肝、肾三脏之间阴阳平衡失调，以致阴虚阳亢，化火、生痰、动风，横窜经络，甚则逼动气血上冲脑部。

≫ 中医辨证分型

常见的辨证分型包括：中经络（脉经空虚，风邪入中证；肝肾阴虚，风阳上扰证）、中脏腑（闭证、脱证）、后遗证（气虚血淤证、肝阳上亢致脉络受阻证）。

≫ 辨证论治

中经络

❶ 经脉空虚，风邪入中证

常见症状　肌肤不仁，手足麻木，突然口眼歪斜，语言不利，口角流涎，甚则半身不遂。或兼见恶寒、发热、肢体拘急、关节酸痛等症。

致病原因　脉络空虚，风邪入中。

常用药物　秦艽、羌活、防风、白芷、细辛——解表祛风；熟地黄、当归、川芎、赤芍——养血行血；白术、茯苓——健脾祛湿。若无内热者可去生石膏、黄芩，加白附子、全蝎祛风痰、通经络。若有风热表证者，可去羌活、防风、当归等辛温之品，加桑叶、菊花、薄荷以疏风清热。若呕逆痰盛、苔腻脉滑，可去地黄，加半夏、南星、桔红、茯苓以祛痰燥湿。

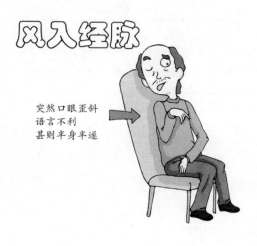

风入经脉

突然口眼歪斜
语言不利
甚则半身半遂

现代药理　防风、细辛、白芷、羌活均有解热、抗炎、镇静、镇痛、抗惊厥作用。川芎嗪可扩张脑血管、降低血管阻力，显著增加脑及肢体血液量，改善微循环，预防血栓形成，水煎剂对中枢神经系统有镇静作用，并有明显而持久的降压作用。当归能增加冠脉血液量，降低心肌耗氧量。赤芍能延长体外血栓形成，有抗惊厥、解痉作用。茯苓有镇静和增加心肌收缩力的作用。

食疗方法　将芹菜100克切好段放入50克半熟的大米粥中，熬至极烂，早餐食用。

❶ 肝肾阴虚，风阳上扰证

常见症状　突然发生口眼歪斜，舌强不语，或手足重滞，甚则半身不遂等症。平素头晕头痛，耳鸣目眩，少寐多梦，腰酸膝软。

致病原因　阴虚阳亢，风阳上扰。

常用药物　白芍、玄参、天冬——滋阴柔肝熄风；龙骨、牡蛎、龟板、代赭石——镇肝潜阳；牛膝——引血下行；天麻、钩藤、菊花——增强平肝熄风之力。若痰热较重者，加胆星、竹沥、川贝母以清化痰热；心中烦热者，加栀子、黄芩以

风阳上扰

突发口眼歪斜
平素头晕头痛
耳鸣目眩

肝肾阴虚

清热除烦；头痛较重者，加羚羊角、石决明、夏枯草以清热息风；失眠多梦者，加珍珠母、龙齿、夜交藤、茯神以镇静安神。

现代药理 白芍中的芍药苷有明显的解痉作用。玄参有降血压作用。天冬可使外周血管扩张、血压下降、心收缩力增加、心率减慢。龟甲有抗凝血、增加冠脉流量和提高耐缺氧能力等作用。龙骨牡蛎有镇静、抗惊厥作用。牛膝有抗凝作用。天麻可抑制和缩短实验性癫痫的发作时间，降低外周血管、脑血管和冠状血管阻力。钩藤对人体的正常血压和高血压都具有降压作用，还有镇静、抗癫痫、抗惊厥作用。菊花的扩张冠状动脉、增加冠脉血液量、提高心肌耗氧量的作用，并能降压、镇静。

食疗方法 天麻30克、钩藤30克、全蝎10克、地龙10克水煎取汁，调入白蜜，空腹用，每日2～3次，每次20毫升；或将半个向日葵花盘水煎20分钟，取汁，煮沸，将2个鹌鹑蛋打入，每早空腹食用。

中脏腑

！闭证

常见症状 突然昏仆，不省人事，牙关紧闭，口噤不开，两手握固，大小便闭，肢体强痉。面赤身热，气粗痰涌，躁扰不宁。

致病原因 风阳暴升，上蒙清窍。

常用药物 羚羊角——清肝息风；菊花、夏枯草、蝉衣——使火降风息，则气血下归；龟板、白芍、石决明——育阴潜阳；丹皮、生地——凉

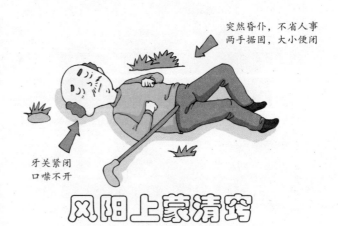

突然昏仆，不省人事
两手据固，大小便闭

牙关紧闭
口噤不开

风阳上蒙清窍

血清热。如有抽搐，可加全蝎、蜈蚣、僵蚕；痰多者，可加竹沥，天竺黄、胆南星；如痰多昏睡者可加郁金，菖蒲以增强豁痰透窍之力。

现代药理 羚羊角煎剂有抗惊厥、解热、降压作用。夏枯草能有明显降低血压作用。蝉蜕有抗惊厥、镇静作用。全蝎、蜈蚣、僵蚕均有明显的抗惊厥作用。

食疗方法 将竹沥汁20毫升、生姜汁10毫升、鲜桔汁100毫升混合，调入0.2克牛黄，鼻饲；或石菖蒲10克、郁金10克、赤小豆30克水煎，取汁约100毫升，调入麝香0.1克及适量白糖，适温后鼻饲；或将30克水牛角加水200毫升，煎煮25分钟，取汁，兑入竹沥汁20克、石菖蒲汁15克、藕汁30克、羚羊角粉0.5克，混匀，分2次鼻饲。

❶ 脱证

常见症状 突然昏仆，不省人事，目合口张，鼻鼾息微，手撒肢冷，汗多，大小便自遗，肢体软瘫。

致病原因 正不胜邪，阳气欲脱，或阴竭阳亡。

常用药物 人参、麦冬、五味子——大补气阴；附子——回阳救逆。阴不恋阳，阳浮于外，津液不能内守，汗泄过多者，可加龙骨、牡蛎敛汗回阳；阴精耗伤，舌干，脉微者，加玉竹、黄精以救阴护津。

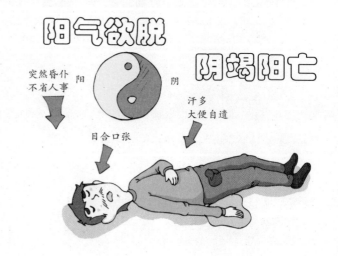

现代药理 人参有明显的抗休克作用，能兴奋垂体—肾上腺皮质系统，提高应激反应能力，对高级神经活动的兴奋和抑制具有双向调整作用。麦冬能提高人体耐缺氧能力，增加冠脉流量，保护心肌，有改善左心室功能与抗休克作用。五味子对神经系统各级中枢均有兴奋作用，对大脑皮质的兴奋和抑制过程均有影响，使之趋于平衡。附子有明显的强心作用。

食疗方法 将龙骨、牡蛎各30克，制附片9克水煎取汁，纳入50克黑豆再煮，至黑豆极烂，滤取上清液，另将人参10克单煎取汁，二汁兑匀，适温后鼻饲。

后遗证

❶ 气虚血淤证

常见症状 半身不遂，肢软无力。患侧手足浮肿，语言蹇涩，口眼歪斜，面色萎黄，或暗淡无华。

致病原因 气虚血滞，脉络淤阻。

常用药物 黄芪——补气；桃仁、红花、当归、赤芍、地龙——养血活血化淤；全蝎、乌梢蛇、川牛膝、桑枝、土鳖虫、川断——增强通经活络之力。如小便失禁者，可加桑螵蛸、肉桂、益智仁等补肾收涩之品；如下肢瘫软无力甚者，加桑寄生、鹿筋等补肾壮筋之品；如上肢偏废者，加桂枝以通络；如患侧手足肿甚者，可加茯苓、泽泻等淡渗利湿；如兼见语言不利者，加郁金、菖蒲、远志以祛痰利窍；兼口眼歪斜者，加白附子、全蝎、僵蚕等以祛风通络；如肢体麻木者，加陈皮、半夏、茯苓、胆南星以理气燥湿而祛风痰；大便秘结者，加火麻仁、郁李仁、肉苁蓉等润肠通便。

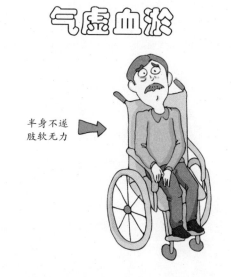

气虚血瘀

半身不遂
肢软无力

现代药理 黄芪能增强心肌收缩力，保护心血管系统，抗心律失常，扩张冠状动脉和外周血管，降低血压，能降低血小板黏附力，减少血栓形成，还有降血脂、抗衰老、抗缺氧等作用。桃仁能明显增加脑血液量，增加股动脉血液量，降低血管阻力，改善血液动力学状况。红花能扩张周围血管、降低血压，抑制血小板聚集，增强纤维蛋白溶解，降低全血黏度。地龙有缓慢而持久降压作用，地龙提取物有纤溶和抗凝作用。土鳖虫有抗血栓形成和溶解血栓的作用，可提高心肌和脑对缺血的耐受力，降低心、脑组织的耗氧量，水煎液能延缓动脉粥样硬化的形成。

食疗方法 人参10克打碎文火煎，然后入小米50克煮粥，将熟，下鸡蛋清及薤白12克，煮熟，早晚分2次服食；或将地龙30克（酒浸后）烘干研粉，将黄芪100克、红花20克、当归50克、赤芍20克、川芎10克水煎取浓汁，将地龙粉10克、白糖10克、玉米面400克、小麦面100克混匀并以药汁调和成面团，制成20个小饼，将15克略炒的桃仁匀布饼上，蒸熟，每次食饼1~2个，每日2次。

❗ 肝阳上亢，脉络痹阻证

常见症状 半身不遂，患侧僵硬拘挛。兼见头痛头晕，面赤耳鸣。

致病原因 肝阳上亢，脉络痹阻。

常用药物 镇肝熄风汤或天麻钩藤饮加减，可酌加一些搜风通络的药，如地龙、僵蚕、桑枝、络石藤等。

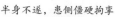

半身不遂，患侧僵硬拘挛

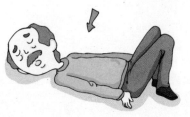

肝阳上亢　脉络痹阻

现代药理 牛膝煎剂和醇提液有短暂的降压和轻度利尿作用作用，并伴有呼吸兴奋，怀牛膝能降低全血黏度、红细胞压积、红细胞聚集指数，并有抗凝作用，牛膝有抗炎、镇痛作用，能提高机体免疫功能。天麻能降低外周血管、脑血管和冠状血管阻力，并有降压、减慢心率及镇痛抗炎作用。钩藤对各种动物的正常血压和高血压都有降压作用。钩藤、天麻均能抑制实验性癫痫的发作。代赭石对中枢神经系统有镇静作用。龟甲有抗凝血、增加冠脉流量和提高耐缺氧能力等作用。地龙提取液有镇静、抗惊厥作用，地龙各种剂型均有缓慢而持久的降压作用，有纤溶和抗凝作用。僵蚕提取液在体内、外均有较强的抗凝作用。

食疗方法 将枸杞子30克、菊花10克二药水煎代茶饮，1日服完；或将鲜青果（打碎）500克、郁金250克放沙锅内，加水1000毫升，煮1小时后滤出药汁，再加水500毫升，煎如前，将两次药汁混合，文火浓缩至500毫升，加明矾粉100克、僵蚕粉100克及蜂蜜收膏，每日早晚各服10毫升，开水送下。

>>> 预防调护

1．关于中风的预防问题，应识别中风先兆，及时治理，以预防中风发生。平时在饮食上宜食清淡易消化之物，忌肥甘厚味、动风、辛辣刺激之品，并禁烟酒，要保持心情舒畅，做到起居有常，饮食有节，避免疲劳，以防止卒中和复中。

2．既病之后，应加强护理。遇中脏腑昏迷时，须密切观察病情变化，注意面色、呼吸、汗出等变化，以防向闭脱转化。加强口腔护理，及时清除痰涎，喂服或鼻饲中药时应少量多次频服。恢复期要加强偏瘫肢体的被动活动，进行各种功能锻炼，并配合针灸、推拿、理疗、按摩等。偏瘫严重者，防止患肢受压而发生变形。语言不利者，宜加强语言训练。长期卧床者，保护局部皮肤，防止发生褥疮。

神经官能症

神经官能症是受各种精神因素影响，大脑皮层功能失调所致的一种功能性疾病，常见的有神经衰弱和癔病。临床症状多种多样，涉及到中医学的"郁证"、"头痛"、"惊悸"、"健忘"、"不寐"、"遗精"、"脏躁"、"梅核气"、"虚劳"等病症；大多由于精神过度紧张，意外刺激，或因大病久病之后，体质虚弱，以致脏腑阴阳气血功能失调。其病理变化有虚实两方面。实证多属心肝气郁，病久可以化火伤阴，虚实夹杂；虚证多属心脾或心肾的亏虚。

≫ 中医辨证分型

常见的辨证分型为：肝气郁结证、气郁化火证、痰气郁结证、心神失养证、心脾两虚证、心肾阴虚证六种证型。

≫ 辨证论治

❶ 肝气郁结证

常见症状 精神抑郁，情绪不宁，胸部满闷，胁肋胀痛，痛无定处，脘闷嗳气，不思饮食，大便不调。

致病原因 情志内伤，肝气郁滞，脾胃失和。

常用药物 柴胡、香附、枳壳、陈皮——疏肝解郁，理气畅中；川芎、芍药、甘草——活血定痛，柔肝缓急。胁肋胀满疼痛较甚者，可加郁金、青皮、佛手疏肝理气；肝气犯胃，胃失和降，而见嗳气频作，脘闷

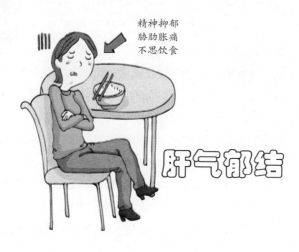

精神抑郁
胁肋胀痛
不思饮食

肝气郁结

不舒者，可加旋覆花、代赭石、苏梗、法半夏和胃降逆；兼有食滞腹胀者，可加神曲、麦芽、山楂、鸡内金消食化滞；肝气乘脾而见腹胀、腹痛、腹泻者，可加苍术、茯苓、乌药、白豆蔻健脾除湿，温经止痛；兼有血淤而见胸胁刺痛，舌质有淤点、淤斑，可加当归、丹参、郁金、红花活血化淤。

现代药理 柴胡有镇静、安定的中枢抑制作用。川芎水煎剂对动物中枢神经系统有镇静作用，并有明显而持久的降压作用。甘草有抗心律失常作用。白芍作用对醋酸引起的扭体反应有明显的镇痛效果，与甘草的甲醇复合物合用，二者对醋酸扭体反应有协同镇痛作用。

食疗方法 茉莉花3～5克，白砂糖适量加清水1碗半，煎至1碗，去渣饮用；或玫瑰花6～10克代茶饮；或取新鲜柚皮1个放炭火上，将外皮烧焦刮去，放清水中浸泡1天，然后切块水煮，将熟时把2棵切碎的葱加入，油盐调味，日2次服；或将佛手5克、制香附5克研末，取2个梨，去皮剜空，各放入一半药末，合好，蒸10分钟既可食用。

ⓘ 气郁化火证

常见症状 性情急躁易怒，胸胁胀满；口苦而干，或头痛、目赤、耳鸣，或嘈杂吞酸，大便秘结。

致病原因 气郁日久，化火薰灼，横逆犯胃。

常用药物 柴胡、薄荷、郁金、制香附——疏肝解郁；当归、白芍——养血柔肝；白术、茯苓——健脾去湿；丹皮、栀子——清肝泻火。热势较甚，口苦、大便秘结者，可加龙胆草、大黄泻热通腑；肝火犯胃而见胁肋疼痛、口苦、嘈杂吞酸、嗳气、呕吐者，可加黄

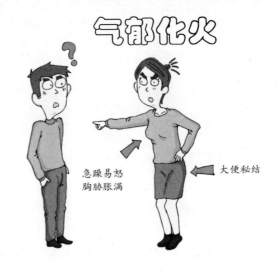

连、吴茱萸清肝泻火，降逆止呕；肝火上炎而见头痛、目赤、耳鸣者，加菊花、钩藤、刺蒺藜清热平肝；热盛伤阴，而见舌红少苔、脉细数者，可去原方中当归、白术、生姜之温燥，酌加生地、麦冬、山药滋阴健脾。

现代药理 白术挥发油有镇静作用。牡丹皮有镇静、解热、镇痛、解痉等中枢抑制作用。栀子的醇提取物有镇静作用。

食疗方法 决明子、菊花各10克代茶饮；或将夏枯草100克水煎去渣，文火熬至药汁将浓时把研细的代代花20克撒入和匀，加蜂蜜200克煮沸既可，每日1～2匙，开水冲服；或将猪胆汁120克与绿豆粉80克拌匀晾干，每服6克，一日2次；或将芹菜250克、藕200克洗净斜切丝，用沸水略过，凉后放入调料拌匀既可食用。

ⓘ 痰气郁结证

常见症状 咽中如有物梗塞，吞之不下，咯之不出；精神抑郁，胸部闷塞，胁肋胀满。

致病原因 气郁痰凝，阻滞胸咽。

常用药物 厚朴、紫苏——理气宽胸，开郁畅中；半夏、茯苓、生姜——化痰散结，和胃降逆。湿郁

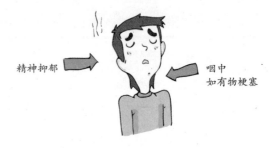

气滞而兼胸脘痞闷、嗳气、苔腻者，加香附、佛手片、苍术理气除湿；痰郁化热而见烦躁、舌红、苔黄者，加竹茹、栝蒌、黄芩、黄连清化痰热；病久入络而有淤血征象，胸胁刺痛，舌质紫暗或有淤点、淤斑，脉涩者，加郁金、丹参、降香、姜黄活血化淤。

现代药理 厚朴碱、异厚朴酚有明显的中枢性肌肉松弛作用，厚朴有降压作用，降压时反射性地引起呼吸兴奋，心率增加。生姜能兴奋血管运动中枢、呼吸中枢、心脏，正常人嚼生姜，可升高血压。苍术挥发油对中枢神经系统，小剂量是镇静作用，同进使脊髓反射亢进；大剂量则呈抑制作用。

食疗方法 干桔皮6克、茶叶少许泡服；或鲜萝卜250克洗净榨汁，加生姜汁少许，日2次饮用；或陈皮6克、半夏10克水煎20分钟取汁，大米100克煮粥，将熟时把药汁倒入粥中搅匀，煮片刻既可，日服2次。

❗ 心神失养证

常见症状 精神恍惚，心神不宁；多疑易惊，悲忧善哭，喜怒无常，或时时欠伸，或手舞足蹈，骂詈喊叫。

致病原因 情志所伤，脏躁失养，心神惑乱。

常用药物 甘草——甘润缓急；小麦——味甘微寒，补益心气；大枣——益脾养血。血虚生风而见手足蠕动或抽搐者，加当归、生地、珍珠母、钩藤养血熄风；躁扰、失眠者，加酸枣仁、柏子仁、茯神、制首乌等养心安神；喘促气逆者，可合五磨饮子开郁散结，理气降逆。该证发作时，可根据具体病情选用适当的穴位进行针刺治疗，并结合语言暗示、诱导，常能收到良好效果。

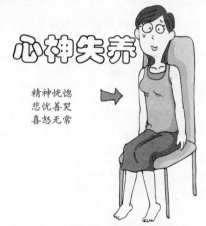

心神失养

精神恍惚
悲忧善哭
喜怒无常

现代药理 大枣有镇静催眠作用。钩藤水煎剂有明显的镇静作用，钩藤乙醇浸液能制止癫痫的发作，并有一定的抗惊厥作用。

食疗方法 甘草25克、小麦50克、大枣10个、酸枣仁（炒）15克煮沸20分钟取汁，用汁与粳米100克煮粥食用；或将瘦猪肉150克切块与新鲜牡蛎肉150克煲汤，调味后佐餐；或百合7片加水浸1夜，次晨煮熟，将水浓缩至100毫升，把蛋黄打散，倒入百合汁内略煮，调味，温服。

❗ 心脾两虚证

常见症状 多思善疑，头晕神疲；心悸胆怯，失眠，健忘，纳差，面色不华。

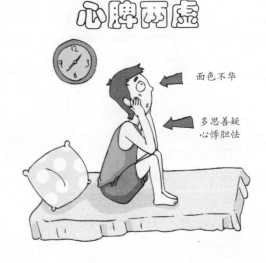

致病原因 情志所伤，脾失健运，心失所养。

常用药物 党参、茯苓、白术、甘草、黄芪、当归、龙眼肉——益气健脾生血；酸枣仁、远志、茯苓——养心安神；木香、神曲——理气醒脾。若心胸郁闷，情志不舒者，加郁金、佛手片理气开郁；头痛加川芎、白芷活血祛风而止痛。

现代药理 党参能调节胃肠运动，对兴奋和抑制两种神经过程都有影响。白术能促进体重增加中，能明显促进小肠蛋白质的合成，有一定提升白细胞的作用。黄芪在细胞增减中，可使细胞生长旺盛，寿命延长，还能心肌收缩力，抗心律失常。龙眼肉提取液可促进生长，增强体质。

食疗方法 将人参、当归各60克分装于10枚猪心中，用清水煮1小时取出，去药切片食用；或粳米100克与龙眼肉30克、大枣3枚同煮粥，加白糖分服；或将党参100克、酸枣仁100克水煎30分钟取汁，再煮1次取汁，两次药汁合并后浓缩，由稀变浓时加入蜂蜜200克拌匀煮沸既可，每服10~15克，日2次。

⚠ 心肾阴虚证

常见症状 情绪不宁；心悸，健忘，失眠，多梦，五心烦热，盗汗，口咽干燥。

致病原因 情志所伤，化源不足，阴精亏虚。

常用药物 地黄、淮山药、山茱萸、天冬、麦冬、玄参——滋心肾；人参、茯苓、五味子、当归——益气养血；柏子仁、酸枣仁、远志、丹参——养心安神；丹皮——凉血清热。心肾不交而见心烦失眠，多梦遗精者，可合黄连、肉桂交通心肾；遗精较频者，可加芡实、莲须、金樱子补肾固涩。

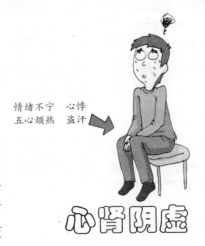

现代药理 山药对脾虚有预防和治疗作用，对细胞免疫功能和体液免疫有较强的

促进作用。麦冬能增强垂体肾上腺皮质系统作用，提高机体适应性，能显著提高实验动物耐缺氧能力，对心肌缺血有明显保护作用，并能抗心律失常及改善心肌收缩力。人参可使心搏振幅及心率显著增加，强心作用明显，对高级神经活动的兴奋和过程均有增强作用，能增强神经活动过程的灵活性。五味子对神经系统各级中枢均有兴奋作用，对大脑皮质的兴奋和抑制过程均有影响，使之趋于平衡。柏子仁注射液可使慢波睡眠深睡期明显延长，并具有显著的恢复体力作用。丹参对中枢神经系统有镇静和镇痛作用。

食疗方法　生地40克与鸭蛋2个同煲，蛋熟后去壳再煮片刻既可，饮汤食蛋，每次1个；或桑椹500克、百合100克水煎30分钟取汁，再煮1次取汁，两次药汁合并，浓缩至稠时，加蜂蜜300克至沸停火，凉后装瓶备用，每次1匙，沸水冲化饮服；或生地10克、百合10克水煎1小时取汁，用汁煮100克大米粥分服；或猪肾250克收拾干净切块备用，将生地煎沸15分钟后，入青蒿15克、豆豉10克再煎5分钟，取汁，用药汁同猪肾及适量葱、姜炖2～3小时，再调味，熬稠既可食用。

》》预防调护

1. 正确对待各种事物，避免忧思郁虑，防止情志内伤，是防治郁病的重要措施。

2. 医务人员深入了解病史，详细进行检查，用诚恳、关怀、同情、耐心的态度对待病人，取得患者的充分信任，在郁病的治疗及护理中具有重要作用。

3. 对郁病患者，应作好精神治疗的工作，使病人能正确认识和对待疾病，增强治愈疾病的信心，并解除情志致病的原因，以促进郁病的完全治愈。

失　眠

　　失眠是经常不能获得正常睡眠为特征的一类病症。主要表现为睡眠时间、深度的不足，轻者入睡困难，或寐而不酣，时寐时醒，或醒后不能再寐，重则彻夜不寐，常伴有头昏、乏力、心悸、健忘、饮食不佳等症状。

　　本病多见于中老年患者，常见于神经官能症、更年期综合征患者。

》》中医辨证分型

常见的辨证分型为：肝火扰心证、痰热扰心证、心脾两虚证、心肾不交证、心胆气虚证。

▶▶ 辨证论治

❶ 肝火扰心证

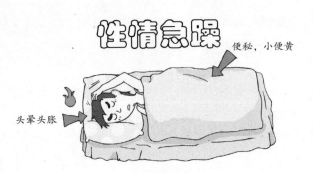

性情急躁

便秘，小便黄

头晕头胀

常见症状 失眠多梦，甚则彻夜不眠，急躁易怒；兼头晕头胀，目赤耳鸣，口干而苦，不思饮食，便秘，小便黄。

致病原因 恼怒伤肝，肝失条达，郁而化火，上扰心神则失眠；火热上扰，则头晕头胀，目赤，便秘，小便黄。

常用药物 龙胆草、黄芩、栀子——清肝泻火；泽泻、车前子——清利湿热；当归、生地——滋阴养血；柴胡——疏畅肝胆之气；生龙骨、生牡蛎、磁石——镇心安神。若胸闷胁胀，善太息，可加香附、郁金。

现代药理 磁石、龙骨具有抑制中枢神经系统，镇静、抗惊厥作用。

食疗方法 薄荷茶 薄荷5克，红糖10克。沸水沏泡薄荷、红糖，10分钟后，即可饮用，随冲随饮，味淡为止。

❶ 痰热扰心证

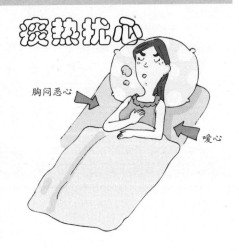

痰热扰心

胸闷恶心

嗳心

常见症状 心烦失眠，胸闷，恶心，嗳气；兼口苦，头重，目眩。

致病原因 多因饮食停滞，积湿生痰，因痰生热，痰热上扰则心烦失眠；饮食停滞阻遏于中，故胸闷脘痞，恶心，嗳气。

常用药物 半夏、陈皮、茯苓、枳实——健脾化痰，理气和胃；黄连、竹茹——清心降火；龙齿、珍珠母、磁石——镇惊安神。若饮食停滞，再加神曲、焦山楂、莱菔子。

现代药理 山楂所含脂肪酸能促进脂肪消化，增加胃消化酶的分泌而促进消化。神曲含有多量酵母菌和B族维生素，能增进食欲，促进消化。珍珠粉可明显减少自主活动，并对戊巴比妥的中枢抑制有明显的协同作用。

食疗方法 百合30克、杏仁6克、粳米适量，熬粥。每日1剂，早晚服用。

⚠ 心脾两虚证

常见症状 不易入睡，多梦易醒，心悸健忘，神疲食少；兼头晕目眩，四肢倦怠，腹胀便溏，面色少华。

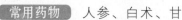
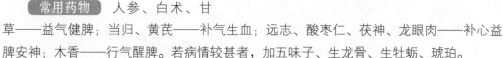

致病原因 脾为气血生化之源，心脾亏虚，血不养心，故多梦易醒，心悸健忘；气血不能上奉于脑，则头晕目眩。

常用药物 人参、白术、甘草——益气健脾；当归、黄芪——补气生血；远志、酸枣仁、茯神、龙眼肉——补心益脾安神；木香——行气醒脾。若病情较甚者，加五味子、生龙骨、生牡蛎、琥珀。

现代药理 人参的药理活性常因机体功能状态不同而呈双向调节作用，其对高级神经活动的兴奋和抑制过程均有增强作用。酸枣仁皂苷、黄酮苷、水及醇提物具有镇静催眠作用。

食疗方法 酸枣仁20克、粳米适量，熬粥。每日1剂，早晚服用。

⚠ 心肾不交证

常见症状 不烦失眠，入睡困难，心悸多梦；兼头晕耳鸣，腰膝酸软，潮热盗汗，心烦，手脚心热，男子遗精，女子月经不调。

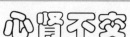
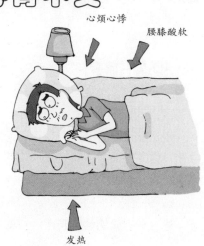

致病原因 肾阴不足，不能上交于心，心火偏旺，故心烦不寐，心悸多梦；肾精亏耗，髓海空虚，故头晕耳鸣；肾虚精关不固，故遗精。

常用药物 熟地黄、山萸肉、山药——滋补肝肾，填精益髓；泽泻、茯苓、丹皮——健脾渗湿，清泄相火；黄连——清心降火；肉桂——引火归元。若彻夜不眠者，加朱砂、磁石、龙齿。

现代药理 朱砂能降低大脑中枢神经系统的兴奋性，有镇静催眠作用。

食疗方法 柏子仁15克、猪心1个、核桃仁30克、五味子3克，将各药放于猪心里，加水放炖盅内炖1小时，调味食粥，每日1剂，早晚食用。

❗ 心胆气虚证

常见症状 失眠多梦，易于惊醒，遇事善惊，胆怯心悸；兼气短自汗，倦怠乏力。

致病原因 心虚则心神不安，胆虚则善惊易恐，故多梦惊醒。

常用药物 人参、茯苓、甘草——益心胆之气；茯神、远志、龙齿、石菖蒲——化痰宁心，镇惊安神；川芎、酸枣仁——调血养心；知母——清热除烦。若胸闷善太息，饮食不佳，腹胀者，加柴胡、陈皮；若心悸重者，加生龙骨、生牡蛎、朱砂。

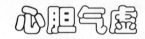

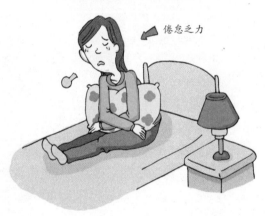

倦怠乏力

现代药理 石菖蒲水煎剂、挥发油、或细辛醚均有镇静作用。远志亦有镇静作用。

食疗方法 猪心夹砂肉 猪心1个，炒酸枣仁10克，朱砂3克。猪心不洗，最好从刚宰杀的生猪胸腔中取出，开一口，直达心室；将炒枣仁、朱砂用清洁纱布包裹，塞入猪心室内，撒上葱、姜，入大蒸钵内，大火猛蒸2小时，弃去纱布内炒枣仁、朱砂，只食猪心即可。

≫ 预防调护

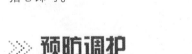

1. 重视精神调摄

积极进行心理情志调整，克服过度的紧张、兴奋、焦虑、抑郁、惊恐、愤怒等不良情绪，做到喜怒有节制，保持精神舒畅，尽量以放松的、顺其自然的心态对待睡眠。反而能较好地入睡。

2. 讲究睡眠卫生

建立有规律的作息制度；从事适当的体力活动或体育健身活动；晚餐要清淡，不宜过饱，更忌浓茶、咖啡及吸烟；睡前避免从事紧张和兴奋的活动；要注意睡眠环境的安宁，床铺要舒适，卧室光线要柔和，并努力减少噪音，去除各种可能影响睡眠的外在因素。

水 肿

　　水肿是指体内水液潴留，泛滥肌肤，引起眼睑、头面、四肢、腹背甚至全身浮肿为特征的一类病症。严重者还可伴有胸水、腹水等。

　　水肿在西医学中，是多种疾病的一个症状，包括肾性水肿，心性水肿，肝性水肿，营养不良性水肿，功能性水肿，内分泌失调引起的水肿等，本篇论及的水肿主要以肾性水肿为主。包括急、慢性肾小球肾炎，肾病综合征，继发性肾小球疾病等。肝性水肿，是以腹水为主症，属于中医鼓胀范畴。心性水肿常以心悸、胸痛、气急为主症，可以心悸、胸痛、喘证等，并结合本篇内容。其他水肿，可以用本篇内容。

》》 中医辨证分型

　　常见的辨证分型为：阳水（风水相搏证、湿毒浸淫证、水湿浸渍证、湿热壅盛证）及阴水（脾阳虚衰证、肾阳衰微证）。

》》 辨证论治

阳水

❶ 风水相搏证

　　常见症状 眼睑浮肿，继则四肢及全身肿，来势迅速，按之水肿凹陷易恢复；兼恶寒发热，肢节酸楚，小便不利。

　　致病原因 风邪袭表，肺失宣降，水液代谢异常，故眼睑浮肿，继则四肢及全身肿；邪在肌表，卫阳被郁，则恶寒发热，肢节酸楚。

　　常用药物 麻黄、杏仁、防风、浮萍——疏风宣肺；白术——燥湿健脾利水；茯苓、泽泻、车前子——淡渗利水；石膏、桑白皮、黄芩——清热宣肺。若咽喉肿痛，加板蓝根、连翘；若恶寒重，去石膏，加苏叶、桂枝。

现代药理 麻黄中伪麻黄碱、茯苓、车前子有明显利尿作用。泽泻也有利尿作用，能增加尿量，增加尿素与氯化物的排泄，对肾炎患者利尿作用更为明显。

食疗方法 防风粥 防风12克，葱白2茎，生姜3片，粳米100克。取防风、葱白，水煎取汁；粳米煮粥，将熟时加入药汁，煮成稀粥后稍煮片刻即可服食。

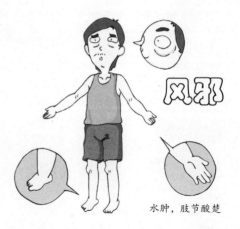

风邪

水肿，肢节酸楚

❗ 湿毒浸淫证

常见症状 眼睑浮肿，延及全身，生疮，甚者溃烂；兼小便不利，恶风发热。

致病原因 湿毒留于体内，故生疮，甚者溃烂；内侵脾肺，水液代谢失常，故眼睑浮肿，延及全身。

常用药物 麻黄、杏仁、桑白皮、赤小豆——宣肺利水；银花、野菊花、蒲公英、紫花地丁、紫背天葵——清热解毒。若脓毒甚，加重用蒲公英、紫花地丁。

水肿，生疮，甚者溃烂

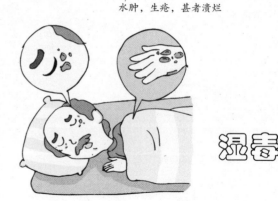

湿毒

现代药理 桑白皮有利尿作用，使尿量及钠、钾、氯化物排出量均增加。蒲公英、紫花地丁有抗菌作用。

食疗方法 加味赤豆薏苡粥 麻黄3~5克，连翘30克，石韦30克，赤小豆30克，生薏苡仁30克。将麻黄、连翘、石韦水煎煮，取汁去渣，用药汁煮赤小豆、生薏苡仁成粥。

❗ 水湿浸渍证

常见症状 全身水肿，身体困重，下肢明显，按之凹陷没指，小便少，起病缓慢，病程较长；兼胸闷，食欲差，恶心。

致病原因 水湿之邪，浸渍肌肤，以致肢体浮肿不退；日久水肿渐重，故按之凹陷没指；脾为湿困，故食欲差，恶心。

常用药物 桑白皮、陈皮、大腹皮、茯苓皮、生姜皮——化湿行水；苍术、厚朴、陈皮、草果——燥湿健脾；桂枝、白术、茯苓、猪苓、泽泻——温阳化气行水。

现代药理 桑白皮有利尿作用，使尿量及钠、钾、氯化物排出量均增加。茯苓、有明显利尿作用。猪苓其利尿机制是抑制肾小管对水及电解质的重吸收所致。

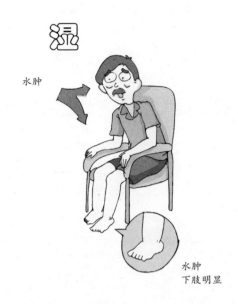

水肿

水肿
下肢明显

食疗方法 烧三瓜片　瓠瓜250克，南瓜250克，冬瓜250克，苍术25克，生姜15克，茯苓30克，泽泻30克。先用水煎苍术、生姜、茯苓、泽泻，去渣取汁；将瓜洗净切片，常法煸煎后，用药汁烧制烹调，加辅料适量既成。

ⓘ 湿热壅盛证

常见症状 遍体浮肿，皮肤绷急光亮；兼胸部、胃脘胀闷，烦热口渴，小便黄，或大便干结。

致病原因 湿热之邪壅于肌肤，遍体浮肿，皮肤绷急光亮故；气机升降失常，则胸部、胃脘胀闷，热盛伤津，则小便黄，或大便干结。

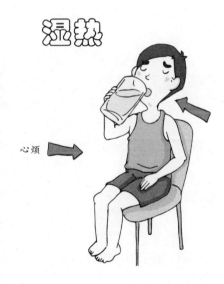

心烦

常用药物 羌活、秦艽、防风、大腹皮、茯苓皮、生姜皮——疏风解表，发汗消肿；猪苓、茯苓、泽泻、木通、椒目、赤小豆、黄柏——清热利尿消肿；商陆、槟榔、生大黄——通便逐水消肿。若肿势严重，兼见气喘，不能平卧，加葶苈子。

现代药理 商陆根部、木通有利尿作用。

食疗方法 白菜薏苡粥　白菜500克，生薏苡仁60克。将白菜洗净，切横丝备用；

用水煮薏苡仁成粥，将粥加入白菜丝，再煮数沸，待菜熟即成，无盐或低盐食用。

阴水

❗ 脾阳虚衰证

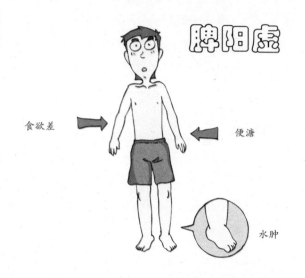

常见症状 腰以下肿甚，按之凹陷不易起；兼脘腹胀闷，食欲差，面色萎黄，神情倦怠，四肢冷，小便短少。

致病原因 中阳不振，不能运化水湿，则腰以下肿甚，按之凹陷不易起；脾虚运化无力，则食欲差，便溏；阳虚失于温煦，则四肢冷。

常用药物 干姜、附子、草果仁、桂枝——温阳散寒利水；白术、茯苓、炙甘草、生姜、大枣——健脾补气；茯苓、泽泻、车前子、木瓜——利水消肿；木香、厚朴、大腹皮——理气行水。如气短声弱，加人参、黄芪。

现代药理 黄芪、白术有利尿作用，能清除肾炎尿蛋白。车前子有显著利尿作用。

食疗方法 姜附烧狗肉 熟附子30克，干姜100克，狗肉1000克。将狗肉洗净切成小块，与姜，葱，附子，蒜等一起放入锅内，加水适量，炖至狗肉熟烂即成。

❗ 肾阳衰微证

常见症状 面浮身肿，腰以下尤甚，按之凹陷不起；兼腰部冷痛酸重，尿量减少或增多，四肢厥冷，怯寒神疲，面色灰滞或苍白，心悸胸闷，喘促难卧，腹大胀满。

致病原因 腰膝以下，肾气所主，故腰以下尤甚，按之凹陷不起；水气上凌心肺，则心悸，喘促；腰为肾之府，见腰部冷痛；肾阳虚，气化不利则尿量减少，下元不固则尿量增多。

常用药物 附子、肉桂、巴戟肉、淫羊藿——温补肾阳；白术、茯苓、泽泻、车前子——通利小便；牛膝——引药下行。若心悸、口唇紫绀，重用附子，再加桂枝、炙甘草、丹参；若见喘促、汗出，宜用人参、蛤蚧、五味子。

现代药理 牛膝有轻度利尿作用。车前子有显著利尿作用。

食疗方法 白羊肾羹 肉苁蓉20克，白羊肾2枚，羊脂50克，荜茇6克，胡椒，苹果，陈皮适量。将肉苁蓉、白羊肾、羊脂洗净，放入沙锅内，将余下各药用纱布包扎，放入锅内，加水适量。文火炖至羊肾熟，羹汤浓稠时，加入调味品食用。

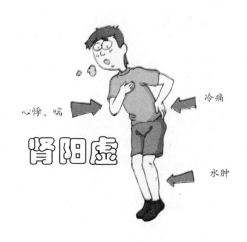

≫ 预防调护

1. 注意保暖，参加体育锻炼，提高机体抗病能力。

2. 注意调摄饮食：水肿病人应忌盐，肿势重者应予无盐饮食，轻者予低盐饮食（每日食盐量3~4克），肿退之后，亦应注意饮食不可过咸。若因营养障碍而致水肿者，不必过于忌盐，饮食应富含蛋白质，清淡易消化，忌食辛辣肥甘之品。

3. 保持皮肤清洁，避免抓破皮肤。对长期卧床者，皮肤外涂滑石粉，经常保持干燥，并定时翻身，以免褥疮发生。

4. 每日记录水液的出入量，若每日尿量少于500毫升时，要警惕癃闭的发生。

5. 劳逸结合，调畅情志：避免过度劳累，节制房事。

泌尿系统感染及结石

泌尿系统感染，是由细菌感染（多数为大肠杆菌）引起的泌尿道炎症的总称。常见的有肾盂肾炎、膀胱炎和尿道炎，多见于女性，尤其是孕妇。病理表现多为湿热侵犯肾与膀胱，下焦气化不利；若湿热迫血妄行，可出现血尿；泌尿系统结石包括肾结石、输尿管结石和膀胱结石，多因湿热蕴结下焦，肾和膀胱气化不利，尿液受其煎熬，而致结成砂石。属于中医"淋证"、"石淋"、"腰痛"范畴。病久可致肾的气阴受损。

≫ 中医辨证分型

常见的辨证分型为：热淋证、石淋证、血淋证、气淋证、膏淋证、劳淋证六种证型。

≫ 辨证论治

❶ 热淋证

常见症状 小便频且短涩，灼热刺痛，溺色黄赤。少腹拘急胀痛，或有寒热、口苦、呕恶、或有腰痛拒按，或有大便秘结。

致病原因 湿热蕴结下焦，膀胱气化失司。

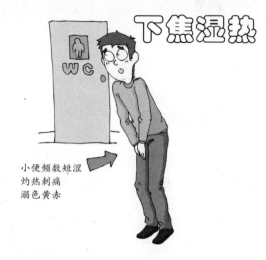

下焦湿热

小便频数短涩
灼热刺痛
溺色黄赤

常用药物 瞿麦、萹蓄、车前子、滑石、萆薢——利湿通淋；大黄、黄柏、蒲公英、紫花地丁——清热解毒。若大便秘结、腹胀者，可重用大黄，枳实以通腑泄热；若气滞者，加青皮、乌药；若湿热伤阴者去大黄，加生地黄、知母、白茅根以养阴清热。

现代药理 瞿麦、萹蓄、车前子、滑石、萆薢均有显著利尿作用及抗菌作用。车前子有预防肾结石形成的作用。大黄、黄柏、蒲公英、紫花地丁均有广谱抗菌作用。蒲公英还可利尿。紫花地丁有解热、消炎、消肿等作用。

食疗方法 车前草60克、鲜蕺菜60克，以水煎汤，加调料服；或鲜猕猴桃250克，每日剥皮生食。

❶ 石淋证

常见症状 尿中夹砂石，排尿涩痛，或排尿时突然中断，尿道窘迫疼痛。少腹拘急，往往突发一侧腰腹绞痛难忍，甚则牵及外阴，尿中带血。若病久砂石不去，可伴见面色少华，精神萎顿，少气乏力；或伴腰腹隐痛，手足心热。

致病原因 湿热蕴结下焦，尿液煎熬成石，膀胱气化失司。

常用药物 瞿麦、萹蓄、通草、滑石——清热利湿通淋；金钱草、海金砂、鸡内金、石苇——排石化石；穿山甲、虎杖、王不留行、牛膝——活血软坚；青皮、乌药、沉香——理气导滞。若腰腹绞痛者，加芍药、甘草以缓急止痛；伴有淤滞，舌质紫者，加桃仁、红花、炮山甲、皂角刺加强破气活血化淤散结作用；腰膝酸软，腰部隐痛加杜仲、续断、补骨脂补肾益气；形寒肢冷，夜尿清长，加巴戟肉、肉苁蓉、肉桂以温肾化气；舌红，口干，肾阴亏耗者，配生熟地黄、麦冬、鳖甲滋养肾阴。

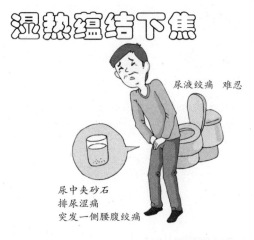

湿热蕴结下焦

尿液绞痛 难忍

尿中夹砂石
排尿涩痛
突发一侧腰腹绞痛

现代药理 鸡内金可加速放射性锶的排泄，为其排石的主要机理。牛膝能降低全血黏度、血细胞比容、红细胞聚集指数，并有抗凝作用。青皮能促进消化液的分泌和排出胃肠积气。

食疗方法 金钱草50克、石苇30克水煎取液，加入赤小豆30克、粳米50克煮粥，空腹食用，连10～15天。

❗ 血淋证

常见症状 小便热涩刺痛，尿色深红，或夹有血块。小腹或尿道疼痛满急加剧，或见心烦，口干。

致病原因 湿热下注膀胱，热甚灼络，迫血妄行。

常用药物 小蓟、生地黄、白茅根、旱莲草——凉血止血；木通、生草梢、山栀、滑石——清热泻火通淋；当归、蒲黄、土大黄、三七、马鞭草——通络止血。若有淤血征象，加牛膝、桃仁、仙鹤草、琥珀粉以化淤止血。

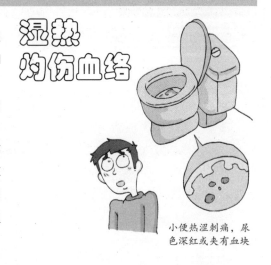

湿热
灼伤血络

小便热涩刺痛，尿
色深红或夹有血块

现代药理 生地有利尿作用，并能缩短凝血时间，增强免疫功能。小蓟能升高血小板数目，促进血小板聚集及增高凝血酶活性，抑制纤溶，从而加速止血，还有抗菌及利尿作用。白茅根、蒲黄能显著促进凝血，并有利尿作用。

食疗方法 通草6克、生地30克水煎取汁，用汁与小米50克煮粥，空腹食用。

❶ 气淋证

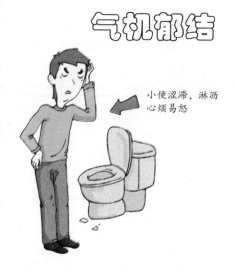

气机郁结

小便涩滞，淋沥
心烦易怒

常见症状 郁怒之后，小便涩滞，淋沥不宣。少腹胀满疼痛，心烦易怒。

致病原因 气机郁结，膀胱气化不利。

常用药物 沉香、青皮、乌药、香附——疏肝理气；石苇、滑石、冬葵子、车前子——利水通淋。若少腹胀满，及于两胁者，加川楝子、小茴香、广郁金以疏肝理气；兼有淤滞者，加红花、赤芍、益母草活血化淤行水。

现代药理 沉香有较强的抗菌及止痛作用。川楝子能兴奋肠道平滑肌，使其张力和收缩力增加，还有抑菌、抗炎作用。益母草能改善肾功能，益母草碱有明显利尿作用。

食疗方法 陈皮120克盐水浸润炒干，与乌药、炒枳壳、冬葵子各50克及适量茶叶共为粗末，过筛，分装，每袋9克，代茶饮，每次1袋；或玫瑰花15克、厚朴花30克、绿萼梅15克、金钱草30克共为粗末，混匀，每次15克，代茶饮；或茴香100克、芹菜100克、瘦猪肉30克、香油5克、盐5克、面粉250克包饺子，食用。

❶ 膏淋证

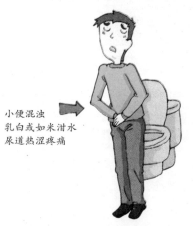

湿热阻滞络脉

小便混浊
乳白或如米泔水
尿道热涩疼痛

常见症状 小便混浊乳白或如米泔水，上有浮油，置之沉淀，或伴有絮状凝块物，或混有血液、血块。尿道热涩疼痛，尿时阻塞不畅，口干。

致病原因 湿热下注，阻滞络脉，脂汁外溢。

常用药物 石菖蒲、黄柏、车前子——清热利湿；萆薢、飞廉、水蜈蚣、向日葵芯——分清泌浊；莲子芯、连翘芯、丹皮、灯心草——健脾清心。若小腹胀，尿涩不畅，加乌药、青皮疏利肝气；伴有血尿加小蓟、藕节、白茅根凉血止血；病久湿热伤阴，加生地、麦冬、知母滋养肾阴。

现代药理 萆薢、石菖蒲、黄柏均有抗真菌的作用。

食疗方法 荠菜、鲜白茅根各100克，水煎取汁，代茶频饮，连服2～3周；或将绿豆30克先煮熟，加入向日葵穰10克，加盖文火煮至绿豆开花，加食盐调味，饮用，连服3～4周。

⚠ 劳淋证

常见症状 便不甚赤涩，溺痛不甚，但淋沥不已，时作时止，遇劳即发。腰膝酸软，神疲乏力，病程缠绵。

致病原因 湿热留恋，脾肾两虚，膀胱气化无权。

常用药物 党参、黄芪、淮山药、莲子肉——补气健脾；茯苓、薏苡仁、泽泻、扁豆衣——化湿利水；山茱萸、菟丝子、芡实、金樱子、煅牡蛎——益肾固摄。若肾阴虚，舌红苔少，加生地、熟地、龟板滋养肾

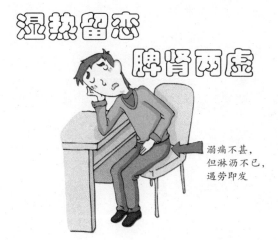

阴；低热者，加青蒿、鳖甲清虚热养肾阴；肾阳虚，加附子、肉桂、鹿角片、巴戟天等温补肾阳。

现代药理 党参能调节胃肠运动、抗溃疡、增强免疫功能。黄芪能促进机体代谢、抗疲劳、促进血清和肝脏蛋白质的更新；有明显利尿作用，能消除肾炎尿蛋白。

食疗方法 小米100克煮粥服，连用1～2个月；或核桃仁120克、粳米100克加水煮粥，加糖食用，每日1～2次；或将冬葵叶100克水煎取汁，加入切好的1个猪肾及50克粳米，煮粥，空腹食用；将枸杞子50克、茯苓100克共研为粗末，每次10克，加红茶适量，用开水泡饮。

≫ 预防调护

1. 多饮水，不憋尿，注意外阴清洁

淋证患者应多饮水，不憋尿，每2～3小时排尿1次，保持尿液对泌尿道的冲洗。特别是房事后即行排尿，并注意外阴清洁，多洗淋浴，防止秽浊之邪从下阴上犯膀胱。

2. 加强日常护理

淋证患者应禁房事，注意休息，保持心情舒畅。饮食宜清淡，忌肥腻辛辣、酒醇之品，避免纵欲过劳，妇女在月经期、妊娠期、产后更应注意外阴卫生，以免虚体受邪。积极治疗消渴，肺痨等肾虚疾患，也可减少淋证发生。尽量避免使用尿路器械，如导尿、膀胱镜、膀胱逆行造影，以防外邪带入膀胱。

阳　痿

阳痿是指阴茎不能勃起进行性交或阴茎虽能勃起但不能维持足够的硬度完成性交而言。中医又称为"阴痿"、"阴器不用"，亦称"宗筋弛纵"、"阳事不举"。病因病机可责之肾虚、肝郁、湿热和淤血等诸多方面。

中医辨证分型

常见的辨证分型为：肾虚证、肝郁证、湿热证、淤血证四种证型。

辨证论治

❗ 肾虚证

常见症状 阳物萎软，或举而不坚，头晕耳鸣，腰膝酸软，神疲乏力。

致病原因 精气虚冷，宗筋失养。

常用药物 巴戟天、肉桂、淫羊藿、韭菜子——壮命门之火；熟地黄、山茱萸、枸杞子、当归——从阴求阳。滑精频繁，精薄精冷，可加覆盆子、金樱子、益智仁补肾固精。

现代药理 巴戟天乙醇提取及水煎剂有明显的促肾上腺皮质激素样作用。淫羊藿能增强下丘脑—垂体—性腺轴及肾上腺皮质轴、胸腺轴等内分泌系

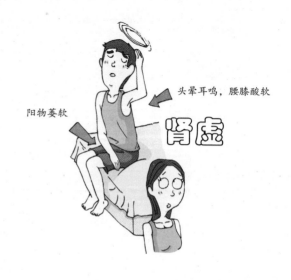

头晕耳鸣，腰膝酸软

阳物萎软

肾虚

统的分泌功能。肉桂有扩张血管、促进血液循环、使血管阻力下降等作用。枸杞子能提高血睾酮水平，起强壮作用。

食疗方法 猪腰1只洗净剖开，加杜仲30克熬汤，经常服用；或麻雀3只收拾干净，用花生油炸好，蘸炒好的盐末吃；或羊肉250克去脂膜切薄片，与山药250克切丁共煮烧羹，加大葱、生姜、虾米，待肉熟食用；或鲴鱼1条与天茧壳10只同煮汤，加调料服用；或狗肉250克煮烂，加适量八角茴香、小茴香、桂皮、陈皮、草果、生姜、盐、酱油同煮食用；或韭菜100克洗净切好，羊肝120克切片，铁锅炒熟服用；或肉苁蓉25克与羊肾1对共煲汤调味服用；或鹿茸3克浸于500克酒中，1周后服，每日1小盅。

❗ 肝郁证

常见症状 阳物痿软，或勃起不坚，或为时短暂，难以完房。平素或夜间勃起尚属满意。伴情志抑郁，胸闷不舒。

致病原因 肝郁气滞，血行不畅，宗筋所聚无能。

常用药物 柴胡、香附、郁金、川楝子——疏肝理气；当归、白芍、生地黄、枸杞——养血柔肝；白术、茯苓、甘草——健脾助运。若见口干口苦，急躁易怒，目

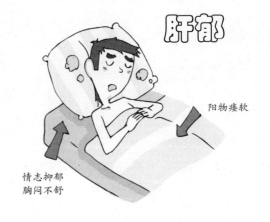

赤尿黄，此为气郁化火，可加丹皮、山栀、龙胆草以泻肝火；若气滞日久，兼有血淤之证，可加川芎、丹参、赤芍药以活血化淤。

现代药理 白术有强壮作用，能促进体重增加。甘草有类似肾上腺皮质激素样作用。川芎增加脑及肢体血液量，改善微循环，有抗维生素E缺乏作用。

食疗方法 香附20克、猪尾2个去毛洗净，加水同煮，沸后用文火炖至尾烂，弃香附，调味，连汤服食，连续2～3次。

❗ 湿热证

常见症状 多见于年青患者。阴茎萎软，阴囊潮湿，小便黄赤，口干苦。

致病原因 湿热下注肝经，宗筋经络失畅。

常用药物 龙胆草、丹皮、山栀、黄芩——清肝泻火；木通、车前子、泽泻、土

茯苓——清利湿热；柴胡、香附——疏肝理气；当归、生地黄、牛膝——凉血坚阴。阴部瘙痒，潮湿重者，可加地肤子、苦参、蛇床子以燥湿止痒。

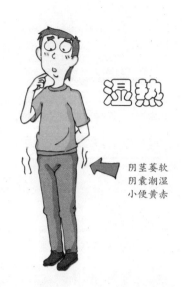

湿热

阴茎萎软
阴囊潮湿
小便黄赤

现代药理　龙胆有广谱抑菌及抗炎作用。黄芩也有广谱抗菌作用，其水提物对前列腺素生物合成有抑制作用。栀子可抑菌，其水浸液在体外对多种皮肤真菌有抑制作用。木通、车前子、泽泻均有利尿、抗菌作用。土茯苓有明显的利尿、镇痛、抑菌作用。

食疗方法　黄花菜鲜根30克煮沸后，加入生蚬500克，再煮20分钟左右，滤渣取汁上，加入调料既可，每日1~2次，连服10~15天。

ⓘ 淤血证

常见症状　阴茎不举或临房不坚，少腹或茎中痛，或牵掣睾丸胀痛。可有阴部外伤或手术史。

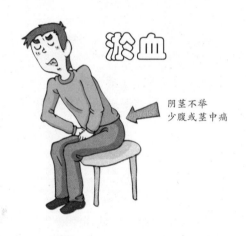

淤血

阴茎不举
少腹或茎中痛

致病原因　淤血阻滞，宗筋经络失养。

常用药物　水蛭、当归、牛膝、桃仁、红花——活血化淤；蛇床子、淫羊藿、续断——温肾壮阳；熟地——益肾阴，从阴求阳。

现代药理　水蛭、当归、牛膝、桃仁、红花均抗凝血、抑制血小板聚集，降低全血黏度。蛇床子能延长房事时间，其提取物有雄激素样作用，可增加前列腺、精囊、肛提肌重量。淫羊藿能增强下丘脑—垂体—性腺轴及肾上腺皮质轴、胸腺轴等内分泌系统的分泌功能，其提取液能影响"阳痿"DNA合成，并促进蛋白质的合成。续断有抗维生素E缺乏症的作用。

食疗方法　当归10克，山楂15克，小茴香10克与羊肾250克炖服。

>>> 预防调护

1．舒情怀，节房事

情绪低落，焦虑惊恐是阳痿的重要诱因。精神抑郁是阳痿患者难以治愈的主要因素。因此调畅情志，怡悦心情，防止精神紧张是预防及调护阳痿的重要环节。切忌恣情纵欲，房事过频，手淫过度，以防精气虚损，命门火衰导致阳痿。宜清心寡欲，弃除杂念，怡情养心。另外，为巩固疗效，阳痿好转时，应停止一段时间性生活，以免病情反复。

2. 调饮食

饮食有节，不应过食醇酒肥甘，避免湿热内生，壅塞经络，造成阳痿。

3. 积极治疗原发病

积极治疗易造成阳痿的原发病。如糖尿病、动脉硬化、甲状腺功能亢进、皮质醇增多症等。此外，某些药物可影响性功能而致阳痿，如大剂量镇静剂、降压药、抗胆碱类药物等。尽量避免长期服用。

4. 早期治疗

患阳痿不可忧虑惊慌，要及时诊治，切忌讳疾忌医，隐瞒疾情，贻误治疗时机。

遗 精

遗精是指未进行性生活或手淫的情况下发生精液频繁外泄的病症。可分为梦遗和滑精，即有梦而遗者为梦遗；无梦而遗，甚至清醒时精液自泄者，称为滑精。中医认为多由阴虚火旺、湿热下注、心肾不交、心脾两虚、肾气不固等原因所致。

≫ 中医辨证分型

常见的辨证分型为：阴虚火旺证、湿热下注证、心肾不交证、心脾两虚证、肾气不固证五种证型。

≫ 辨证论治

⚠ 阴虚火旺证

常见症状 遗精频作，失眠多梦，腰膝酸软，头晕耳鸣，口干而苦，小便黄赤。

致病原因 阴虚火旺，扰动精室。

常用药物 知母、黄柏、丹皮——清虚火；生地、熟地、白芍、龟甲——滋养肾阴；枸杞子、制首乌——补肾益精；五味子、煅牡蛎——固涩阴精。

现代药理 熟地能促进肾上腺皮质激素的合成。何首乌能使胸腺不致萎缩，甚至保持年轻的水平。枸杞子能抗衰老，有强壮作用。龟甲能改善"阴虚"证病理机能状态，使之恢复正常，有补血、镇静作用。

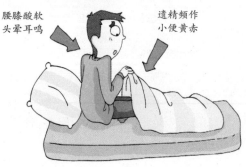

食疗方法 莲子50克煮熟，加入炒熟白果（去壳）共煮粥，加白糖调味食用；或百合30克、芡实50克加水煮熟，加糖调味服用；或芡实110克放入老鸭腹内，置沙锅内文火煮2小时，加食盐少许服食。

! 湿热下注证

常见症状 遗精时作，小便黄赤。烦燥易怒，口苦而腻。

致病原因 湿热蕴滞，下扰精室，开合失职。

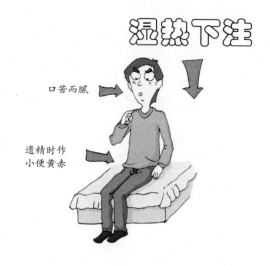

常用药物 萆薢、黄柏、茯苓、车前子——清热利湿；莲子心、石菖蒲、丹参——清心安神；白术、薏苡仁——健脾化湿。若湿热下注肝经，症见阴囊湿痒，小溲短赤，口苦胁痛，可用龙胆泻肝汤以清热利湿；若兼见胸腹脘闷，口苦或淡，渴不欲饮，头晕肢困，可用苍术二陈汤加黄柏、升麻、柴胡以升清化湿。

现代药理 萆薢有抗真菌作用。车前子有利尿和抑菌作用。黄柏有抗病原微生物作用。茯苓有利尿和增强免疫的功能。石菖蒲有镇静作用，对常见致病性皮肤真菌有抑制作用。白术有强壮作用，能促进体重增加。

食疗方法 车前子12克（布包）水煎，取汁煮薏米50克做粥，温后饮服，连服10～15天；或炒水芹菜，或拌马兰头、或炒枸杞嫩苗，均可作佐餐食品。

⚠ 心肾不交证

常见症状 梦遗频作，头晕耳鸣，记忆力减退，神疲乏力，腰膝酸软。

致病原因 肾虚心火上亢，虚火迫精妄泄。

常用药物 黄连、莲子心——清心火；肉桂——温肾水；生地、白芍、天冬、百合——养阴清心安神；酸枣仁——养心安神；远志——交通心肾，宁心安神。

现代药理 黄连对大脑皮质的兴奋过程有抑制作用。肉桂有镇静、镇痛、抗惊厥作用。百合水提液有强壮、镇静作用。酸枣仁、远志均有镇静催眠作用。

食疗方法 百合15克、莲子心15克、柏子仁10克与切成小块的羊脬160克一起加水煲汤，食盐调味，饮汤吃羊脬。

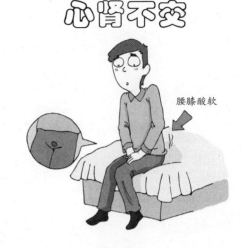

心肾不交

腰膝酸软

⚠ 心脾两虚证

常见症状 遗精滑泄，日久难禁，失眠健忘，心悸不宁，面色萎黄，神疲乏力，食少便溏。

致病原因 心脾两虚，气虚神浮，气不摄精。

常用药物 人参、黄芪、山药——益气生精；茯神、远志、朱砂——清心调神；木香、桔梗、升麻——理气升清。

现代药理 人参有抗疲劳、促进蛋白质合成，增强机体免疫功能，增强性腺机能，有促性腺激素样作用。黄芪能促进机体代谢、抗疲劳，增强机体免疫功能。朱砂能降低大脑中枢神经的兴奋性，有镇静催眠作用。

食疗方法 羊肉180克洗净切片，与30克肉苁蓉一起加大米适量煮粥，以盐、味精调味服用。

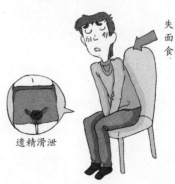

心脾两虚

失眠健忘
面色萎黄
食少

遗精滑泄

❗肾气不固证

常见症状 多为无梦而遗，甚则滑泄不禁，精液清稀而冷。形寒肢冷，面色白，腰膝酸软，夜尿清长。

致病原因 肾元虚衰，封藏失职，精关不固。

常用药物 沙苑子、杜仲、菟丝子、山药——补肾益精；莲须、龙骨、牡蛎——涩精止遗；金樱子、芡实、莲子、山茱萸——补肾涩精。

现代药理 沙苑子有抗疲劳作用。菟丝子水煎剂能明显增强房事次数。芡实具有滋润、滋养及收敛作用。

食疗方法 鲫鱼250克（去内脏）与金樱子30克加清水适量煲汤，油、盐调味，食鱼饮汤。

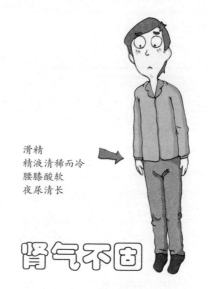

滑精
精液清稀而冷
腰膝酸软
夜尿清长

肾气不固

≫ 预防调护

1．加强性教育，消除对异性的杂念

在青少年中要加强性教育，消除对异性的杂念，免犯手淫，以预防本病的发生。同时注意正面引导，不接触黄色书刊、影象，积极参加文体活动，加强锻炼，并适当参加体力劳动。

2．注意生活调摄

注意生活起居，节制性欲，戒除手淫，夜晚进食不宜过饱，睡前用温水洗脚，被褥不宜过厚，过暖，衬裤不宜过紧，养成侧卧习惯。

3．节制饮食

少食醇酒厚味，及辛辣刺激性食品。

风湿性关节炎与类风湿性关节炎

　　急性风湿性关节炎初次发作常为风湿热的主要症状之一，且多伴发心脏炎，每易反复发作成为慢性。属于中医学"痹证"、"历节风"的范围。如见心脏炎的，则又与"心悸"有关。致病原因为正气不强，外感风、寒、湿、热（或由风寒郁而化热），邪犯经脉、关节，阻碍气血的运行，不通则痛；若邪传于心，或外邪久留，耗伤气血，不能养心，又可引起心悸之证；病延日久，往往痰淤互结，肝肾气血并伤，虚实错杂。此外，由于类风湿性关节炎的症状表现与风湿性关节炎有类似之处，亦属中医痹证，所以在治疗上可予参照应用。

》》 中医辨证分型

　　常见的辨证分型为：风寒湿痹证、风湿热痹证、痰淤痹阻证、肝肾两虚证四种证型。

》》 辨证论治

⊙ 风寒湿痹证

　　常见症状 关节或肌肉酸痛，阴雨加重，反复发作，时轻时重。如疼痛呈游走性，涉及多个关节的，为风胜（行痹）；疼痛剧烈，痛有定处，活动受限制，局部怕冷，得热为舒的，为寒胜（痛痹）；痛处重着不移，关节局部漫肿，皮色不红的，为湿胜（着痹）。本证多见于风湿性关节炎慢性活动期或相对稳定阶段。

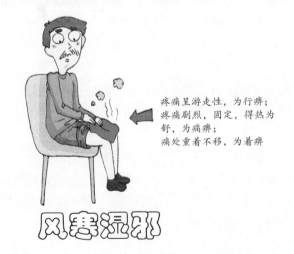

疼痛呈游走性，为行痹；
疼痛剧烈，固定，得热为舒，为痛痹；
痛处重着不移，为着痹

风寒湿邪

　　致病原因 风、寒、湿之邪留滞经脉，闭阻气血。

　　常用药物 羌活、独活、防风、制川乌、秦艽、威灵仙、桑枝——祛风湿，通经络，止痹痛；桂枝、川芎——温经、活血、祛风、止痛。风胜加海风藤、豨莶草、全蝎；寒胜加制草乌、细辛、麻黄；湿胜加苍术、薏苡仁、五加皮。

> 现代药理　羌活、独活、防风、制川乌、秦艽、威灵仙、桑枝均有抗炎、镇静、镇痛作用。

> 食疗方法　薏米30克、防风10克共煎，取药汁200毫升，1次服，日1剂，连用1周，停3日后可再用；或樱桃500克、五加皮50克，洗净凉干，泡于60°白酒500毫升中，瓶满后密封，每日摇1次，1周后可用；或将羊肉1000克煮熟，捞出，切成25厘米见方的肉块，制附片30克洗净，与羊肉同放入碗中，加料酒、猪油、葱、姜、肉清汤，蒸3小时，吃时撒上葱、味精、胡椒粉；或将木瓜10克、生薏仁30克洗净，倒入锅内，加水大碗，先浸泡，再用小火炖至薏仁酥烂，加白糖匙，稍炖即可，每日食用，不拘量。

❗ 风湿热痹证

> 常见症状　病势较急，关节局部红肿热痛，触之疼痛加重，日轻夜重，屈伸不利，甚则不能活动，伴有发热，汗多畏风，口渴，烦躁。本证多见于风湿病急性活动期。

> 致病原因　风湿热邪壅滞经脉，气血闭阻不通。

> 常用药物　生石膏、知母、黄柏、连翘——清热养阴；桂枝——疏风解肌通络；防己、杏仁、薏苡仁、滑石、赤小豆、蚕砂——清利湿热，通络宣痹。若皮肤有红斑者或关节红肿明显，加丹皮、赤芍、生地、紫草以清热凉血，活血化淤；如湿热伤阴，低热持续不退，去桂枝、石膏、蚕砂，加秦艽、银柴胡、鳖甲、生地黄以退虚热。

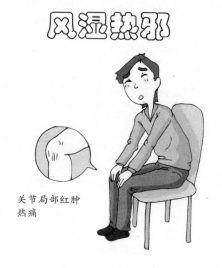

风湿热邪

关节局部红肿热痛

> 现代药理　连翘有广谱抗菌及抗炎、解热作用。防己有镇痛作用及抗炎功能。生地黄能促进机体淋巴母细胞的转化、增加T淋巴细胞数量的作用，并能增强网状内皮细胞的吞噬功能，特别对免疫功能低下者作用更明显。丹皮、赤芍、紫草、秦艽、银柴胡均有解热、镇痛作用。

> 食疗方法　将薄荷15克、豆豉50克洗净，加水1500毫升煎约10分钟，取汁，薏苡仁150克、丝瓜100克（切好）洗净入锅，倒入药汁煮至薏仁酥烂，空腹服；或鸡肉250克、桑枝60克、绿豆30克清炖至肉烂，以盐、姜调味，饮汤食肉；或用洗净切好的穿山龙6克与3个鸡蛋共炒熟，调味，1次食完。

❶ 痰淤痹阻证

常见症状 病程较长，反复发作，局部
关节疼痛，遇冷加重，活动不利或畸形，强直
肿大。本证多见于风湿性关节炎慢性活动期和
类风湿为晚期。

致病原因 痰淤互结，留滞肌肤，闭阻
经脉。

常用药物 桃仁、红花、当归、川芎、
白芍——活血化淤，通络止痛；茯苓、半夏、
陈皮、白芥子、竹沥、姜汁——健脾化痰。痰
浊滞留，皮下有结节者，加胆南星、天竺黄；
痰淤不散，疼痛不已者，加穿山甲、白花蛇、
全蝎、蜈蚣、地龙搜剔络道；有痰淤化热之象
者，加黄柏、丹皮。

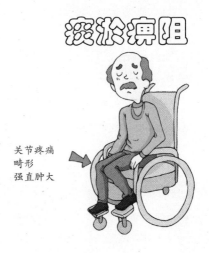

关节疼痛
畸形
强直肿大

现代药理 桃仁能增加股动脉的血液量，降低血管阻力，改善血液动力学。还可
使出血及凝血时间明显延长，煎剂对体外血栓有抑制作用及镇痛、抗炎、抗菌、抗过敏
作用。红花、川芎均能扩张周围血管，抑制血小板聚集，增强纤维蛋白溶解，降低全血
黏度。红花还有镇痛、抗炎及免疫抑制作用。当归可明显抗血栓形成。白芍、胆南星、
天竺黄的镇痛及抗炎作用明显。穿山甲能降低血液黏度，并有抗炎作用。全蝎、蜈蚣均
能抑制血栓形成和有抗凝作用，有较强的镇痛和抗炎作用。

食疗方法 生薏仁100克加水适量，煮成稠米粥，糯米500克煮成干米饭，将二者
伴匀，放冷加酒曲适量，发酵成酒酿，每日佐餐用；或将乌梢蛇1500克、大白花蛇200
克、蝮蛇100克去头，用酒洗润，切成短节干燥。生地500克洗净切碎。冰糖5000克置锅
中，加水加热溶化，待糖汁成黄色时，趁热用一层纱布过滤去渣待用。将白酒100公斤
装入坛，三蛇、生地直接倒入酒中，密闭，每天搅拌1次，10～15天后开坛过滤，加入冰
糖，拌匀，再滤1次即可。

❶ 肝肾两虚证

常见症状 痹证日久不愈，肌肉瘦削，腰膝酸软。关节屈伸不利，或畏寒肢冷，
阳痿、遗精，或骨蒸劳热，心烦口干。

致病原因 肝肾亏虚，阴阳两虚，筋骨失养。

常用药物 熟地黄、肉苁蓉、五味子——滋阴补肾，养血暖肝；鹿茸、菟丝子、

牛膝、杜仲——补肝肾、壮筋骨；桑寄生、天麻、木瓜——祛风湿、舒筋通络止痛。肾气虚，腰膝酸软乏力较著，加鹿角霜、续断、狗脊；阳虚畏寒肢冷，关节疼痛拘急，加附子、干姜、巴戟天；肝肾阴亏，腰膝疼痛，低热心烦，或午后潮热，加龟版、女贞子。

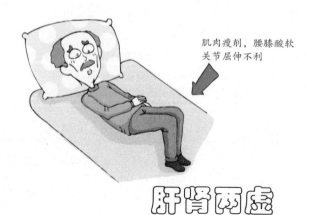

肌肉瘦削，腰膝酸软关节屈伸不利

肝肾两虚

现代药理　肉苁蓉对阳虚和阴虚动物的肝脾核酸含量下降和升高有调整作用。续断能促进组织再生。牛膝、天麻有抗炎、镇痛作用，能提高机体免疫功能。龟甲能改善"阴虚"证病理机能状态，使之恢复正常，能增强免疫功能，有解热、补血、镇静作用。

食疗方法　杜仲15克水煎取汁备用，黄鳝（250克）用开水略烫，去外皮黏物，切段。将100克猪肉剁成末炒好，加水及杜仲汁，放入鳝鱼、葱、姜、料酒，煮至鱼酥，调味，配餐用；或将烤好的羊肉串250克，撒上甘草、桂心、杜仲、人参（各15克）的细末及精盐，即可食；或将蛇肉1000克（去头、尾）切好，将黄芪60克、续断10克洗净，冷水浸泡1小时，将蛇肉炒好，与黄芪、续断水及药同炖1小时，调味，即可食。

≫ 预防调护

1. 本病发生多与气候和生活环境有关，平素应注意防风、防寒、防潮，避居暑湿之地。特别是居住寒冷地区或气候骤变季节，应注意保暖，免受风寒湿邪侵袭。劳作运动汗出时，切勿当风贪凉，洗冷水浴，内衣汗湿应及时更换，垫褥、被子应勤洗勤晒，居住和作业地方保持清洁和干燥。

2. 平时应注意生活调摄，加强体育锻炼，增强体质，有助于提高机体对病邪的抵御能力。

3. 痹证初发，应积极治疗，防止病邪传变。病邪入脏，病情较重者应卧床休息。行走不便者，应防止跌仆，以免发生骨折。长期卧床者，既要保持病人肢体的功能位，有利于关节功能恢复，还要经常变换体位，防止褥疮发生。

4. 久病患者，往往情绪低落，容易产生焦虑心理和消化机能低下，因此保持病人乐观心境和摄入富于营养、易于消化的饮食，有利于疾病的康复。

糖尿病

　　原发性糖尿病是一种常见的有遗传倾向的绝对或相对性胰岛素分泌不足所引起的代谢紊乱病；继发性糖尿病即症状性糖尿病，较少见。其特征为多饮、多食、多尿、血糖过高和出现尿糖。根据临床表现，属于中医"消渴"范畴，由于嗜好酒食甘肥，情志刺激，或素体阴虚，从而形成阴虚和燥热的病理变化，两者互为因果，消灼肺胃津液及肾的阴精。如病延日久，气阴两伤或阴伤及阳，往往导致肾阳亦虚。中医通常把以肺燥为主，多饮症状较突出者，称为上消；以胃热为主，多食症状较为突出者，称为中消；以肾虚为主，多尿症状较为突出者，称为下消。

》》中医辨证分型

　　常见的辨证分型为：肺热津伤证、胃热炽盛证、中气亏虚证、肾阴亏虚证、阴阳两虚证五种证型。

》》辨证论治

❗肺热津伤证

　　常见症状 烦渴多饮，口干舌燥，尿频量多。

　　致病原因 肺脏燥热，肺失治节。

　　常用药物 天花粉、葛根、麦冬、生地、藕汁——生津清热，养阴增液；黄连、黄芩、知母——清热降火。

　　现代药理 天花粉水提物的非渗透部位能降低血糖活性。葛根有轻微降血糖作用。正常口服麦冬的水、醇提取物则有降血糖作用。知母也有降血糖作用。

　　食疗方法 将枇杷根100克洗净，切段水煎代茶饮；或玉竹20克洗净切片，水煮去渣，与粳米同煮粥，将熟入白糖，每日1次，连服5～6周；或菠菜根100克、银耳10克发泡，共煎汤服食，每日1～2次，连用4周；或

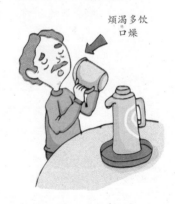

肺热津伤

烦渴多饮
口燥

老雄鸭1只，与沙参50克、玉竹50克、葱、姜及适量水焖煮至鸭肉熟烂，放调料即可，分次服，连用3～4周。

⚠ 胃热炽盛证

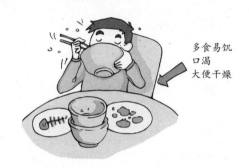

常见症状 多食易饥，口渴，尿多，形体消瘦，大便干燥。

致病原因 胃火内炽，胃热消谷，伤耗津液。

常用药物 生石膏、知母、黄连、栀子——清胃泻火；玄参、生地黄、麦冬——滋肺胃之阴；川牛膝——活血化淤，引热下行。

现代药理 栀子提取物有利胰及降胰酶作用。牛膝有降脂作用，并能明显降低血糖。

食疗方法 水煎石膏40克取汁，用汁与粳米100克煮粥，服用；或粳米100克煮粥，文火煮至30分钟加葛根粉30克同煮，早晚食用，连用3～4周。

⚠ 中气亏虚证

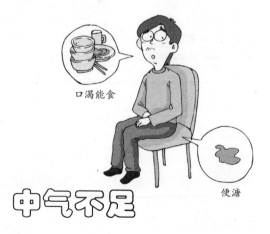

常见症状 口渴引饮，能食与便溏并见，或饮食减少，精神不振，四肢乏力。

致病原因 中气不足，脾失健运。

常用药物 黄芪、党参、白术、茯苓、淮山药、甘草——益气健脾；木香、藿香——醒脾、行气、散津；葛根——升清阳、生津；天冬、麦冬——养阴生津。

现代药理 黄芪能促进机体代谢、抗疲劳、促进血清和肝脏蛋白质的更新；能升高低血糖，降低高血糖，能增强和调节机体免疫功能，可提高机体的抗病力。党参能调节胃肠运动、增强免疫功能。白术能强壮作用，能促进小肠蛋白质的合成，降血糖。山药有助消化作用，并能降血糖。木香、霍香能促进消化液分泌，增强消化功能。

食疗方法 将面粉250克、山药粉100克、豆粉10克、鸡蛋1个、盐用水合好，切成面条煮食，每日1～2次，连用3～4周；或将知母15克、人参10克文火煮汤，用汤代茶饮，连用2～3周。

❗ 肾阴亏虚证

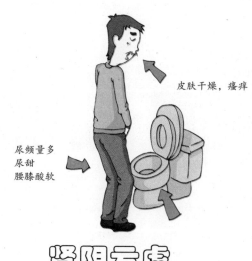

皮肤干燥，瘙痒

尿频量多
尿甜
腰膝酸软

肾阴亏虚

常见症状 尿频量多，混浊如脂膏，或尿甜，腰膝酸软，乏力，头晕耳鸣，口干唇燥，皮肤干燥，瘙痒。

致病原因 肾阴亏虚，肾失固摄。

常用药物 熟地黄、山萸肉、枸杞子、五味子——固肾益精；淮山药——滋补脾阴、固摄精微；茯苓——健脾渗湿；泽泻、丹皮——清泄火热。若阴虚火旺而烦躁，五心烦热，盗汗，失眠者，可加知母、黄柏滋阴泻火；若尿量多而混浊者，加益智仁、桑螵蛸等益肾缩泉；若气阴两虚而伴困倦，气短乏力，舌质淡红者，可加党参、黄芪、黄精补益正气。

现代药理 地黄具有对抗地塞米松对垂体—肾腺皮质系统的抑制作用，并能促进肾腺皮质激素的合成。枸杞子有降血脂、降血糖作用。山茱萸醇提取物对四氧嘧啶、肾上腺素性及链脲佐菌素所形成的糖尿病，有明显降血糖作用。茯苓、泽泻、黄柏、桑螵蛸能降血糖。

食疗方法 将泡好、洗净的黑、白木耳各20克加清水，上笼蒸1小时，食木耳饮汤，每日1次，间断服用；或将枸杞子10克加入打好的2个鸡蛋内，蒸羹，每日1次，连用10～15天；或将芡实200克放入处理干净的老鸭腹内，放沙锅内，入调料，小火煮2小时至鸭肉酥烂食用，连用3～4周；或鸽肉250克，切成2厘米小块，加黄酒、酱油、味精腌渍，蛋清、山药粉50克、生粉50克加水调成糊状，锅内油烧至六成热离火，将腌好的鸽肉上蛋糊，入锅炸熟，装盘撒上花椒盐，食用，连用3～4周。

⚠ 阴阳两虚证

常见症状 小便频数，混浊如膏，甚至饮一溲一。面容憔悴，耳轮干枯，腰膝酸软，四肢欠温，畏寒肢冷，阳痿或月经不调。

致病原因 阴损及阳，肾阳衰微，肾失固摄。

常用药物 熟地黄、山萸肉、枸杞子、五味子——固肾益精；淮山药——滋补脾阴、固摄精微；茯苓——健脾渗湿；附子、肉桂——温肾助阳。

现代药理 肉桂有兴奋交感神经，扩张血管，促进血循环，还促进唾液及胃液分泌。

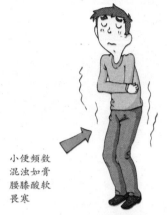

小便频数
混浊如膏
腰膝酸软
畏寒

阴阳两虚

食疗方法 将牛奶1000毫升、炸核桃肉40克、生核桃肉20克、粳米50克搅拌匀，用石磨磨成细茸，放入锅内沸水中，边倒边搅，稍沸即成，连服3～4周；或海参30克泡好，切成小块，粳米100克洗净，加海参、葱、姜、盐煮粥，适量服用，连服3～4周；或韭菜250克，洗净，切段，蛤蜊肉300克，切片，二者放入锅内同煮，并加入姜、黄酒、盐，文火煮至肉熟，加味精即成，分2次服，每日2次，连服3～4周；或将鸡脯肉250克切丁，用蛋清和湿淀粉浆好，香菇5克、玉兰片15克、火腿10克切成菱形小块，将鸡丁用热油滑至七成熟去油，放入香菇、玉兰片、火腿及料酒、盐、味精，用湿淀粉勾芡，淋上鸡油，再放入炸核桃仁100克稍翻炒即成，适量服用，连用7～10天。

⋙ 预防调护

1．本病除药物治疗外，注意生活调摄具有十分重要的意义。尤其是节制饮食，具有基础治疗的重要作用。在保证机体合理需要的情况下，应限制粮食、油脂的摄入，忌食糖类，饮食宜以适量米、麦、杂粮，配以蔬菜、豆类、瘦肉、鸡蛋等，定时定量进餐。戒烟酒、浓茶及咖啡等

2．提倡病人进行适当锻炼，有助于消渴的治疗。

3．加强日常护理。注意卫生，尤防坏疽的发生。

4．注意精神饮食调养，保持情志平和，制订并实施有规律的生活起居制度。

高脂血症

　　当血浆脂质浓度超过正常高限时称高脂血症。高脂血症可表现为高胆固醇血症、高甘油三脂血症或两者兼有。高脂血症表现出以头晕、胸闷、心悸、食欲差、神疲乏力、失眠健忘、肢体麻木等。

　　本病分为原发性和继发性两种类型。原发性由于脂质和脂蛋白代谢先天缺陷（遗传缺陷）导致；继发性者主要继发于糖尿病、饮酒、甲状腺功能减退症、痛风、肝病、肾病综合征、肾透析、肾移植、胆道阻塞、口服避孕药等。

≫ 中医辨证分型

　　常见的辨证分型为：痰浊中阻证、胃热滞脾证、肝肾亏虚证、肝郁脾虚证、气滞血淤证。

≫ 辨证论治

❶ 痰浊中阻证

常见症状　形体肥胖，腹胀，食欲差，乏力，恶心。

致病原因　脾虚不能运化水湿，聚而成痰，则肥胖；痰浊阻胸，则心悸，胸闷；不能运化水谷，则食欲差，乏力。

常用药物　半夏、茯苓、桔红——健脾燥湿化痰；胆南星——清化热痰；生姜——温化痰涎；枳实——破气，化痰。若头晕重，加天麻、白术。

现代药理　桔红有降低血清胆固醇作用。

食疗方法　健脾饮　陈皮10克，荷叶15克，炒山楂3克，生麦芽15克。陈皮、荷叶切丝，和山楂、麦芽一起，加水500克煎煮30分钟，去渣留汁，加白糖代茶饮。

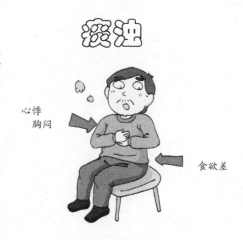

痰浊

心悸
胸闷

食欲差

❗ 胃热滞脾证

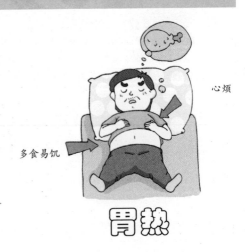

心烦

多食易饥

胃热

常见症状 多食，易饥饿，形体肥胖，腹胀，面色红润，口干口苦，心烦头晕，胃痛，饮食后减轻。

致病原因 胃热受纳力强，故多食易饥；热扰心神，则心烦；热邪上蒸，则面色红润，口干口苦。

常用药物 半夏、茯苓、桔红——健脾燥湿化痰；大黄——泄胃中积热；枳实、厚朴——行肠胃积滞；山楂、神曲、莱菔子——消食。若大便秘结，小便黄，加黄芩、黄连。

现代药理 山楂有降血脂，抗动脉粥样硬化，其降低血清胆固醇含量及甘油三脂，可能是通过提高血清中高密度脂蛋白及其亚组分浓度，增加胆固醇的排泄而实现的。大黄有降低血清胆固醇作用。

食疗方法 降脂减肥茶 干荷叶60克，生山楂、生苡米各10克，花生叶15克，陈皮5克，茶叶60克。研成细末，沸水冲泡代茶饮。

❗ 肝肾亏虚证

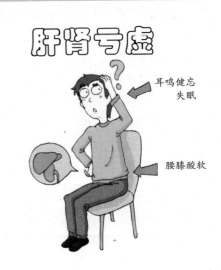

肝肾亏虚

耳鸣健忘失眠

腰膝酸软

常见症状 头晕目眩，耳鸣健忘，失眠多梦，咽干，腰膝酸软，胁痛，手脚心热。

致病原因 肝肾阴虚，不能上充于脑，则头晕目眩，耳鸣，健忘失眠；腰为肾之府，肾虚则腰膝酸软，阴虚生内热，则手脚心热。

常用药物 熟地、山药、山茱萸——补肝肾之阴；泽泻、茯苓、丹皮——泄浊以利于补肝肾。若眩晕重者，加桑寄生、代赭石。

现代药理 丹皮有抗动脉粥样硬化作用。

食疗方法 山楂菊花茶 山楂、菊花各10克，决明子15克。三味一起稍煎，以汁代茶饮。每日1剂，连服3个月。

❗ 肝郁脾虚证

常见症状 精神抑郁或急躁易怒，健忘失眠，口干，食欲差，四肢无力，腹胀，便溏。

致病原因 肝气郁滞则精神抑郁；郁而化火则急躁易怒；脾虚气血生化之源不足，不能上充于脑，则健忘失眠。

常用药物 柴胡、薄荷——疏肝理气；白芍、当归——养血敛阴，柔肝止痛；白术、茯苓——补气健脾。若腹胀便溏，加陈皮、莱菔子。

现代药理 柴胡皂苷有降低血浆胆固醇作用。

食疗方法 玉米粉粥 粳米100克，玉米粉适量。将粳米洗净加水500克煮至米开花后，调入适量玉米粉糊，使粥成稀糊状，稍煮片刻即可。

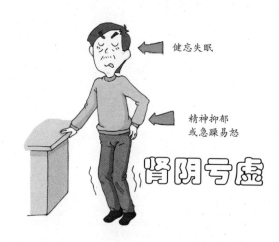

健忘失眠

精神抑郁或急躁易怒

肾阴亏虚

❗ 气滞血淤证

常见症状 胸胁胀闷，走窜痛，性情急躁，甚至胁下有肿块，胁下刺痛。

致病原因 肝气郁滞则胸胁胀闷，走窜痛；郁而化火则性情急躁；气滞则血淤，故胁下有肿块，刺痛。

常用药物 柴胡——疏肝理气；桔梗、枳壳——一升一降，调畅胸中气机；桃仁、红花、川芎——活血化淤；生地、芍药、当归——养血活血；牛膝——引血下行。故胁下有肿块，加鳖甲。

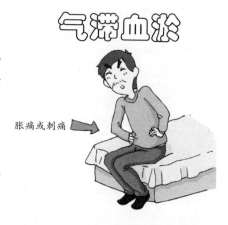

气滞血淤

胀痛或刺痛

现代药理 牛膝中蜕皮甾酮有降脂作用。川芎嗪能扩张冠状动脉，增加冠状动脉血流量，改善心肌的血氧供应，并能降低心肌的耗氧量，还能扩张脑血管，降低血管阻力，显著增加脑及肢体血流量，改善为循环，预防血栓形成。

食疗方法 山楂合欢粥 生山楂15克，合欢花30克，粳米60克。将山楂、合欢花一同煎煮，留汁去渣，放入粳米煮粥，粥熟加糖。每日早晚各1次，温热服食。

≫ 预防调护

1．提倡科学膳食。饮食宜清淡，谷物、干果、豆制品、水产、鱼类可以服用；食用油脂。首选植物油，少用或不用动物油，忌食肥肉和动物内脏。

2．进行规律的体育锻炼。

3．防止肥胖，戒烟、酒。

4．积极治疗糖尿病、甲状腺功能减退症等相关疾病。

单纯性甲状腺肿及甲状腺功能亢进症

单纯甲状腺肿属于中医学"瘿病"的范畴，称为"气瘿"。发病原因为郁怒忧思，肝失条达，痰气互结于颈部，或因居住山区，长期饮用水缺碘所致。如肝郁化火伤阴，可出现阴虚阳亢证，多相当于西医学甲状腺功能亢进症。

≫ 中医辨证分型

常见的辨证分型为：痰气郁结证、痰结血淤证、肝火旺盛证、心肝阴虚证四种证型。

≫ 辨证论治

❗ 痰气郁结证

常见症状 颈项一侧或两侧甲状腺日渐肿大，随情绪好坏而增减，按之松软不痛，或可触到结节，一般无全身症状，或见胸闷，干咳声哑，吞咽不利。

致病原因 气机郁滞，痰浊壅阻。

常用药物 昆布、海藻、海螵蛸、海蛤壳、浙贝母——化痰软坚，

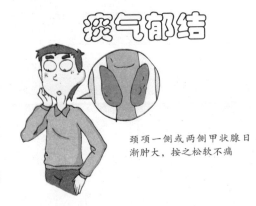

痰气郁结

颈项一侧或两侧甲状腺日渐肿大，按之松软不痛

消瘿散结；郁金、青木香、青皮、陈皮——疏肝理气。若肝气不舒明显而见胸闷、胁痛者，加柴胡、枳壳、香附、元胡、川楝子；咽部不适，声音嘶哑者，加桔梗、牛蒡子、木蝴蝶、射干利咽消肿。

现代药理 昆布、海藻因含碘化物，对缺碘引起的地方性甲状腺肿大有治疗作用，并对甲状腺功能亢进，基础代谢率增高有暂时抑制作用。海蛤壳与昆布、海藻的组方能抑制肉芽组织增生。

食疗方法 将海带丝200克、粉丝100克煮熟，与200克白萝卜丝一起加佐料拌匀食用；或海蜇皮100克切丝，鲜桔皮50克切丝，佐料拌匀既可；或白萝卜250克切片，鲜桔皮1个切丝，同煮20分钟，加紫菜调味。

❗ 痰结血淤证

常见症状 颈前喉结两旁结块肿大，按之较硬或有结节，肿块经久未消。胸闷，纳差。

致病原因 痰气交阻，血脉淤滞。

常用药物 海藻、昆布——化痰软坚，消瘿散结；青皮、陈皮、半夏、胆南星、浙贝母、连翘、甘草——理气化痰散结；当归、赤芍、川芎、丹参——养血活血。胸闷不舒加郁金、香附、枳壳理气开郁；郁久化火而见烦热、舌红、苔黄、脉数者，加夏枯草、丹皮、玄参、栀子；纳

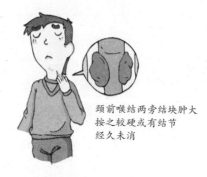

颈前喉结两旁结块肿大
按之较硬或有结节
经久未消

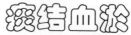

差、便溏者，加白术、茯苓、怀山药健脾益气；结块较硬或有结节者，可酌加黄药子、三棱、莪术、露蜂房、僵蚕、穿山甲等，以增强活血软坚，消瘿散结的作用。

现代药理 半夏具有较广泛的抗肿瘤作用。南星对各种实体瘤有抑制作用。赤芍水煎剂能延长体外血栓形成时间，还可镇静、抗炎、止痛。川芎能降低血小板表面活性，抑制血小板凝集，预防血栓的形成。丹参能改善血液流变性，降低血液黏度，激活纤溶，对抗血栓形成。

食疗方法 淡菜100克泡发，煮熟，再加红花共煮20分钟，调味食用；或红花10克、陈皮50克、紫菜10克共煮15分钟，调味食用。

⚠ 肝火旺盛证

常见症状 颈前喉结两旁轻度或中度肿大，一般柔软、光滑。烦热，容易出汗，性情急躁易怒，眼球突出，手指颤抖，面部烘热，口苦。

致病原因 气郁化火，肝火旺盛。

常用药物 柴胡——疏肝解郁；栀子、丹皮——清泄肝火；当归——养血活血；白芍——柔肝；牛蒡子——散热利咽消肿；生牡蛎、浙贝母——化痰软坚散结；玄参——滋阴降火。肝火旺盛，烦躁易怒，脉弦数者，可加龙胆草、黄芩、青黛、夏枯草；手指颤抖者，加石决明、钩藤、白蒺藜、天麻平肝熄风；兼见胃热内盛而见多食易饥者，加生石膏、知母。

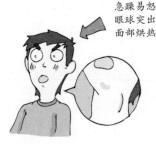

急躁易怒 眼球突出 面部烘热

颈前喉结两旁肿大 柔软光滑

肝火旺盛

现代药理 柴胡能镇静、镇痛、解热、抗肿瘤、增强免疫功能。白芍提取物对蛋清性急性炎症水肿有明显抑制作用，对棉球肉芽肿有抑制增生作用。牛蒡子能解热、利尿、抗肿瘤。

食疗方法 荸荠200克、鲜芦笋100克、川芎30克加水同煮20分钟，取汤频饮，1日饮完。

⚠ 心肝阴虚证

常见症状 颈前喉结两旁结块或大或小、质软，病起较缓，心悸不宁，心烦少寐，易出汗，手指颤动，倦怠乏力。

致病原因 气火内结，心肝之阴耗伤。

常用药物 生地、沙参、玄参、麦冬、天冬——养阴清热；人参、茯苓——益气宁心；当归、枸杞子——养肝补血；丹参、酸枣仁、柏子仁、五味子、远志——养心安神；川楝子——疏

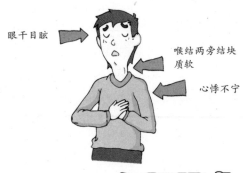

眼干目眩

喉结两旁结块 质软

心悸不宁

心肝阴虚

肝理气。虚风内动，手指及舌体颤抖者，加钩藤、白蒺藜、鳖甲、白芍；脾胃运化失调致大便稀溏、便次增加者，加白术、薏仁、怀山药、麦芽；肾阴亏虚而见耳鸣、腰酸膝软者，酌加龟版、桑寄生、牛膝、女贞子；病久正气伤耗、精血不足而见消瘦乏力，妇女月经量少或经闭，男子阳萎者，可酌加黄芪、太子参、山茱萸、熟地、枸杞子、制首乌等。

现代药理 人参能增强机体免疫功能，抗炎、抗肿瘤。枸杞子具有免疫调节作用，能抗突变、抗肿瘤。酸枣仁能镇静催眠及抗心律失常，还有抗肿瘤及增强免疫功能。五味子有与人参相似的适应原样作用，能增强机体对非特异性刺激的防御能力。远志有镇静、催眠及抗惊厥作用，其煎剂具有抗衰老、抗突变抗癌等作用。

食疗方法 荸荠250克、瘦猪肉100克切丁，陈皮100克切成小块，将猪肉用调料腌1小时，油烧熟爆炒至肉变色，加陈皮、荸荠共炒2分钟起锅，调味食用。

≫ 预防调护

1. 因水土失宜所致者，应注意饮食调摄，在容易发生瘿病的地区，可经常食用海带，使用加碘食盐（食盐中加入万分之一的碘化钠或碘化钾）。

2. 患者应保持精神愉快，防止情志内伤。

3. 在病程中，要密切观察瘿肿的形态、大小、质地软硬及活动度等方面的变化。如瘿肿经治不消，增大变硬，应高度重视，防止恶变；阴虚火旺症状较重，病情危重时，需中西医结合进行治疗。

单纯性肥胖症

单纯性肥胖是指进食热量多于人体消耗量而以脂肪形式储存体内，超过标准体重20%，并除外分泌——代谢疾病原因者。超重20%～30%为轻度肥胖；30%～50%为中度肥胖；50%以上为重度肥胖。

患者除肥胖外，常伴有气短、易觉疲乏、嗜睡、头晕、头痛、食欲亢进、便秘、汗多、口臭、性功能减退等症状。

标准体重的计算：

成人（千克）=[身高（厘米）−100]×0.9

儿童（千克）=年龄×2+8

≫ 中医辨证分型

常见的辨证分型为：脾虚湿阻证、胃热滞脾证、气滞血淤证、脾肾阳虚证。

≫ 辨证论治

❗ 脾虚湿阻证

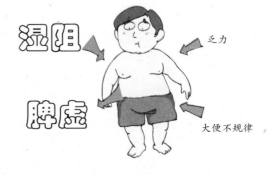

常见症状 肥胖臃肿、神疲乏力、身体困重、胸闷、四肢浮肿、晨轻暮重、劳累后加重、既往有暴饮暴食史，伴有大便不规律，便溏或便秘。

致病原因 暴饮暴食，损伤脾胃，脾虚不能运化水谷，气血生化之源不足，故神疲乏力；不能运化水湿，则肥胖，四肢浮肿。

常用药物 人参、白术、茯苓——益气健脾渗湿；山药、莲子——健脾益气，止泻；扁豆、薏苡仁——健脾渗湿；砂仁——醒脾和胃，行气化滞。若水肿重，加黄芪、防己、桑白皮。

现代药理 茯苓、薏苡仁、黄芪都有明显的利尿作用。

食疗方法 茯苓茶 茯苓5克，陈皮2克，花茶2克。茯苓、陈皮先煎20分钟，再冲泡茶叶5分钟后频服。

❗ 胃热滞脾证

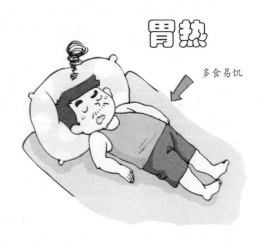

常见症状 多食、消谷善饥、形体肥胖、腹胀、面色红润、口干苦、心烦头昏。

致病原因 饮食不节制，则积热于胃，食欲亢进；胃热上熏，则面色红润、口干苦、心烦头昏。

常用药物 大黄、厚朴、枳实——泻胃热，行气导滞；山楂、神曲、莱菔子——消化存于体内过多水谷；半夏、陈皮——和胃止呕，行气化滞。若大便泄泻重，加黄连、黄芩。

现代药理 山楂所含脂肪酸能促进脂肪消化，并增加胃蛋白酶的分泌而促进消化。

食疗方法 炒瓜条　瓜条100克，西瓜翠衣100克，鲜荷叶1张（切条）。加植物油热后，加冬瓜条、西瓜翠衣、鲜荷叶及调味品翻炒即可。

⚠ 气滞血淤证

常见症状 形体肥胖、胸闷胁胀、心烦易怒、失眠、面色紫红、或月经不调、经血色黑有血块。

致病原因 肝气郁结，影响脾胃运化功能，水谷精微及湿浊停聚于体内，形成肥胖；气滞则血停，故胸闷胁胀、心烦易怒、失眠；肝失疏泄，见或月经不调、经血色黑有血块。

常用药物 当归、赤芍、桃仁、红花、牛膝——活血化淤；柴胡——疏肝解郁；枳壳、桔梗——一升一降，使气行则血行。若心烦易怒、失眠明显，加大黄、黄芩。

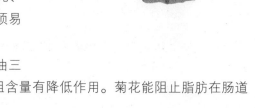

气滞血淤

面色紫红

胀痛

现代药理 山楂有降低胆固醇和甘油三脂作用。金银花对心脏血管的高纤维蛋白组含量有降低作用。菊花能阻止脂肪在肠道吸收。

食疗方法 山楂银菊茶　山楂、银花、菊花各10克。将山楂拍碎，三味共煎水代茶饮。

⚠ 脾肾阳虚证

常见症状 形体肥胖、颜面虚浮、神疲、气短乏力、腹胀便溏、自汗、怕冷、下肢浮肿。

致病原因 中年之后，肾气由盛转衰，脾肾阳虚，水湿不得运化，以致湿浊、淤脂泛溢肌肤而肥胖；阳虚失于温煦，则怕冷；脾阳虚，不能输布精微，则神疲、乏力。

常用药物 附子——温肾助阳，化气行水；茯苓、白术——散水湿；生姜——既散水气，又助附子温阳散寒。若尿少、小便浮肿明显，加泽泻、猪苓；若气短、自汗，加人参、黄芪。

现代药理 魔芋含较丰富的聚多糖，进入人体后，在胃中迅速膨胀，增加饱腹感，从而能减少食量。

食疗方法 炒魔芋 魔芋100克。将魔芋和调料入油锅中，翻炒后出勺即可。

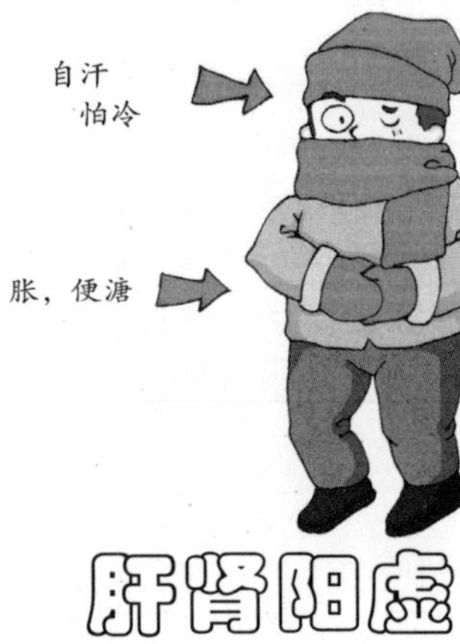

自汗
怕冷

胀，便溏

肝肾阳虚

预防调护

1．忌暴饮暴食，少吃零食，宜慢嚼细咽，食量宜少不宜多，晚餐不宜多食，饮食宜清淡。

2．选择散步、快走、慢跑、骑车、爬楼、拳击等运动方式，持之以恒地坚持锻炼。

3．注意调摄精神，避免情绪波动。

缺铁性贫血

缺铁性贫血系由某种原因使体内铁呈负平衡，贮存铁耗尽而缺乏，影响血红素的合成所引起的贫血。本病在妇女和儿童中发病率较高，尤其是6个月~2岁的婴幼儿和孕妇。

缺铁性贫血多表现为疲乏无力，面色苍白，头晕眼花，心悸气短等症状。

中医辨证分型

常见的辨证分型为：肝血亏虚证、心脾两虚证、脾胃虚弱证、肝阴不足证、脾肾亏虚证、钩虫寄留证、淤血内阻证。

辨证论治

❶ 肝血亏虚证

常见症状 面色萎黄，唇色淡，眩晕，心悸，失眠，手足麻木，或月经量少、延期，闭经。

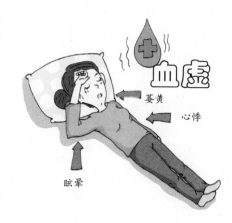

致病原因　血虚，全身或局部失于濡养，则面、口唇、爪甲色淡，眩晕，心悸，失眠；肝血虚，不能充盈冲任二脉，则月经量少、延期，闭经。

常用药物　熟地、当归、白芍、鸡血藤、阿胶——补血；黄芪——补气养血；制首乌、黄精——补益精血。若失眠严重，加酸枣仁、茯神。

现代药理　阿胶有显著的补血作用，疗效优于铁剂。当归能显著促进血红蛋白及红细胞的合成。

食疗方法　小米红枣饴糖粥　小米50克，红枣10个，饴糖10克。小米煮至八成熟，加入红枣至烂，吃时加入饴糖。

❗ 心脾两虚证

常见症状　面色苍白，疲乏倦怠，头晕目眩，懒言，心悸失眠，食欲差。

致病原因　脾为气血生化之源，脾虚则血生化不足，则面色苍白；血虚心失所养，见心悸，失眠；脾虚则气不足，故疲乏倦怠，懒言。

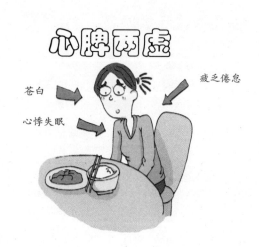

常用药物　党参、白术、黄芪、茯苓——益气健脾；当归、熟地、龙眼肉、大枣——补血养心；远志、酸枣仁——养血安神。若兼出血，加三七、白及。

现代药理　党参能升高动物血红蛋白、红细胞、网织红细胞。人参促进造血系统功能。

食疗方法　珠玉粥　生山药100克，生薏仁100克，龙眼肉15克，粳米100克。先将生薏仁和粳米煮熟，再将去皮捣碎之生山药和龙眼肉入内同煮为粥。

❗ 脾胃虚弱证

常见症状　面色萎黄，口唇、爪甲色淡，四肢乏力，食欲差，便溏，恶心呕吐。

致病原因　脾为气血生化之源，脾虚则血生化不足，则面色苍白；脾虚则气不足，故疲乏倦怠，懒言；脾虚则运化无力，故食欲差，便溏。

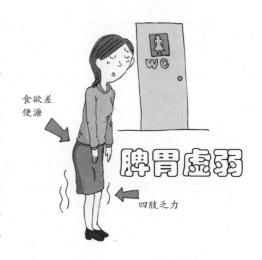

食欲差
便溏

四肢乏力

脾胃虚弱

> **常用药物** 党参、白术、茯苓——益气健脾；半夏、陈皮——燥湿健脾；木香、砂仁——行气健脾；鸡内金——消食健脾。若腹胀，加莱菔子；若服用铁剂后出现恶心，呕吐，也可参考本型治疗。

> **现代药理** 党参能升高动物血红蛋白、红细胞、网织红细胞。鸡内金使胃液分泌量、酸度和消化力均提高，胃运动机能明显增强。木香促进消化液分泌，使胃肠道蠕动加快，促进胃排空。

> **食疗方法** 参芪乌鸡汤　乌鸡1只，党参30克，黄芪30克，肉豆蔻15克。乌鸡去肠肚杂物，保留心、肝，将辅料纳膛中，再加佐料炖熟即可。

❶ 肝阴不足证

> **常见症状** 头晕耳鸣，两目干涩，面部烘热，胁肋灼痛，手脚心热，口干咽燥。

> **致病原因** 肝阴不足，精血不能上荣，则头晕耳鸣，两目干涩；阴虚生内热，故面部烘热，胁肋灼痛，手脚心热。

> **常用药物** 熟地、当归、白芍、阿胶——滋养肝血；枸杞、黄精、沙参、麦冬——滋阴柔肝；川芎——活血行气，条达肝气。若肢体麻木，加天麻。

> **现代药理** 阿胶有显著的补血作用，疗效优于铁剂。枸杞子对造血系统有促进作用。

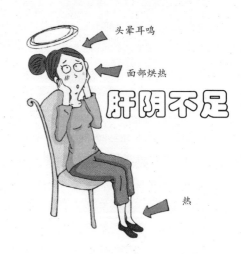

头晕耳鸣

面部烘热

肝阴不足

热

> **食疗方法** 枸杞叶爆炒腰花　猪腰1个，枸杞叶50克，首乌淀粉15克。切腰花，挂首乌淀粉，与枸杞叶一起爆炒。

❶ 脾肾亏虚证

> **常见症状** 面色苍白，畏寒肢冷，身倦耳鸣，腰膝酸软，记忆力减退，久泻久

痢，或面浮肢肿，小便不利。

致病原因 阳虚生内寒，则畏寒肢冷；肾阳虚，则耳鸣，腰膝酸软，记忆力减退；脾肾阳虚，运化无力，见久泻久痢；气化不利，则面浮肢肿，小便不利。

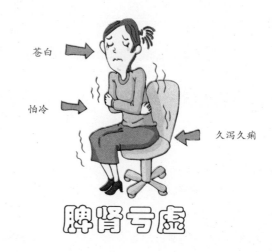

苍白

怕冷

久泻久痢

脾肾亏虚

常用药物 附子、肉桂、鹿角胶——补肾中元阳；熟地黄、山茱萸、枸杞子、山药——滋阴益肾，填精补髓，"阴中求阳"；菟丝子、杜仲——补肝肾，强腰膝；当归——养血和血。若面浮肢肿明显，加泽泻，猪苓。

现代药理 肉桂有扩张血管作用，促进血液微循环。

食疗方法 参归黄鳝 黄鳝200克，人参3克，当归15克。人参、当归煎汁，用其烩鳝鱼段。

⚠ 钩虫寄留证

常见症状 面色萎黄，腹胀，善食易饥，恶心呕吐，便溏，嗜食生米、泥土、茶叶，肢体无力，气短头晕。

致病原因 钩虫寄留，肠道出血而致失血性贫血；钩虫扰乱脾胃运化，见善食易饥，嗜食异物；脾胃不能运化气血，则肢体无力，气短头晕。

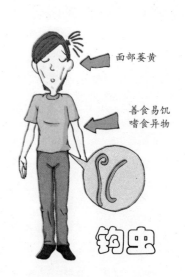

面部萎黄

善食易饥
嗜食异物

钩虫

常用药物 党参、白术、甘草——补脾益气；熟地黄、当归、白芍、阿胶——养血和血；榧子、雷丸、槟榔、百部——杀钩虫。

现代药理 榧实油有驱钩虫作用。百部对肠道寄生虫也有灭杀作用。

食疗方法 当归榧子羊肉羹 羊肉500克，黄芪、党参、当归、榧子、生姜各25克，食盐5克。羊肉洗净切成小块，黄芪、党参、当归、榧子纱布包好，共放入沙锅中，加水适量，以小火煮至羊肉将烂，加入生姜片、食盐，待羊肉熟烂捞出纱布包即可。

❗ 淤血内阻证

常见症状 面色黧黑,头晕,失眠多梦,体内有肿块。

致病原因 淤血不去,新血不生,则贫血;血不濡养,则头晕,失眠多梦;淤血结聚而成肿块。

常用药物 桃仁、红花、川芎、赤芍、益母草——活血而生新血;熟地黄、当归、鸡血藤、川芎——补血和血。

现代药理 桃仁、红花可延长出血和凝血时间,对血栓有抑制作用,并促进纤溶。川芎能抑制血小板聚集,增强纤维蛋白溶解,降低全血黏度。

食疗方法 鸡血藤汤 鸡血藤30克。加水煎煮,去渣,加红糖调味。

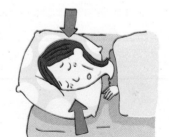

失眠多梦

面色黧黑

》》 **预防调护**

1. 防治寄生虫病。

2. 重视妇幼保健工作。如预防早产,母乳喂养,孕妇、哺乳期妇女及时补铁。注意添加富含铁的食品,如蛋、肝、菠菜、大豆等。

3. 及早根治各种慢性出血性疾病。

内伤发热

体温在37℃以上统称为发热。体温在39℃以上为高热。可由很多疾病引起,绝大多数急性高热为感染性发热,主要属于中医学外感实证发热的范畴,常见于温病的病程中。内伤发热可见于功能性低热,肿瘤,血液病,结缔组织疾病,内分泌疾病,以及部分慢性感染性疾病所引起的发热,和某些原因不明的发热。本节不涉及由于感冒引起的发热。

》》 中医辨证分型

常见的辨证分型为：阴虚发热证、血虚发热证、气虚发热证、阳虚发热证、气郁发热证、湿郁发热证、血淤发热证七种证型。

》》 辨证论治

! 阴虚发热证

常见症状 午后潮热，或夜间发热，不欲近衣。手足心热，烦躁，少寐多梦，盗汗，口干咽燥。

致病原因 阴精亏虚，阳气偏亢而发热。

常用药物 银柴胡、知母、胡黄连、地骨皮、青蒿、秦艽——清退虚热；鳖甲——滋阴潜阳，退虚热。若盗汗较甚者，可去青蒿，加牡蛎、浮小麦、糯稻根固表敛汗；若阴虚较甚者，加玄参、生地、制首乌滋养阴精；若失眠者，加酸枣仁、柏子仁、夜交藤养心安神。

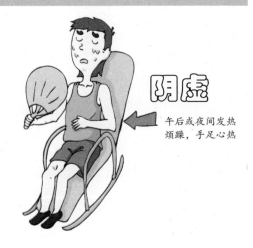

阴虚

午后或夜间发热
烦躁，手足心热

现代药理 知母浸膏有防止和治疗大肠杆菌所致高热作用，并有广谱抗菌作用。银柴胡有解热作用。青蒿对多种细菌、病毒具有杀伤作用，有较好的解热、镇痛作用。地骨皮有较强的解热作用、免疫调节作用和抗微生物作用。秦艽具有镇静、镇痛、解热、抗炎作用，对病毒、细菌、真菌皆有一定的抑制作用。

食疗方法 将天冬30克捣烂煮浓汁，去渣，加粳米50煮粥食；或将梨汁、荸荠汁、藕汁、麦冬汁、鲜芦苇根汁（各适量）混匀，凉饮不拘时；或海参15~20克泡好，切块，与大米50克同煮粥；或甲鱼1只（去头、内脏）切块，与人参10克、麦冬10克、姜、酒、葱、盐同蒸1小时，食时加味精、胡椒粉。

! 血虚发热证

常见症状 发热，热势多为低热，头晕眼花，身倦乏力，心悸不宁，面白少华，唇甲色淡。

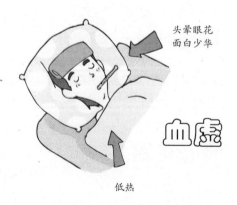

头晕眼花
面白少华

血虚

低热

[致病原因] 血虚失养，阴血无以敛阳。

[常用药物] 黄芪、党参、茯苓、白术、甘草——益气健脾；当归、龙眼肉——补血养血；酸枣仁、远志——养心安神；木香——健脾理气。若血虚较甚者，加熟地、枸杞子、制首乌补益精血；若发热较甚者，可加银柴胡、白薇清退虚热；若由慢性出血所致的血虚，可酌加三七粉、仙鹤草、茜草、棕榈炭等止血。

[现代药理] 党参能升高动物红细胞、血红蛋白、网织红细胞。黄芪能改善动物贫血现象。白术能促进细胞免疫功能，有一定提升白细胞作用。当归能显著促进血红蛋白及红细胞的生成。酸枣仁、远志有镇静催眠的作用。

[食疗方法] 生地30克、酸枣仁30克水煎取汁，用汁煮粳米50克，加白糖适量；或将雌乌鸡收拾干净，将生地250克（切丝）、饴糖150克放入鸡腹内，蒸熟，不加调料，食鸡肉；或将羊肉100克切碎，与当归10克、生姜10克同炖，去当归、姜，食肉及汤；或用黄芪100克、当归20克，置嫩母鸡腹内蒸食。

❶ 气虚发热证

[常见症状] 发热，热势或低或高，常在劳累后发作或加剧，倦怠乏力，气短懒言，自汗，易于感冒，食少便溏。

[致病原因] 中气不足，阴火内生而发热。

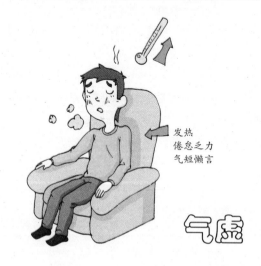

发热
倦怠乏力
气短懒言

气虚

[常用药物] 黄芪、党参、白术、甘草——益气健脾；当归——养血活血；陈皮——理气和胃；升麻、柴胡——既能升举清阳，又能透泄热邪。若自汗较多者，加牡蛎、浮小麦、糯稻根固表敛汗；若时冷时热，汗出恶风者，加桂枝、芍药调和营卫；若脾虚挟湿，而见胸闷脘痞，舌苔白腻者，加苍术、茯苓、厚朴健脾燥湿。

[现代药理] 柴胡有镇静、安定、镇痛、解热、镇咳等广泛的中枢抑制作用，柴胡

及其有效成分柴胡皂苷有抗炎作用。升麻有解热、抗炎、镇痛、抗惊厥、升高白细胞、抗菌等作用。

食疗方法 将黄芪30克、人参3克浸泡半小时，水煎取浓汁，用药汁与生姜3片、枣4个、粳米60克加适量水煮粥，食时加糖；或人参3克研末，葛根30克磨粉与粳米30克煮粥食；或用黄芪120克，置母鸡腹内炖煮；或菠菜1500克（去茎留叶）打成菜泥后挤汁待用，人参10克研末同500克瘦猪肉常规拌馅，用菠菜汁与1000克面粉和面，包饺子。

⚠ 阳虚发热证

常见症状 发热而欲近衣，形寒怯冷，四肢不温。少气懒言，头晕嗜卧，腰膝酸软，纳少便溏，面色白。

致病原因 肾阳亏虚，火不归原而发热。

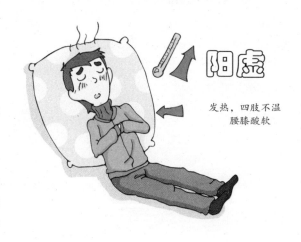

发热，四肢不温
腰膝酸软

常用药物 附子、桂枝——温补阳气；山茱萸、熟地黄——补养肝肾；山药、茯苓——补肾健脾；丹皮、泽泻——清泄肝肾。若短气甚者，加人参补益元气；若阳虚较甚者加仙茅、仙灵脾温肾助阳；若便溏腹泻者，加白术、炮干姜温运中焦。

现代药理 桂枝有降温、解热、镇痛、镇静、抗惊厥作用及广谱抑菌作用。附子有显著的抗炎作用。山药对脾虚有预防和治疗作用，对离体肠道运动有双向调节作用，有助消化作用，能增强免疫。牡丹皮有抗炎、抗菌作用，有镇静、降温、解热、镇痛、解痉等中枢抑制作用。

食疗方法 羊肾1只洗净切好，枸杞叶水煎取汁，同羊肾，羊肉100克、葱白2根、粳米50克一起煮粥，粥成加盐少许；或用桂枝10克、白芍12克、生姜10克、甘草3克、大枣4个共水煎取汁，入饴糖150克文火溶匀，合入糯米面500克蒸糕，作早餐食；或狗肉1000克洗净切块，与姜150克煨熟备用，附子先用开水煮2～3小时，再入狗肉、姜葱、蒜炖煮，至狗肉烂即可。

⚠ 气郁发热证

常见症状 发热多为低热或潮热，热势常随情绪波动而起伏。精神抑郁，胁肋胀满，烦躁易怒，口干而苦，纳食减少。

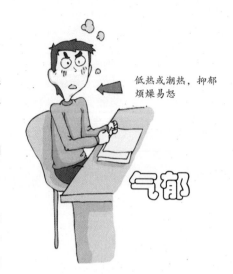

低热或潮热，抑郁烦燥易怒

致病原因 气郁日久，化火生热而发热。

常用药物 丹皮、栀子——清肝泻热；柴胡、薄荷——疏肝解热；当归、白芍——养血柔肝；白术、茯苓、甘草——培补脾土。若气郁较甚，可加郁金、香附、青皮理气解郁；若热象较甚，舌红口干便秘者，可去白术，加龙胆草、黄芩清肝泻火；若妇女兼月经不调，可加泽兰、益母草活血调经。

现代药理 薄荷油内服通过兴奋中枢神经系统，使毛细血管扩张，促进汗腺分泌，增加散热，而起到发汗解热作用，还有广谱的抑菌及抑制病毒作用。当归能促进血红蛋白及红细胞的生成。白芍可使处于低下状态的细胞免疫功能恢复正常，白芍提取特对蛋清性急性炎症消肿有明显抑制作用，对醋酸引起的扭体反应有明显的镇痛效果。甘草有抗菌、抗炎、抗过敏作用。

食疗方法 柴胡15克、鲜枸杞叶100克水煎取汁，用汁煮糯米50克成粥，作早餐用，食时加糖；或桔叶、丹皮各10克与羊肝60克同煮，肝熟后切片加佐料，做佐餐用；或柴胡6克、丹皮6克、白芍10克洗净与瘦猪肉30克共炖，至肉烂熟，加佐料，饮汤食肉；或将干莲子肉150克、茯苓150克研细面，加入白糖、桂花拌匀备用，柴胡15克水煎取汁，用汁拌炒鲜佛手后切片，用佛手片与枣仁30克煎浓汁，取浓汁合面蒸糕，晨起作早餐食。

❶ 湿郁发热证

常见症状 低热，午后热甚。胸闷脘痞，全身重着，不思饮食，渴不欲饮，呕恶，大便稀薄或黏滞不爽。

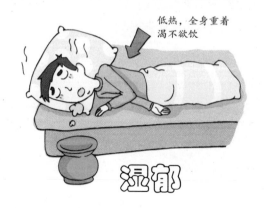

低热，全身重着渴不欲饮

致病原因 水湿内蕴，壅遏化热而发热。

常用药物 杏仁——宣降肺气，善开上焦；白豆蔻——芳化湿浊，和畅中焦；薏苡仁——益脾渗湿，疏导下焦；半夏、厚朴——理气燥湿；通草、滑石、竹叶——清热利湿，共奏宣化畅中，利湿清热之效。若呕恶加竹茹、藿香、陈皮和胃降逆；若胸闷、苔腻加郁金、佩兰芳化湿邪；若湿热阻滞少阳枢机，症见寒热如疟，寒轻热重，口苦呕逆者，加青蒿、黄芩清解少阳。

现代药理 豆蔻能促进胃液分泌，增进胃肠蠕动，制止肠内异常发酵，祛除胃肠积气，故有良好的芳香健胃作用。薏苡仁有解热、镇静、镇痛作用。厚朴有广谱抗菌作用。通草有利尿作用。

食疗方法 杏仁10克、薏仁15克、砂仁10克、白豆蔻6克共煎汤150毫升，滚沸浇在粳米锅巴250克上，温服；或茵陈，陈皮各10克水浸泡10分钟，煎汁约150毫升，冲入咖啡30克，加方糖以微甜为度，饮用。

⚠ 血淤发热证

常见症状 午后或夜晚发热，或自觉身体某些部位发热。口燥咽干，但不多饮，肢体或躯干有固定痛处或肿块，面色萎黄或晦暗。

致病原因 血行淤滞，壅遏化热而发热。

常用药物 当归、川芎、赤芍药、熟地黄——养血活血；桃仁、红花、牛膝——活血祛淤；柴胡、枳壳、桔梗——理气行气。若发热较甚

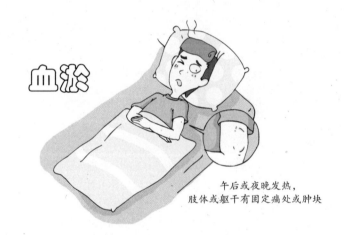

午后或夜晚发热，肢体或躯干有固定痛处或肿块

者，可加秦艽、白薇、丹皮清热凉血；若肢体肿痛者，可加丹参、郁金、延胡索活血散肿定痛。

现代药理 川芎能降低血小板表面活性，抑制血小板凝集，血栓的形成。赤芍有抑制血小板聚集作用，能延长体外血栓形成时间，减轻血栓干重，还有镇静、止痛、抗炎作用。桃仁能降低血管阻力，改善血液动力学，还可使出血及凝血时间明显延长，煎剂对体外血栓有抑制作用及镇痛、抗炎、抗菌、抗过敏作用。红花能扩张周围血管，抑制血小板聚集，增强纤维蛋白溶解，降低全血黏度。牛膝能降低全血黏度、血细胞比容、红细胞聚集指数，并有抗凝作用。桔梗有增强抗炎和免疫作用，其抗炎强度与阿司匹林相似，水提物能增强巨噬细胞的吞噬功能，增强中性白细胞的杀菌力，提高溶菌酶活性，有镇静、镇痛、解热作用。

食疗方法 水煎桃仁10克、白薇10克取汁，用汁与粳米50克同煮粥；或水煎鲜芦根30克取汁，用汁研桃仁9个成浆，不拘时含咽之；或水煎红花6克、丹皮10克取汁，红糖加入汁中熬浓汁，合糯米面250克、黑豆30克（蒸熟，研末）蒸糕，作早餐食；或用鲜藕、鲜白茅根各120克（均切）煮汁，代茶饮，不拘时。

≫≫ 预防调护

1．注意休息

内伤发热患者应注意休息，发热体温高者应卧床。部分长期低热的患者，在体力许可的情况下，可作适当户外活动。

2．加强日常护理

病情危重，卧床不起，吞咽呛咳，呼吸困难者，要常翻身拍背，鼓励病人排痰，可防止痰湿壅肺和发生褥疮。

3．注意精神饮食调养

要保持乐观情绪，饮食宜进清淡、富于营养而又易于消化之品。由于内伤发热的患者常卫表不固而有自汗、盗汗，故应注意保暖、避风，防止感受外邪。

CHAPTER 4

常见妇科病的中药养生法

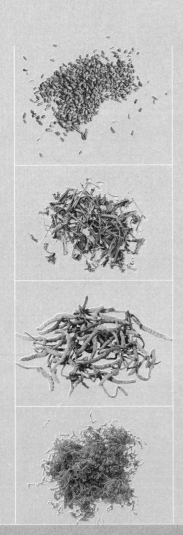

月经先后无定期

月经不按规律来潮，时或提前时或延后7天以上2周之内，经量、经期基本正常者，连续3个月以上者，称为"月经先后不定期"。可连续两三个周期提前出现1次错后，亦可能三个周期错后又见1次提前。

若仅提前或错后三五天，不作"月经先后无定期"论。

青春期初潮后1年内或更年期月经先后无定期者，如果没有其他临床症状，可不治疗。

>>> 中医辨证分型

常见的辨证分型为：肾虚证、肝郁证、脾虚证。

>>> 辨证论治

❗ 肾虚证

常见症状 月经时先时后，量少，色淡，质清，带下清稀量多，兼精神不振，头晕耳鸣，腰膝酸软，尿频量多。

致病原因 肾虚冲任失调，血海蓄溢失常，故月经时先时后；肾气亏虚，精血不足，则月经量少，色淡，质清；肾气孔窍失养，外府失荣，则头晕耳鸣，腰膝酸软。

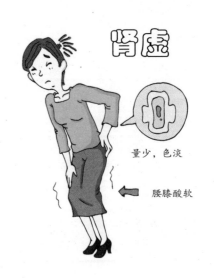

常用药物 菟丝子——补肾而益精气；熟地黄、山茱萸——滋肾益精；人参、山药、炙甘草——补脾益气，补后天以养先天；五味子、远志——交通心肾，加强肾气固摄之力。若腰膝酸痛，加桑寄生、续断。

现代药理 熟地黄能对抗连续服用地塞米松后血浆皮质酮浓度的下降，并能防止肾上腺皮质萎缩。

食疗方法 冰糖黄精根饮 鲜黄精根头100克，冰糖50克。将黄精根头洗净，加水2碗煎至1碗，加入冰糖溶解后，去渣饮汤。日1～2次。

ⓘ 肝郁证

常见症状 月经时先时后，量或多或少，色紫红，经行不畅有血块，经前乳房或小腹胀痛，兼精神郁闷，或心烦易怒，两胁胀痛。

致病原因 精神抑郁，气机紊乱，血海蓄溢失常，故月经时先时后；气滞血停，则月经色紫红有血块；肝经布两胁，则两胁胀痛。

常用药物 柴胡——疏肝解郁；当归、白芍——养血柔肝；茯苓、白术、甘草——补脾益气以养血；薄荷——增强柴胡疏散条达。

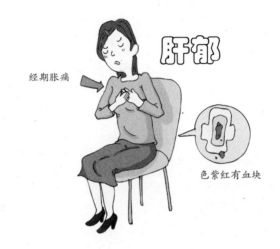

经期胀痛

肝郁

色紫红有血块

现代药理 当归挥发油能对抗肾上腺素-脑垂体后叶素或组织胺对子宫的兴奋作用。

食疗方法 香橼浆 鲜香橼1～2个，麦芽糖50克。将香橼切碎放入带盖碗中，加入麦芽糖，隔水蒸数小时，以香橼稀烂为度。每服1匙，早晚各1次。

ⓘ 肝郁证

常见症状 月经时先时后，量或多或少，色淡红，质清稀，兼面色萎黄，倦怠，消瘦，食少。

致病原因 脾气虚弱，时或生化不足，时或统摄无权，故月经时先时后，量或多或少；气血俱虚，则月经色淡红，质清稀，面色萎黄，消瘦。

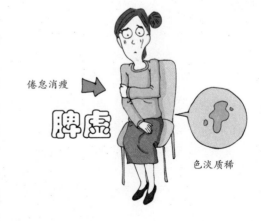

倦怠消瘦

脾虚

色淡质稀

常用药物 人参、茯苓、白术、甘草——补脾益气以养血；黄芪——补气摄血；龙眼肉——补益心脾养血安神；酸枣仁——养心安神；木香——理气醒脾。若月经量多，加艾叶、炮姜。

现代药理 艾叶能明显缩短出凝血时间，并对子宫平滑肌有兴奋作用。

食疗方法 参芪鸽汤 西洋参16克，乳鸽1只，黄芪15克。将乳鸽去毛及内脏，加入参片、黄芪，加水适量，隔水蒸1小时，加盐少许，即可食用。

≫ 预防调护

本病的主要病因在于忧思抑郁、生育过多和房劳，因此调解情绪、适当的性生活是预防本病发生、配合治疗的重要措施。

月经过多

月经量较正常明显增多，而周期及经期基本正常者，称为"月经过多"。月经量的多少很难统计，临床上常通过每日换月经垫次数估计量的多少，一般每月失血量超过80毫升即为病理状态。

现代医学中的排卵性功能失调性子宫出血、子宫肌瘤、子宫肥大症、盆腔炎、子宫内膜异位症及宫内节育器引起的月经过多，均可参照本节辨证论治。

≫ 中医辨证分型

常见的辨证分型为：气虚证、血热证、虚热证、血淤证。

≫ 辨证论治

❶ 气虚证

常见症状 月经量多，色淡红或正常，质稀，兼面色苍白，四肢无力，或动则汗出。

致病原因 中气虚弱，统摄无权，冲任不固，经血失于制约，故月经量多；气虚火衰不能化血为赤，则色淡红，质稀；气虚则四肢无力，或动则汗出。

常用药物 人参、黄芪、白术、甘草——补中益气；升麻——升阳举陷而固冲止血。若出

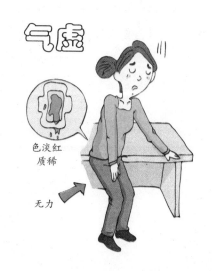

气虚

色淡红
质稀

无力

血量多，加阿胶、艾叶、炮姜。

现代药理 艾叶、炮姜能显著缩短出血和凝血时间。升麻能抑制子宫痉挛，缩短凝血时间。

食疗方法 归芪鸡 鸡肉250克，黄芪30克，当归20克。将鸡肉切块，与黄芪、当归一起放入沙锅内，加水适量，用文火炖熟加调料，食用。

❗ 血热证

常见症状 月经量多，色深红或紫红，质黏稠，兼口唇干红，口渴，心烦，小便黄。

致病原因 经行之际，热迫血行，故月经量多；血为热灼，故色深红或紫红，质黏稠；热扰心神，故心烦。

常用药物 黄芩、黄柏、生地——清热凉血；熟地、白芍——养血敛阴；山药、续断——补肾固冲。

现代药理 生地有缩短凝血时间作用。地榆、槐花可明显缩短出血和凝血时间。

食疗方法 鲜芦笋猪瘦肉汤 猪瘦肉100克，鲜芦笋250克。将猪瘦肉切片，与芦笋（切断）放入沙锅内，加水适量，用文火炖熟加调料，食用。

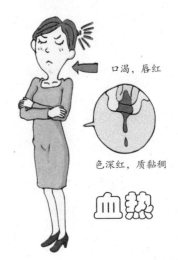

口渴，唇红

色深红，质黏稠

血热

❗ 虚热证

常见症状 月经量多，色鲜红，质黏稠，兼颧红，骨蒸潮热，头晕耳鸣，心烦。

致病原因 阴虚虚热迫血妄行，故月经量多；血为热灼，故色鲜红，质黏稠；虚热扰心神，故心烦；虚火上蒸，则颧红。

常用药物 生地——清热凉血，养阴增液；熟地——滋肾水以填真阴；白芍——养血和阴；麦冬——养阴生津；知母、地骨皮——清虚热。

现代药理 生地有缩短凝血时间作用。

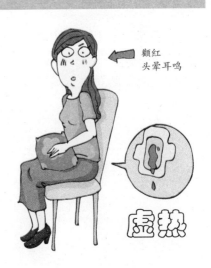

颧红
头晕耳鸣

虚热

食疗方法 生地鳖甲汤 鲜生地50克，鳖甲1只。将鳖甲剖腹去头及内脏，切块，与生地一起放入沙锅内，加水适量，用文火炖熟加调料，食用。

⊘ 血淤证

常见症状 月经量多，色紫黑，有血块，或小腹疼痛，血块排出后疼痛减轻，兼身体或舌上有淤点、淤斑。

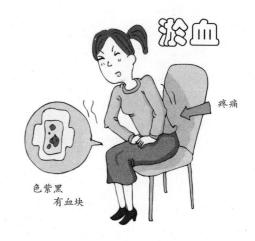

致病原因 淤血阻于冲任，新血不能循经，故月经量多；淤血内结，则色紫黑，有血块；淤血停于肌腠或舌，则身体或舌上有淤点、淤斑。

常用药物 小茴香、干姜、肉桂——温经散寒，通达下焦；延胡索、没药——行气活血，散淤止痛；蒲黄、五灵脂、赤芍——活血散淤，散结止痛；当归、川芎——活血行气止痛。

现代药理 蒲黄有促进凝血作用，对离体子宫有兴奋作用。

食疗方法 田七鸡 田七10克，鸡肉200克。田七打碎，与鸡肉加水适量，隔水蒸炖1小时，加盐，即可食用。

≫ 预防调护

1. 经期不宜过度劳累和剧烈运动。
2. 保持心情舒畅，避免精神刺激。
3. 注意饮食调理，少食辛辣温燥之品。

月经过少

月经周期基本正常，经血排出量明显减少，甚至点滴即净；或经行时间过短，不足2天，经量也因而减少者，称为"月经过少"。

如初潮即月经过少，应考虑"幼稚子宫"、"子宫发育不良"。如经量如常，以后经量逐渐减少，可见于反复流产术后子宫内膜损伤，或人流术后宫颈、宫腔部分粘连或宫内膜结核等。

本病常与月经周期异常同时并见。

》》》 中医辨证分型

常见的辨证分型为：血虚证、肾虚证、血寒证、所滞证、痰阻证。

》》》 辨证论治

❗ 血虚证

常见症状 经量由正常逐渐减少，甚至点滴即净，经色偏淡，质清稀无块，常伴月经周期延后；兼头晕眼花，心悸耳鸣，或小腹绵绵作痛，面色苍白，唇舌爪甲苍白。

致病原因 血虚血海不能按时满溢，故月经周期延后，量少，色淡，质清稀无块；血虚不能上荣于面，则面部、唇、舌苍白。

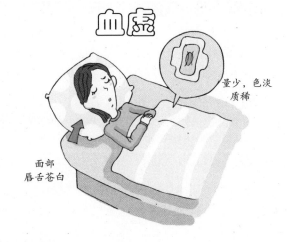

血虚

量少，色淡质稀

面部唇舌苍白

常用药物 人参、黄芪、白术、山药——补中益气，以助血的化生；当归、熟地、白芍——养血；川芎——活血。

现代药理 当归对子宫有兴奋作用，并能显著促进血红蛋白及红细胞合成。

食疗方法 当归红枣粥 当归15克，粳米50克，红枣5枚。将当归用温水浸泡，加水250毫升，煎浓汁约100毫升，去渣取汁，入粳米、红枣、红糖，再加水300毫升，煮粥。早晚空腹温服，10天为1疗程。

! 肾虚证

常见症状　经量素少或减少，经色黯淡，质薄，常伴月经初潮过迟，或月经周期延后；兼腰膝酸软，头晕耳鸣，足跟作痛。

致病原因　先天不足，肾气不能按时充盈故月经初潮过迟，潮后经量素少或减少；肾虚外府失荣则腰膝酸软。

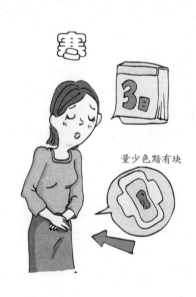

腰膝酸软

量少色淡质稀

肾虚

常用药物　当归、熟地、山茱萸——补肾益精养血；杜仲、牛膝——补肝肾、强筋骨；山药、甘草——补肾健脾和中。

现代药理　熟地能促进肾上腺皮质激素的合成。

食疗方法　阿胶粥　阿胶30克，粳米50克。先将阿胶捣烂炒黄，研末。再取粳米煮粥，粥熟后下阿胶搅匀食之。

! 血寒证

常见症状　经来涩少，色黯，质正常或清稀，有块，排出不畅，伴见月经周期延后；兼小腹冷痛。

致病原因　寒邪与血相结，阻滞冲任，故经来涩少，月经延后；寒为阴邪，故小腹冷痛。

常用药物　当归、川芎——养血活血调经；桂枝——温通血脉，散寒止痛；红花——活血祛淤；延胡索、莪术——活血行气止痛。

寒

量少色黯有块

现代药理　红花对子宫平滑肌有兴奋作用。

食疗方法　当归黑豆牛肉汤　当归20克，黑豆30克，牛肉100克。将黑豆炒熟，与当归、牛肉（切片）一起放入沙锅内，加水煮熟，再加调料即可食用。

ⓧ 气滞证

常见症状 经水涩少，经色正常或黯红有块，伴见月经周期延后；兼小腹胀痛或胸胁乳房胀痛。

致病原因 情志抑郁，气滞血淤故经来涩少，色黯红有块；气滞肝经，故小腹、胸胁乳房胀痛。

常用药物 当归、熟地、白芍、川芎——养血活血调经；柴胡、薄荷——疏肝解郁。

现代药理 川芎所含阿魏酸小剂量促进、大剂量抑制子宫平滑肌。

食疗方法 梅花粥 红梅花10克，粳米100克。粳米煮成粥，离火前，加梅花同煮片刻。日服1~2次，连服7~10天。

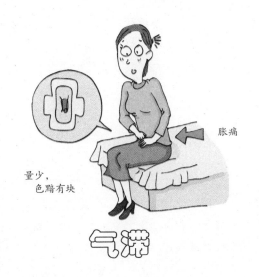

胀痛

量少，色黯有块

气滞

ⓧ 痰阻证

常见症状 经量少，经淡，经血中混杂黏液，伴见月经周期延后，平素带下量多；多见形体肥胖，胸闷。

致病原因 肥胖妇女脾虚水湿不化而成痰，痰湿阻滞，气血运行受阻，见经少混杂黏液；痰湿下注，故带下量多；痰阻气机，则胸闷。

常用药物 半夏、陈皮——燥湿化痰；茯苓、甘草——补气健脾以痰湿；枳壳——行气。

现代药理 陈皮挥发油有刺激祛痰作用，其煎剂对子宫有抑制作用。

食疗方法 薏米扁豆粥 薏米30克，扁豆15克，山楂15克。三药洗净加水煮粥，粥熟后加入红糖，每日1次，连服7天。

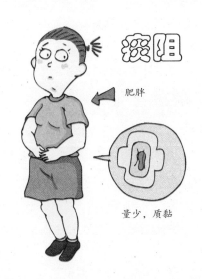

痰阻

肥胖

量少，质黏

≫ 预防调护

1. 经期注意保暖，不宜涉水或过食生冷。
2. 调畅情志，做好计划生育。
3. 及时治疗，防止发展成闭经，以免影响生育。

痛 经

妇女正值经期或行经前后，出现周期性小腹疼痛或痛引腰骶，甚至痛剧至昏厥者，称为"痛经"。若月经初潮即周期性出现小腹疼痛者，常属"原发性痛经"；在育龄期发病者，常为"继发性痛经"。

现代医学中的原发性痛经以及子宫内膜异位症、子宫腺肌病、盆腔炎等引起的继发性痛经均可参照本节辨证论治。

≫ 中医辨证分型

常见的辨证分型为：气滞血淤证、寒凝胞中证（阴虚内寒、寒湿凝滞）、湿热下注证、气血虚弱证、肝肾虚损证。

≫ 辨证论治

❶ 气滞血淤证

常见症状 每于经前1～2日或经期小腹胀痛，拒按，经血量少，经色紫黯有块，血块排除后疼痛减轻，经净后疼痛消失，兼乳房胀痛。

致病原因 情志抑郁，冲任气血郁滞，故每于经前1～2日或经期小腹胀痛；经血郁滞，则经血量少，经色紫黯有块；血块排出，淤滞减轻，则血块排除后疼痛减轻，经净后疼

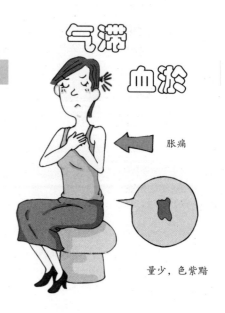

气滞血淤

胀痛

量少，色紫黯

痛消失。

常用药物 枳壳、乌药、香附——理气调肝止痛；当归、川芎——养血柔肝，活血止痛；赤芍、桃仁、牡丹皮——活血祛淤；延胡索、五灵脂——化淤止痛。若口苦，经血黏稠，加栀子、夏枯草。

现代药理 延胡索乙素有显著的镇痛作用。五灵脂可抑制血小板聚集，降低全血黏度、血浆黏度。

食疗方法 化淤止痛粥　薤白15克，丹参20克，桃仁20克，粳米100克。将薤白、丹参、桃仁煮沸20分钟，放入粳米，将熟加少许冰糖，煮成粥后即可食用。

❗ 寒凝胞中证——阳虚内寒

常见症状 经期或经后小腹冷痛，喜按，得热痛减，经量少，经色黯淡，兼腰膝酸软，小便量多。

致病原因 肾阳虚弱，冲任、胞宫失于温煦，故经期或经后小腹冷痛，喜按；寒得热化，故得热痛减；肾阳不足，腰府失于温煦，则兼腰膝酸软，小便量多。

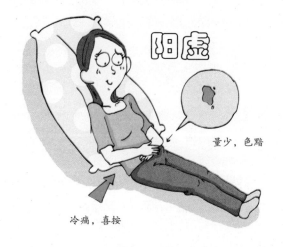

常用药物 吴茱萸、桂枝——温经散寒，通血脉而止痛；当归、川芎——养血活血止痛；阿胶、麦冬——养血益阴；牡丹皮——活血祛淤；芍药、甘草——缓急止痛；人参——补益脾气而使气血充足。若腰痛者，加续断、狗脊。

现代药理 川芎降低血小板表面活性，抑制血小板凝集，预防血栓形成。当归及其阿魏酸钠有明显的抗血栓作用。

食疗方法 苁蓉粥　肉苁蓉20克，鹿角胶5克，桂枝10克，粳米100克。将肉苁蓉、桂枝煮沸20分钟，去渣留汁，放入粳米，将熟加鹿角胶烊化，搅匀即可食用。

❗ 寒凝胞中证——寒湿凝滞

常见症状 经前或经期小腹冷痛，按之痛甚，得热痛减，经量少，经色黯黑有块，兼怕冷，身痛。

致病原因 寒湿与经血搏结，血淤气滞，故经前或经期小腹冷痛，按之痛甚；血为寒凝，故经色黯黑有块，得热痛减。

常用药物 小茴香、干姜、肉桂——温经散寒；当归、川芎、赤芍——养血活血止痛；没药、蒲黄、五灵脂、延胡索——活血化淤止痛。若胀甚于痛，加香附。

现代药理 没药对子宫先呈短暂的兴奋，后呈抑制作用；干姜水提物或挥发油能明显延长血栓形成时间。

食疗方法 羊肾馄饨 羊肾50克，肉桂3克，川椒2克，川芎5克，面粉250克。将肉桂、川椒、川芎研末备用。羊肾去皮洗净，剁成肉茸，加入药末及适量调料拌匀成馅，以常法和面作成馄饨食用。

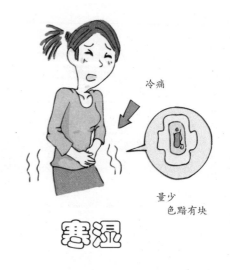

冷痛

量少
色黯有块

寒湿

⚠ 湿热下注证

常见症状 经前或经期小腹灼痛，拒按，或痛连腰骶，或平时小腹部时痛，经前期疼痛加剧，经色暗红，质稠而有块，可伴有经量多或经期长，带下色黄臭秽，兼小便黄。

致病原因 湿热与血胶结成淤，胞脉气血凝滞，故小腹灼痛，拒按，或痛连腰骶；湿热缠绵，故平时小腹部时痛；血为热灼，故经色暗红，质稠而有块。

常用药物 桃仁、红花、牡丹皮——活血化淤，丹皮又凉血；当归、川芎、赤芍、地黄——养血活血止痛；黄连——清热燥湿解毒；香附、延胡索、莪术——调气止痛；红藤、败酱、薏苡仁——清热除湿，消淤止痛。

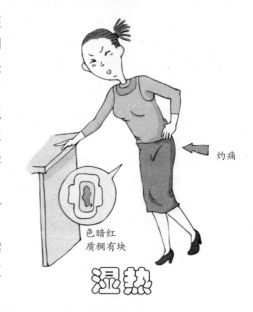

灼痛

色暗红
质稠有块

湿热

现代药理 桃仁、红花抑制血小板聚集，增强纤维蛋白溶解，降低全血黏度。红花煎剂对子宫平滑肌有兴奋作用。

食疗方法 车前益母羹 车前子30克，益母草20克，粳米20克，豆豉10克。将车前子装入纱布袋中，与益母草、豆豉同煎20分钟，去渣留汁，放入粳米煮熟，再加少许葱、盐、醋，熬稠而成。

❗ 气血虚弱证

常见症状 经期或经净后小腹隐隐作痛，喜按，月经量少，色淡，质稀，兼神疲乏力，面色苍白，食欲差。

致病原因 气血本虚，经行之后，血海空虚，故经期或经净后小腹隐隐作痛，喜按；血虚则月经量少，色淡，质稀，面色苍白。

常用药物 当归、川芎、赤芍、地黄——养血；人参、黄芪、白术、茯苓、甘草——补气；肉桂——温阳散寒，鼓舞气血生长。若头晕，心悸，加枸杞子、夜交藤。

现代药理 当归能显著促进血红蛋白及红细胞生成。黄芪能改善贫血现象，促进细胞生长，降低血小板黏附力，减少血栓形成。

食疗方法 芪香鸡 鸡肉200克，黄芪20克，当归15克，香附15克。将上药装入纱布袋中，用清水稍加净洗，与鸡肉放入锅中，加水适量，待水烧开后浮沫，放入适量葱、姜，炖至鸡肉熟烂，再加适量盐即成。

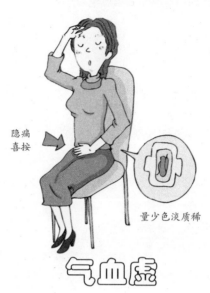

隐痛
喜按

量少色淡质稀

气血虚

❗ 肝肾虚损证

常见症状 经期或经后1～2日小腹隐隐作痛，喜按，经色黯淡，质稀，兼头晕耳鸣，眼花，腰骶疼痛。

致病原因 肝肾亏损，经行之后，精血更虚，故经期或经净后小腹隐隐作痛，喜按；精血两虚则兼头晕耳鸣，眼花。

常用药物 当归、白芍——养血柔肝；山茱萸——补肝肾、益精气；巴戟天——温肾益冲任；阿胶——滋阴养

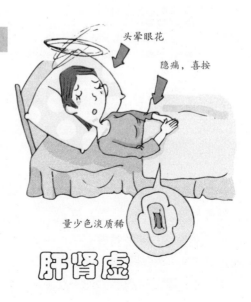

头晕眼花

隐痛，喜按

量少色淡质稀

肝肾虚

血；山药——健脾补中。若经量少，加枸杞子，鹿角胶。

现代药理 巴戟天提取物和水煎剂有明显的促肾上腺皮质激素样作用。

食疗方法 杜仲猪肾　杜仲20克，猪肾200克。将猪肾去皮切块，备用。将杜仲煮沸15分钟，去渣留汁，放入猪肾及适量葱、姜，炖2~3小时，再加入适量精盐，熬稠即可。

≫ 预防调护

1. 注意精神调养，切勿在经前有畏惧感。
2. 经期忌生冷或细刺激性饮食，忌涉水、游泳。

带下病

带下病是指带下的量明显增多，色、质发生异常，或有臭气，或伴有局部及全身症状者。临床以白带、黄带、赤白带为多见，但对赤带及赤白带应引起高度重视，早期进行妇科检查及排癌检查，以免贻误病情。

现代医学中的多种生殖器系统炎症和肿瘤均可引起阴道分泌物的异常，在明确诊断、排除癌变后，参照本节辨证治疗。

≫ 中医辨证分型

常见的辨证分型为：脾虚证、肾阳虚证、肾阴虚证、湿热证、湿毒证。

≫ 辨证论治

❶ 脾虚证

常见症状 带下量多，色白，质清稀，无臭味，兼面色苍白，腹胀，乏力，食少，便溏。

致病原因 脾气虚弱，水湿停聚，湿浊下注，从阴门而下，无热，则带下量多，色白，质清稀，无臭味；其余均为脾虚之象。

常用药物 人参、白术、山药——健脾益气；苍术、陈皮——燥湿健脾；车前子——清利湿邪；柴胡、荆芥穗——升举中焦阳气。若带下日久不止，加芡实、莲子。

现代药理 柴胡有抗炎、抗肿瘤和增强免疫功能的作用。

食疗方法 杜螵蛸乌骨鸡 乌骨鸡250克，海螵蛸50克，茯苓30克。将海螵蛸打碎，与茯苓共用纱布包好，把乌骨鸡切块，一起放入沙锅，炖半小时，去渣，加入调料，可饮汤食鸡肉。

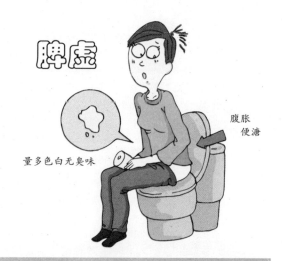

脾虚
量多色白无臭味
腹胀
便溏

❗ 肾阳虚证

常见症状 带下量多，色白，质稀如水，兼腰痛如折，畏寒肢冷，小腹冷坠，夜尿多，便溏。

致病原因 肾阳虚，精关不固，则带下量多，色白，质稀如水；其余均为肾阳虚之象。

常用药物 鹿角霜——温养肾气，收涩止带；菟丝子、杜仲——温补肾阳，强腰固带脉；白术——补中益气，燥湿；莲须、芡实——健脾止带；白果、牡蛎——涩精止带。若畏寒肢冷明显，加附子。

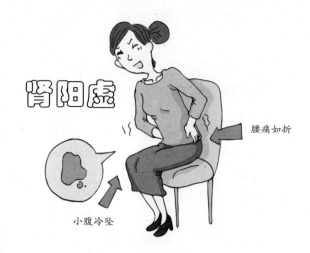

肾阳虚
腰痛如折
小腹冷坠

现代药理 芡实有收敛作用。白果对多种细菌及皮肤真菌有不同程度的抑制作用。

食疗方法 附子鹿茸鸡 附子15克，鹿茸5克，鸡肉100克。将附子、鹿茸、鸡肉一起加水适量，隔水蒸炖1小时，加盐少许，即可饮汤食肉。每日1次，连服3~4周。

❗ 肾阴虚证

常见症状 带下量不多，色淡红或赤白相兼，质黏稠，阴道干涩灼热，兼心烦，手足心热，腰酸耳鸣。

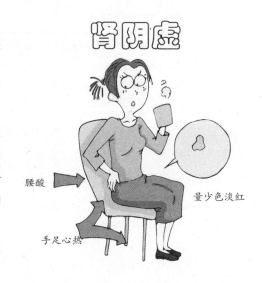

致病原因　多见于素体阴虚或老年妇女，肾阴不足，相火偏旺，损伤脉络，则带涩异常，质黏稠，阴道灼热；其余均为肾阴虚之象。

常用药物　知母、黄柏——温养肾气泄肾经虚火；熟地黄、山药、山茱萸——补肾阴；泽泻、茯苓、丹皮——泄肾浊以助于补肾。若带下量略多，加黄柏。

腰酸

量少色淡红

手足心热

现代药理　黄柏对多种致病菌、皮肤真菌均有抑制作用。

食疗方法　冰糖黄精根饮　鲜黄精根头100克，冰糖50克。将鲜黄精根头洗净，加水2碗煎至1碗，加入冰糖溶解后，去渣饮汤，日1～2次，连服3天。

❗ 湿热证

常见症状　带下量多，色黄或赤，质稠，有臭味，或阴部瘙痒，或月经增多，兼小便黄，或低烧。

致病原因　湿热之邪直犯下焦带下量多色质异常；湿热累及膀胱，故小便黄；热迫血行可致月经增多。

常用药物　茵陈、栀子、黄柏——清热利湿；牡丹皮、赤芍——清热凉血；牛膝——活血，引诸药下行；猪苓、泽泻、车前子、茯苓——利水渗湿。若伴有小腹疼痛，加川楝子、延胡索。

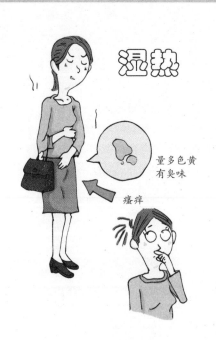

量多色黄有臭味

瘙痒

现代药理　栀子对多种致病菌、皮肤真菌均有抑制作用。

食疗方法　鸡冠花冰糖饮　鸡冠花30克，金樱子20克，白果20克，冰糖20克。将鸡冠花、金樱子、白果加水3碗煎至1碗，去渣加入冰糖，待溶解后，微温饮服。日1次，连服3～5天。

⚠ 湿毒证

常见症状 带下量多，色黄黏稠，或黄绿如脓，或夹血色，臭秽，阴部灼痛，或浑浊如米泔，或似豆渣，伴月经增多，阴痒，外阴溃烂，兼发热，小腹疼痛，小便黄，大便干燥。

致病原因 湿热遏久成毒，直犯阴器，胞宫，则带下异常而臭；湿遏化热生虫而致痒；热迫血行可致月经增多；邪盛成毒则外阴溃烂。

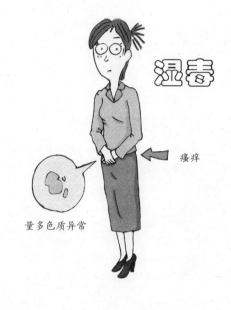

湿毒

痒痒

量多色质异常

常用药物 金银花、连翘、红藤、蒲公英、紫花地丁、大青叶——清热解毒；茵陈、椿根皮——清热燥湿；蒲黄——活血止血；琥珀——化腐生肌通淋；升麻、桔梗——升提清气以助于排除秽浊。

可配合外用药，大黄、忍冬藤、贯众各50克，布包煎煮，趁热先熏局部，温度适宜时清洗外阴，再换药水坐浴15分钟。

现代药理 金银花、连翘具有广谱抗菌作用。椿根皮有抗菌、抗原虫及抗肿瘤作用。

食疗方法 车前子煲猪膀胱　车前子20克，鲜品50克，猪膀胱1个。将车前子用纱布包好，放入猪膀胱中，一起放入沙锅中，加水煎1小时，去渣加调料，饮汤食肉。日1次，连服3天。

≫ 预防调护

1. 加强妇女保健，长期涉水作业者应用卫生保健措施。

2. 经常保持阴部卫生，经期、产褥期、流产后尤当注意。

3. 提倡淋浴，注意性生活卫生。

4. 加强体质锻炼，长期从事坐位工作者，宜在休息时作体操运动。

5. 勿过食辛辣食物。

外阴瘙痒

妇女外阴及阴道瘙痒，甚则痒痛难忍，坐卧不宁，或伴有带下增多，称为外阴瘙痒。外阴瘙痒是一个症状，可出现在很多疾病中，如滴虫性阴道炎、念珠菌阴道炎、老年性阴道炎、外阴湿疹、外阴白色病变及外阴苔藓等。

》》 中医辨证分型

常见的辨证分型为：肝胆湿热证、肝肾阴虚证。

》》 辨证论治

❶ 肝胆湿热证

常见症状 阴部湿痒，带下量多，色黄入脓，或呈泡沫米泔样，其气腥臭；兼心烦失眠，口苦，胸闷，食欲差。

致病原因 脾虚生湿，肝经郁热。湿热下注，或感染病虫，则阴部瘙痒；湿热下注，则带下量多，色黄入脓，或呈泡沫米泔样，其气腥臭；痒痛难忍，则心烦失眠。

常用药物 内服：苍术、薏苡仁——健脾化湿；黄柏——清下焦湿热；丹皮——清热凉血；泽泻、通草、茯苓、滑石、萆薢——清利湿热；鹤虱、苦参、白鲜皮——杀虫止痒。若烦躁易怒，胸胁胀痛，加龙胆草、黄芩、栀子。

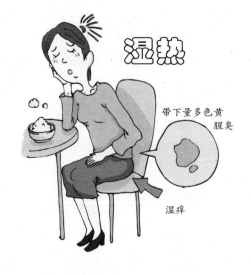

湿热

带下量多色黄腥臭

湿痒

外用：蛇床子30克、花椒10克、白矾15克、苦参15克、白部15克，煎汤先熏后洗，每日2～3次。

现代药理 龙胆草、黄芩、栀子均具有抗炎、抗过敏及体外抑菌、体内抗感染作用。蛇床子具有杀灭阴道滴虫作用。

食疗方法 车前子煲猪膀胱　车前子20克或鲜车前草50克，猪膀胱1个。将车前子用纱布包好，扎口，放猪膀胱内，用线扎口，一起放入沙锅内，加水适量，煎1小时，去渣加调料即可饮汤食用。日1次，连服3天。

⚠ 肝肾阴虚证

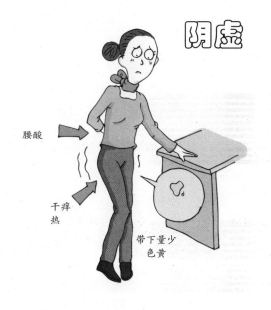

常见症状 阴部干涩，灼热瘙痒，或带下量少色黄，甚则血样；兼手脚心热，时有烘热汗出，口干、耳鸣腰酸。

致病原因 肝肾阴虚，精血两亏，血虚生风化燥，则阴部干涩，灼热瘙痒；阴虚生内热，则带下量少色黄，甚则血样；腰为肾之府，肾虚则腰酸。

常用药物 内服：熟地黄、山茱萸、山药——补肝肾之阴；知母、黄柏、牡丹皮——清肾经伏火；茯苓、泽泻——引热由小便下行；当归——养血活血；白鲜皮——清热燥湿，止痒；何首乌——补肝肾、益精血。

外用：黄连、姜黄、当归、黄柏各18克，生地黄72克，香油800克，黄蜡120克。以香油浸药2天，小火熬药，再入黄蜡溶化成膏。先用0.5%醋酸冲洗阴道，再用药膏涂阴道壁，每日1次，10次为1疗程。

现代药理 白鲜皮对多种致病菌有不同程度的抑制作用。

食疗方法 冰糖黄精根饮　鲜黄精根头100克，冰糖50克。将鲜黄精根头洗净，加水2碗煎至1碗，加入冰糖溶解后，去渣饮汤，日1～2次，连服3天。

⋙ 预防调护

勤换衣裤，注意用具卫生，保持外阴卫生。避免辛辣刺激食物。保持心情愉快。外阴瘙痒溃烂者，不宜使用刺激性过强的外用药。

产后缺乳

产妇在哺乳期，乳汁甚少或全无，称为缺乳。

缺乳多发生在产后第2～3天或半个月内，也可发生在整个哺乳期。临床以发生于新产后的缺乳最为常见。

缺乳有如下特点：1. 产后开始哺乳时即觉乳房不胀，乳汁稀少，以后稍多但仍不足。2. 产后哺乳开始时即全无乳汁。3. 新产后哺乳正常，因突然高热或情志所伤后，乳汁骤减，不足以喂养婴儿。

≫ 中医辨证分型

常见的辨证分型为：气血虚弱证、肝郁气滞证、痰气壅阻证。

≫ 辨证论治

❗ 气血虚弱证

常见症状 产后哺乳时，乳汁不充，甚或全无，不足以喂养婴儿，乳房无胀感而柔软，乳汁清稀，产褥期可见恶露多，兼面色苍白，神疲乏力，食欲不振。

致病原因 乳汁为血所化，气血不足则乳汁不充，乳汁清稀；气虚不能摄血，则产褥期恶露多；气血虚弱，不能上荣，则面色苍白，神疲乏力。

常用药物 人参、黄芪——补气健脾，使气血生化有源；当归、麦冬——补阴养血；木通——通经下乳；桔梗——载诸药入胸中。若先天乳腺发育不良，腰膝酸软，加紫河车、鹿角胶。

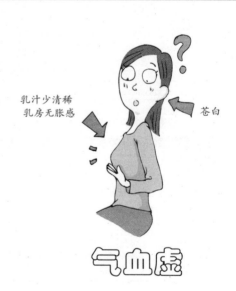

乳汁少清稀
乳房无胀感

苍白

气血虚

现代药理 龙通有促进乳汁分泌作用。人参促进蛋白质合成，促进造血系统功能。黄芪改善贫血现象。

食疗方法 通乳猪蹄 猪蹄1对，党参10克，黄芪15克，当归15克，麦冬10克，木通6克，桔梗10克。将六味药水煎三次去渣取汁，温火煮猪蹄至烂，饮汤吃肉。

归芪鲤鱼汤　大鲤鱼1尾，当归15克，黄芪50克。将鲤鱼洗净去内脏和鱼鳞，与当归、黄芪同煮。

! 肝郁气滞证

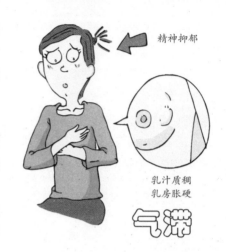

精神抑郁

乳汁质稠
乳房胀硬

气滞

【常见症状】　产后乳汁少甚或全无，或平日乳汁正常或偏少，由于情绪影响而乳汁骤减或全无，乳汁稠，乳房胀硬而痛，兼精神抑郁，胸胁胀痛，食欲减退。

【致病原因】　肝主疏泄，情绪波动，则肝气郁滞，乳络不通，产后乳汁少甚或全无；气滞则乳积，则乳房胀硬而痛；肝郁犯胃，则食欲减退。

【常用药物】　柴胡、青皮——疏肝理气解郁；漏芦、穿山甲、王不留行——通经下乳；当归、白芍、川芎、生地、天花粉——补血增液。若乳房局部有热感，加蒲公英、夏枯草。

【现代药理】　王不留行能促进乳汁分泌。

【食疗方法】　秘传涌泉猪蹄　猪蹄1对，王不留行15克，母丁香6克，漏芦15克，天花粉15克，僵蚕15克，穿山甲15克。将六味药水煎三次去渣取汁，将药液煮猪蹄至烂，饮汤吃肉。

! 痰气壅阻证

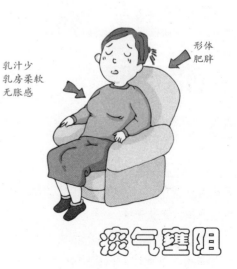

形体肥胖

乳汁少
乳房柔软
无胀感

痰气壅阻

【常见症状】　产后乳汁少甚或全无，乳房丰满，柔软无胀感，兼形体肥胖，胸闷，食少，便溏。

【致病原因】　素体脾虚，运化失职，则水湿内停，痰气壅阻乳络，且气虚血少，故产后乳汁少甚或全无乳房柔软无胀感；脾虚则便溏。

【常用药物】　黄芪、茯苓——健脾益气利湿；当归、紫河车——补血益精；瓜蒌、远志、川贝母——化痰通络；漏芦、王不留行——通经下乳。

（现代药理）王不留行能促进乳汁分泌。

（食疗方法）芪肝汤　猪肝500克，黄芪60克。猪肝洗净，加黄芪放水适量，同煮连汤食。

≫ 预防调护

1. 孕期做好乳头的护理，产检时发现乳头凹陷的孕妇经常把乳头往外拉，常用肥皂擦洗乳头，避免乳头皲裂。

2. 提倡早期哺乳，按需哺乳，促进乳汁分泌。

3. 增加营养，尤其要富含蛋白食物和新鲜蔬菜，以及充足汤水。但要视脾胃情况而定，不能过于油腻。

4. 调整情绪，劳逸结合，保持气血和调。

产后大便难

产后饮食如故，大便艰涩，或数日不解，或排便时干燥疼痛，难于解出者。本病属于现代医学中之产后便秘。

≫ 中医辨证分型

常见的辨证分型为：血虚津亏证、阴虚火燥证、气虚失运证、阳明腑实证。

≫ 辨证论治

❗ 血虚津亏证

（常见症状）产后大便干燥，数日不解，或解时艰涩难下，但腹无胀痛，饮食如常，兼面色萎黄，皮肤干燥。

（致病原因）由于产后失血伤津，肠道失于濡润以致便秘；血虚不容于外，则面色萎

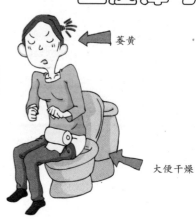

血虚津亏

姜黄

大便干燥

黄，皮肤干燥。

> **常用药物** 生地、当归、白芍、川芎——养血润肠；肉苁蓉、柏子仁、何首乌、火麻仁——润肠通便。若口干咽燥，加玄参、麦冬。

> **现代药理** 首乌中提取的大黄酚能促进肠道运动。

> **食疗方法** 蜂蜜芝麻粥 蜂蜜40克，芝麻20克，粳米60克。将芝麻碾碎与粳米同煮粥，待粳米将熟之时调入蜂蜜，煮沸而成。

⚠ 阴虚火燥证

> **常见症状** 产后大便干燥，数日不解，解时艰涩，大便坚结，腹部胀满，兼小便黄。

> **致病原因** 由于产后失血伤津，阴虚火盛，肠道干涩则大便干燥，数日不解，解时艰涩，大便坚结；虚火灼津，则小便黄。

> **常用药物** 火麻仁、麦冬、阿胶、白芍——养血滋阴润燥；玄参、生地、地骨皮——养阴清热；枳壳、大黄——泻热通便；人参——益气扶正。

> **现代药理** 大黄能增加肠蠕动，抑制肠内水分吸收，促进排便。

> **食疗方法** 地黄鲫鱼 生地、麦冬各10克，木耳5克，鲜鲫鱼1条。鲫鱼去鳞及内脏。将生地、麦冬装入鱼腹中，加木耳及调料，蒸30分钟即可食用。

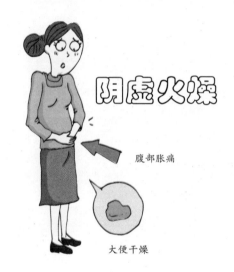

阴虚火燥

腹部胀痛

大便干燥

⚠ 气虚失运证

> **常见症状** 大便数日不解，临厕努争乏力，便出不干硬，兼汗出气短，乏力。

> **致病原因** 素体虚弱，产时用力耗气，气虚大肠传送无力，则大便数日不解，临厕努争难出；脾虚失运，津液未伤，则大便不坚；气虚则神疲乏力；气虚腠理不固，

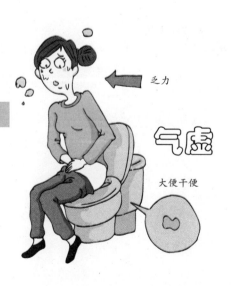

乏力

气虚

大便干便

故气短乏力。

常用药物　人参、甘草——益气；当归——养血；生地、火麻仁、桃仁——润肠通便；枳壳、槟榔——行气通腑。

现代药理　麻子仁有润肠通便作用，同时在肠中遇碱性肠液后产生脂肪酸，刺激肠壁，使蠕动增强，从而达到通便作用。枳实可使胃肠收缩节律增加。

食疗方法　栗子鸡　党参50克，栗子20克，母鸡1只。母鸡在沸水中汆过，将党参纳入鸡腹中，栗子、鸡、调料放入沙锅中，加水适量，煮1小时即可食用。

❶ 阳明腑实证

常见症状　大便干结，数日不解，腹部胀痛，兼身热，矢气臭秽，口臭。

致病原因　产后正气亏弱，又饮食不节，伤于肠胃，积滞化热，热与糟粕壅塞肠道，则大便数日不解，腹部胀满；腑气不通，胃热上熏，矢气臭秽，口臭。

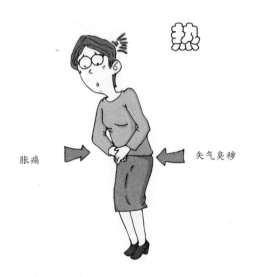

胀痛　　　矢气臭秽

常用药物　大黄、芒硝——泻热通便；当归、白芍——养血润肠通便；生地——养阴生津而润肠通便；枳壳、槟榔——行气通腑。

现代药理　大黄能增加肠蠕动，抑制肠内水分吸收，促进排便。芒硝所含的主要成分硫酸钠，其硫酸根离子不易被肠壁吸收，存留肠内形成高渗溶液，阻止肠内水分的吸收，使肠内容积增大，引起机械刺激，促进肠蠕动而致泻。

食疗方法　二冬蜜水蛋花　天冬、麦冬各10克，蜂蜜30克，鸡蛋2个。鸡蛋打匀备用，将天冬、麦冬文火煎15分钟去渣取汁，再把药汁煮沸加入鸡蛋，最后兑入蜂蜜。

⋙ 预防调护

1．积极预防产后出汗及汗出过多。

2．鼓励产妇产后尽早起床活动，作保健操，促进胃肠蠕动。

3．养成定时排便的习惯。

4．饮食宜清淡而富有营养，多次水果，蔬菜等高纤维食品。

5．勿过食辛辣食物。

产后自汗、盗汗

产妇于产后出现涔涔汗出，持续不止，动则益甚，称为"产后自汗"。若睡后通身汗出，甚至湿衣者，称为"产后盗汗"。

新产后阴血偏虚，阴阳暂失平衡而出汗稍多，几天后自止，属正常现象，不属本病范围。

》》 中医辨证分型

常见的辨证分型为：气虚产后自汗证、阴虚产后盗汗证。

》》 辨证论治

❶ 气虚产后自汗证

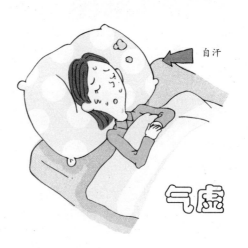

自汗

气虚

常见症状 产后涔涔汗出，不能自止，动则益甚，时而怕风，兼缺乳，也有仅头部出汗者。

致病原因 素体气虚，因产耗气，气虚更甚，卫外不固，腠理疏松，故自汗，动则伤气，则自汗益甚；气血亏虚，内伤津液，乳汁生化不足，故缺乳。

常用药物 黄芪、白术——益气固表止汗；茯苓、甘草——补气健脾，使肌表充实；防风——疏风解表；煅牡蛎、麻黄根——固涩敛汗。

现代药理 麻黄根能抑制低热和烟碱所致的发汗。

食疗方法 黄芪鸡　鸡肉150克，黄芪30克。将鸡肉切块与黄芪放入沙锅内，加水适量，文火炖30分钟，加入调料。日1次，连服3天。

ⓘ 阴虚产后盗汗证

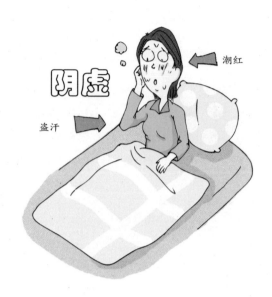

潮红

盗汗

阴虚

常见症状 产后熟睡后出汗，甚至湿透衣衫，醒来即止，兼面色潮红，头晕耳鸣，口燥咽干，手脚心热，腰膝酸软。

致病原因 素体阴虚，产时失血伤津，阴血更虚，则阳气偏盛，人熟睡后偏盛之阳内蒸，故迫津外出而盗汗；虚阳上浮，故面色潮红；阴虚生内热，则口燥咽干，手脚心热。

常用药物 黄芪、白术——益气固表止汗；人参、麦冬——益气养阴；防风——疏风解表；山茱萸、五味子——滋肾养阴，酸敛止汗；煅牡蛎——固涩敛汗。

现代药理 山茱萸所含鞣质有收敛作用。

食疗方法 虫草炖老鸭　冬虫夏草15～20克，老母鸭1只。将老鸭去毛及内脏，冬虫夏草放入腹腔内，加水及调料，隔水蒸炖1小时，即可服用。

≫ 预防调护

1．分娩及产后耗气伤阴血，应注意补气补血，如鸡汤、鱼汤、肉汤等。

2．产后自汗、盗汗，应积极预防感冒。

3．产后阴血亏虚，易产生便秘，饮食应增加水果，蔬菜等高纤维食品。

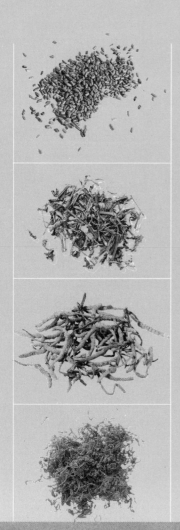

CHAPTER 5

常见儿科病的中药养生法

水 痘

　　水痘是一种由水痘——带状疱疹病毒引起的传染性很强的出疹性传染病。临床特点为皮肤、黏膜相继、分批出现斑疹、丘疹、水疱疹和结痂等。各期皮疹同时存在，呈向心性分布。本病以4岁以内小儿发病率为高，小于6个月的婴儿可由母体获得被动免疫而不发生水痘。冬春季多见，病后可获得持久免疫力。本病乃风热之邪，由口鼻吸入，侵犯于肺，外发肌表皮肤所致。

≫ 中医辨证分型

　　根据病情轻重，将水痘分为轻证、重证两类治疗。

≫ 辨证论治

❶ 轻证

　　常见症状 发热轻微或无热，咳嗽流涕，疱疹稀疏，疹色红润，疱浆清亮，形如露珠，此起彼伏，以躯干为多，面部、四肢较少。大便如常，小便黄。

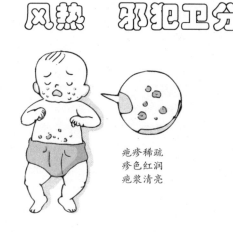

风热　邪犯卫分

疱疹稀疏
疹色红润
疱浆清亮

　　致病原因 风热挟湿，邪犯卫分。

　　常用药物 连翘、牛蒡子——疏散风热，清热解毒；荆芥、蝉蜕——疏风透疹。若热高，咽痛，加金银花、板蓝根；流涕咳嗽，加桑叶、桔梗、杏仁；疱疹作痒，加僵蚕、白蒺藜。

　　现代药理 荆芥能增加汗腺分泌，有微弱的解热作用，有较强的抑菌、抗炎作用。牛蒡子、蝉蜕均有较强的解热作用。金银花、连翘、板蓝根有广谱抗菌作用，能抗炎、解热。白蒺藜有抗过敏作用。

　　食疗方法 薏苡仁100克、绿豆100克，加水熬熟，加少许白糖，每日2次服用。

❗ 重证

常见症状 壮热口渴，或烦躁不安，面红目赤，痘大而密，根盘红晕显著，疹色紫暗，疱浆混浊，大便干结，小便短黄。

致病原因 热毒炽盛，燔灼气分，有入营趋势。

常用药物 金银花、连翘、紫花地丁、大青叶——清热解毒；焦栀子——泻火除烦，凉血解毒；生地、赤芍、牡丹皮——清热凉血，活血解毒。若咽红肿痛，加射干、山豆根；烦躁不安，加黄连；便秘，加大黄、玄明粉；口干，舌绛少津，加天花粉、沙参、麦冬。

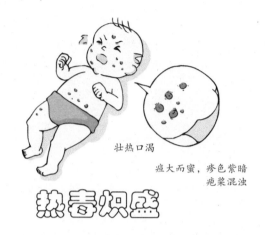

壮热口渴

痘大而密，疹色紫暗
疱浆混浊

热毒炽盛

现代药理 紫花地丁、大青叶均有抑菌作用，紫花地丁有确切的抗病毒作用，其提取液对内毒素有直接摧毁作用，还能解热、消炎、消肿。生地有镇静、抗炎、抗过敏作用。牡丹皮有镇静、降温、解热、解痉等中枢抑制作用。赤芍能镇静、抗炎、止痉、止痛。

食疗方法 薏苡仁100克、绿豆100克，加水熬熟，加少许白糖，每日2次服用。

≫ 预防调护

1. 隔离患儿到皮损结痂为止。

2. 注意皮肤清洁。水痘透发时，防止患儿抓痒，擦损痘皮。可将清洁纱布包缚手上，以防擦破而引起感染。

3. 衣被宜柔软，但不宜过热。

4. 痘痂破溃流水处，取绵蛾茧，以生白矾捣碎，入茧内令满，炭火烧白矾汁尽，研为细末，掺于疱疮流水处。

5. 饮食宜清淡，忌食姜椒辣物，常饮芦根、绿豆汤，有清热解毒作用。

流行性腮腺炎

流行性腮腺炎是由病毒感染引起的急性呼吸道传染病。其表现为非化脓性的腮腺肿大、疼痛和发热，常并发脑膜脑炎、胰腺炎、睾丸炎、肾炎及心肌炎等。本病好发于学龄儿童，但成人也有受累。冬春季节流行，一般于一次感染后可获终身免疫。中医称之为"痄腮"、"蛤蟆瘟"。

>>> 中医辨证分型

常见的辨证分型为：温毒在表证、热毒蕴结证两种证型。

>>> 辨证论治

❗ 温毒在表证

常见症状 轻微发热恶寒或不发热，一或两侧腮部浸肿疼痛。此为痄腮初起，邪毒在表。

致病原因 温毒初起，邪在卫分。

常用药物 金银花、连翘、牛蒡子——疏散风热，清热解毒；桔梗——宣肺利咽；薄荷——疏散风热，清利头目，利咽；板蓝根——清热解毒，凉血，利咽；僵蚕——疏风热，化痰散结；甘草——祛痰、解毒利咽。若腮肿明显，加黄芩、夏枯草；呕吐，加竹茹。

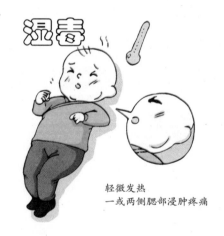

轻微发热
一或两侧腮部浸肿疼痛

现代药理 金银花、连翘均为广谱抗菌药，并有抗病毒及消炎作用。薄荷、连翘、牛蒡子有解热作用，甘草、桔梗有祛痰及抗炎作用。

食疗方法 鲜嫩丝瓜100克煮沸5分钟，加紫菜、盐少许，出锅后加味精、麻油食用；或水煮荆芥穗、薄荷各10克，沸后改用文火3分钟，去渣取汁，用汁煮粳米50克做粥食用；或将生苦瓜2条洗净捣烂如泥，加适量盐拌匀，半小时后去渣取汁，煮沸，放入适量淀粉，调成半透明羹状，分次酌量食用；或鲜蒲公英100克洗净后切碎，用开水浇烫取渣、加调料或佐餐用。亦可将鲜蒲公英洗净捣烂成泥，外敷耳垂下疖腮肿胀处。

⚠ 热毒蕴结证

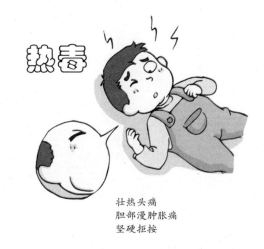

热毒

壮热头痛
胆部漫肿胀痛
坚硬拒按

常见症状 壮热头痛，口渴引饮，腮部漫肿胀痛，坚硬拒按，咀嚼困难，咽红肿痛。

致病原因 邪壅少阳，热毒较重。

常用药物 连翘、蒲公英、黄芩、黄连——清热解毒；马勃——清热解毒，利咽；僵蚕——疏风热，化痰散结；甘草——祛痰、解毒利咽。腮部漫肿，有硬结，加昆布、海藻；大便秘结，加大黄；少腹睾丸痛，加龙胆草、柴胡、延胡索、川楝子、赤芍。

现代药理 黄芩、黄连、板蓝根为广谱抗菌药。板蓝根、僵蚕、黄芩、黄连具有对病毒的抑制作用。连翘、黄芩尚可提高机体白细胞及网状内皮系统的吞噬能力。

食疗方法 先用温水将黄花菜30克浸泡，去根洗净后与海带丝30克同煮熟，沥水，放凉，加调料拌匀既可食用；或将空心菜500克水煎，加入适量红糖每天1次或分次服用；或先用水煮生石膏60克15分钟，去渣取汁，用汁煮粳米50克做粥；或山慈姑10克洗净去皮，冷水浸泡10分钟后加热，水沸后改用文火煮10分钟，再与粳米50克同煮做粥，每日食1次。

⋙ 预防调护

1. 发现病人及时隔离，隔离时间至腮腺完全消肿为止。
2. 药物预防，可用板蓝根30克水煎服，或可注射特异高效免疫球蛋白。
3. 发热期间应卧床休息，饮食以流质、半流质为主，禁食肥腻及不易消化食物。

急性上呼吸道感染

急性上呼吸道感染简称上感，是指鼻、鼻窦、咽、喉部的感染。其发病率占儿科疾病的首位，主要表现为发热、恶寒、鼻塞、流涕、喷嚏、咽部刺激等症状。婴幼儿可引起高热惊厥；年长儿患链球菌上呼吸道感染后可引起急性肾炎、心肌炎、风湿热等，使病情迁延或加重，因此应早期诊断，及时治疗。上感属中医外感病范畴，有感冒、伤风、伤寒、乳蛾之称。乃由外感时邪所致。一年四季均有发生，气候变化时及冬春两季最多见。由于小儿脏腑娇嫩、脾常不足、神情怯弱，易出现挟痰、挟滞、挟惊等兼证。

》》 中医辨证分型

常见的辨证分型为：风寒感冒证、风热感冒证、暑邪感冒证三种证型。

》》 辨证论治

❶ 风寒感冒证

常见症状　发热无汗，恶寒头痛，鼻塞流涕，喷嚏咳嗽。此为上感初起，多见于寒冷季节。

致病原因　邪寒外束，卫阳被郁，腠理内闭，肺气不宣。

常用药物　荆芥、防风、苏叶、豆豉、葱白、生姜——解表散寒；杏仁、前胡、桔梗、甘草、桔红——宣通肺气。腹胀便秘，加山楂、神曲、莱菔子；咳嗽有痰，加半夏、苏子。

现代药理　荆芥、防风、苏叶、葱白、生姜均有解热、抗菌作

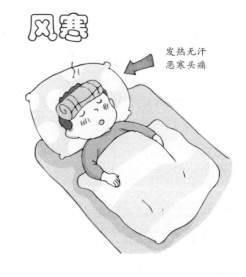

风寒

发热无汗
恶寒头痛

用。桔梗、前胡能使痰液稀释，易于排出，桔梗还有镇咳作用及增强抗炎和免疫作用。杏仁能抑制咳嗽中枢而镇咳平喘作用。桔红有扩张气管及祛痰作用。甘草有明显的镇

咳、祛痰、平喘作用，还有抗菌、抗病毒、抗炎、抗过敏作用，能保护发炎的咽喉和气管黏膜。

[食疗方法] 清水1碗，入豆豉10克煮沸约3分钟，再入葱白出锅，趁热服，服后卧床盖被取微汗，适于感冒轻证；或生姜5～10克、葱白3～5克、红糖适量，共水煎，煮沸5分钟，取液趁热频饮，服后卧床盖被取微汁，适于感冒兼恶心欲吐者；或苏叶5克加水100毫升，煎至30毫升，取汁，将神曲10克捣碎，加水150毫升，煎至50毫升，滤汁入粳米，再加水400毫升，同煮为稀粥后，入苏叶液搅拌，每日早晚温热服，适于小儿感冒挟食者；或将黄芪10克入水150毫升浸泡，煎至100毫升，去渣，豆豉5克润湿备用，瘦肉50克捣泥，炒锅置大火上入油，下豆豉稍炸，再入黄芪水烧开，放入瘦肉泥，烧沸片刻，入调料既可，适于老幼体虚易感者。

❗ 风热感冒证

[常见症状] 发热重，恶风，有汗或少汗，头痛鼻塞，流浊涕，咳嗽痰稠色黄，咽红或痛。

[致病原因] 风邪夹热，肺气失宣。

[常用药物] 银花、连翘、豆豉、薄荷、荆芥——辛凉解表，疏风清热；竹叶、芦根——清热生津；牛蒡子、桔梗、甘草——宣利肺气，化痰利咽。若寒热起伏，加柴胡、黄芩；高热抽搐，加僵蚕、钩藤；目赤，加菊花、桑叶；痰多，加白前、杏仁、莱菔子。

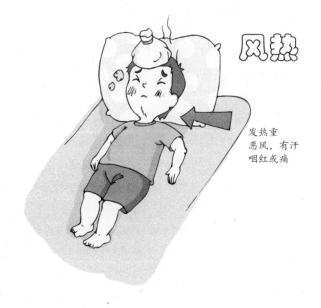

风热

发热重
恶风，有汗
咽红或痛

[现代药理] 银花、连翘、薄荷、牛蒡子对多种细菌及病毒均有抑制作用。薄荷、荆芥有不同的发汗解热作用。芦根有解热、镇静作用。桔梗可使痰液稀释，易于排出，有镇咳作用，能增强抗炎和免疫功能，还能增强巨噬细胞的吞噬功能，增强中性白细胞的杀菌力。

[食疗方法] 将银花20克、山楂5克置锅内大火烧沸3分钟后，取药液入杯内，再入水煎沸1次，将两次药液合并，入蜂蜜30克，搅拌匀既可，随时饮用，适于风热外感干

咳、食少者；或桑叶、菊花各5克，竹叶、白茅根各15克，钩藤15克，薄荷3克，同放杯内沸水冲泡，闷浸10分钟，去渣加白糖适量频饮，适于风热感冒兼夜惊，睡卧不宁者；或将白萝卜200克、白菜梗100克、胡萝卜100克切丝，用盐淹片刻，沥水，再入白糖、味精、麻油拌匀既可，适于风热感冒挟痰、食欲不振者。

❗ 暑邪感冒证

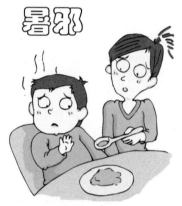

高热无汗
头痛身重
胸闷食少

常见症状 高热无汗，头痛身重，胸闷食少，或伴吐泻、咳嗽。

致病原因 暑邪在表，气机失宣。

常用药物 银花、连翘、大青叶——清热解毒；香薷、薄荷——解表，解暑；厚朴——化湿，行气以解暑。若腹泻，加苍术、山楂；热甚心烦，加黄连。

现代药理 大青叶有抗菌和抗病毒的作用。香薷有发汗解热作用及抑菌和抗病毒作用主。厚朴有广谱抗菌作用。

食疗方法 西瓜皮1000克切碎加水适量，煮沸20分钟后入绿茶10克、薄荷15克，再煮3分钟，取汁代茶饮，适于暑湿感冒发热、身困，食欲减退，小便黄赤者；西瓜1500克取瓤绞汁，番茄250克用沸水冲烫，剥皮取汁，二汁合并，随意饮用，适于暑天感冒气阴已伤者；绿豆30克煮汤，另金银花15克加水250毫升，煮沸10分钟，取汁，倒入绿豆汤内既可饮用，适于暑热感冒；或香薷10克、炒白扁豆5克、厚朴5克均研粗末，加水煮沸20分钟，取汁，再煎1次，合并两次药液过滤即可，适于暑湿挟寒证。

⫸ 预防调护

1. 平素注意锻炼，多做户外活动，增强体质。

2. 气候骤变时，注意增减衣服，避免受凉受热。

3. 本病流行时，少去公共场所及外出串门。

4. 发病期间，注意饮食，减少乳食，避免伤食积滞。同时要注意心跳、脉搏和呼吸情况，警惕合并心肺疾患。

肺 炎

　　肺炎系由不同病原体或其他因素（吸入或过敏反应）等所致的肺部炎症。以发热、咳嗽、气促、呼吸困难和肺部固定湿啰音为其共同的临床表现。本病为发展中国家儿科的常见病。在我国儿内科住院病儿中，肺炎占1/4~1/2。本病按病理分类可分为大叶性肺炎、支气管肺炎、间质性肺炎、毛细支气管肺炎；按病原学分类可分为细菌性肺炎、病毒性肺炎、真菌性肺炎、支原体肺炎等；按病程分，发病1月以内者为急性肺炎，1~3个月者为迁延性肺炎，超过3个月者为慢性肺炎。急性肺炎大多预后良好，但治疗不当易引起心力衰竭。慢性肺炎、间质性肺炎，如迁延日久，易导致慢性肺源性心脏病。

▷▷ 中医辨证分型

　　常见的辨证分型为：风寒闭肺证、风热闭肺证、痰热闭肺证、毒热闭肺证、阴虚内热证、脾肺气虚证六种证型。

▷▷ 辨证论治

❗ 风寒闭肺证

　　常见症状 发热无汗，咳嗽气急，口不渴，痰白而稀，年长儿伴恶寒、头身痛。此证多见于寒冷地区或气候严寒季节，为肺炎初症候。

　　致病原因 风寒壅肺，肺气不宣。

　　常用药物 麻黄——发汗解表，宣肺平喘；杏仁、苏子——止咳平喘；陈皮、半夏——燥湿化痰；甘草——祛痰止咳。痰多，加白芥子、莱菔子；发热无汗，表证为主，加荆芥、淡豆豉。

　　现代药理 麻黄有很强的发汗解热作用，还能缓解支气管平滑肌痉挛。杏仁能抑制咳嗽中枢而起镇咳平喘作用。半夏有明显的止咳作用。

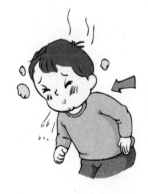

发热无汗
咳嗽气急
痰白而稀

陈皮有扩张气管作用，其挥发油有刺激性祛痰作用。甘草有明显的镇咳、祛痰、平喘作用，还能抗菌、抗病毒、抗炎，保护发炎的咽喉和气管黏膜。

　　食疗方法　生姜6克、豆豉10克同煎取汁，调入饴糖12克分饮服；或百部10克、生姜6克同煎取汁，调入蜂蜜分温服；或将6克杏仁研泥，调入牛奶30毫升取汁，桑白皮15克、生姜6克、大枣5枚水煎取汁，以药汁入粳米煮粥，将熟时入杏仁汁再稍煮即成，1日数次热服，适于咳嗽，喘急痰多，体虚者。

风热闭肺证

　　常见症状　咳嗽，有汗热不解，呼吸急促，口渴痰多，甚则气急鼻煽，面赤唇红，涕泪俱闭，烦躁不安。

　　致病原因　风热壅肺，肺气不宣。

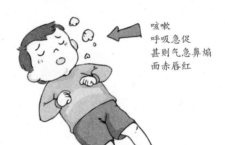

咳嗽
呼吸急促
甚则气急鼻煽
面赤唇红

　　常用药物　麻黄——宣肺平喘；杏仁——止咳平喘；石膏——清泄肺热；黄芩——清肺热，燥湿热，祛痰；桔梗——宣肺祛痰止咳；甘草——调和诸药。咳剧痰多，加莱菔子、竹沥；热重便秘，加桑白皮、鱼腥草、大黄；热甚伤津，加北沙参、鲜芦根。

　　现代药理　大膏能增强巨噬细胞的吞噬能力，并能促进吞噬细胞的成熟。黄芩有广谱抑菌作用，还有解热、镇静作用。桔梗有镇咳作用，能增强抗炎和免疫功能，还能增强巨噬细胞的吞噬功能，增强中性白细胞的杀菌力。

　　食疗方法　桑叶9克、菊花9克、杏仁泥6克水煎取汁，调入蜂蜜15克既可，日1次，代水饮用；或生姜汁25毫升，梨汁、萝卜汁、鲜芦根汁、鲜百部汁各50毫升（无鲜品者可用干品浓煎取汁），混匀，调入蜂蜜50克煮沸，每服1匙，日3次，开水调服；或雪梨1个去核切片，与川贝3克、桔梗3克、菊花9克同煎取汁，加入冰糖20克既可，每日1剂，分次服；或生石膏30克水煎取汁，粳米60克加水入葱2根、豆豉10克、杏仁6克同煮，米熟时兑入石膏汁既可，热饮空腹服。

痰热闭肺证

　　常见症状　发热烦躁，咳嗽气喘痰多，呼吸困难，气急鼻煽，口唇发绀，喉间痰鸣。

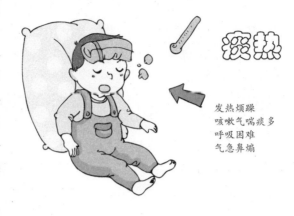

致病原因 风热郁肺，肺气壅实，肃降无权。

常用药物 麻黄——宣肺平喘；杏仁——止咳平喘；桑白皮、葶苈子——泻肺平喘，利水消痰；石膏——清泻肺热；甘草——祛痰止咳，调和诸药。若热甚，加黄芩、栀子、连翘；痰多，加天竺黄、竹沥；肢端颜面出现青紫，加丹参、当归、赤芍、红花。

发热烦躁
咳嗽气喘痰多
呼吸困难
气急鼻煽

现代药理 桑白皮有轻度止咳作用，对神经系统有镇静、安定、抗惊厥、镇痛、降温作用。葶苈子有广谱抗菌和抗真菌作用。竹沥有明显的镇咳祛痰作用。天竺黄可镇痛抗炎。

食疗方法 瓜蒌15克、麦冬15克、芦根30克、白茅根30、竹茹6克同煎取汁，代水饮；或海蜇皮30克、荸荠4克同煎，食荸荠饮汤，日数次。

！ 毒热闭肺证

常见症状 高热持续不退，颜面潮红，烦躁不安，咳喘气粗，口渴引饮，舌苔黄糙起刺。

致病原因 热毒闭肺、扰心、伤津。

常用药物 黄芩、黄连、黄柏、栀子、蒲公英——清热解毒；麻黄——宣肺平喘；紫草——清热凉血解毒；石膏——清泻肺热；虎杖、大黄——泻火解毒，导热下行。若大便稀溏，去大黄；高热烦躁不安，加紫雪丹另服。

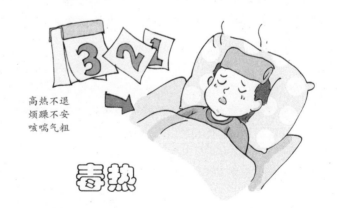

高热不退
烦躁不安
咳喘气粗

现代药理 黄芩、黄连、黄柏、栀子、蒲公英、紫草均有广谱抗菌作用，蒲公英能激发机体的免疫功能。大黄能抗感染、抑菌，促进排便。虎杖有泻下、祛痰止咳、抑菌、抗病毒作用。

食疗方法 鲜竹沥100克与粳米50克同煮，粥成热饮；或瓜蒌瓤（去子）250克、白糖100克拌匀为馅，用发酵面粉1000克制成饼，烙熟，空腹服用，日1～2次。

❶ 阴虚内热证

常见症状 高热口渴，口唇殷红，咳嗽痰少，舌光红少苔。

致病原因 阴虚内热，虚热伤津。

常用药物 北沙参、麦冬——养阴清肺；地骨皮、青蒿、牡丹皮——退虚热；桑白皮、黄芩——清肺热；甘草——调和诸药。

现代药理 北沙参有降低体温和镇痛作用。麦冬有镇静和抗菌作用，还能增强网状内皮系统吞噬能

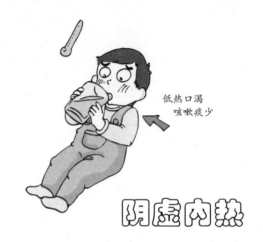

低热口渴
咳嗽痰少

阴虚内热

力，升高外周白细胞，提高免疫功能。青蒿有较好的解热、镇痛作用，能杀伤多种细菌病毒。牡丹皮能镇静、降温、解热、镇痛、抗菌。

食疗方法 雪梨1枚去核切片，加水适量，与银耳10克同煮至汤稠，再入冰糖15克溶化既可，日2次，热饮用；或杏仁60克研泥，将柿霜30克、蜂蜜30克拌入搅匀，蒸30分钟既可，日2次，每次1～2匙；或百合60克研粉，同粳米100克煮粥，兑入冰糖既可，日2次，热饮；或蜜紫菀15克、蜜款冬15克水煎取汁，将银耳150克、蜂蜜150克入药汁中，蒸至银耳软烂为度，日2次，热服；或将杏仁6克、川贝6克打碎，与9克麦冬同煮取汁，兑入冰糖既可，日2次，热饮。

❶ 脾肺气虚证

常见症状 低热起伏不定，咳嗽乏力，咳嗽有痰或喉中痰鸣，神疲气短，面色无华，动则汗出，汗多不温。

致病原因 脾肺气虚，余邪未退。

常用药物 党参、茯苓、白术——补气、燥湿健脾；半夏、陈皮——燥湿化痰，理气健脾；杏仁——止咳平喘。若汗多，加黄芪；咳嗽有痰，加紫菀、款冬、百部；食欲不振，加神曲、山楂、麦芽；低热往来，出黏冷汗，加桂枝、龙骨、牡蛎、白芍、炙

甘草。

现代药理 党参能兴奋呼吸中枢，增强免疫功能。白术能抗菌，升白细胞，促进细胞免疫。

食疗方法 太子参12克、山药12克、百合12克、莲子12克、红枣10枚加水同煮取汁，再调入白糖既可，代水热饮，日1付；或百合30克、党参10克、杏仁6克、鲜猪肺250克加水同炖熟，加盐少许调味既可，饮汤食肺，日2次，适于久咳不止反复难愈最宜；党参30克浓煎取汁，百合30克、粳米150克同煮粥，调入药汁及冰糖既可，日2次，热服。

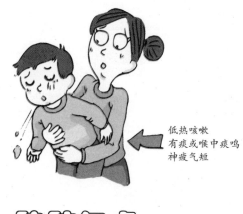

低热咳嗽
有痰或喉中痰鸣
神疲气短

脾肺气虚

⫸ 预防调护

1. 居室保持空气新鲜，阳光充足。冬春季节，少带儿童去公共场所，预防引发本病。

2. 积极开展体育锻炼，提倡户外活动，冬天要多晒太阳，衣着宜寒温适当，以预防和减少感冒。

3. 患病期间，饮食宜清淡而易消化的食物，少进油腻荤腥及辛辣刺激食物，以免助热生痰。可以适当供给新鲜果汁，如甘蔗汁、梨汁、荸荠汁，以养肺生津。

腹泻病

腹泻病是由多种病原、多种因素引起的以腹泻为主要症状的一组疾病。急性腹泻导致脱水，而持续腹泻又是引起小儿营养不良的主要原因。多见于婴幼儿，好发在夏秋季节。中医认为外感暑湿或饮食不洁，损伤脾胃，运化不健，饮食不能化为精微而成湿滞，阻于中焦，使之清浊升降失常，清气不升，而致腹泻。病重者，津液大耗，容易伤阴伤阳，转危变险。

⋙ 中医辨证分型

常见的辨证分型为：伤食泻证、湿热泻证、脾虚泻证三种证型。

⋙ 辨证论治

❶ 伤食泻证

常见症状 脘腹胀痛，痛则欲泻，泻后痛减，大便色黄褐泥烂或呈水样，有不消化残渣，酸臭如败卵，精神尚好。

致病原因 食积内停，阻滞肠胃，传化失司。

常用药物 山楂、莱菔子——消食健胃；陈皮、半夏——和胃降逆；连翘——清热散结；苍术——燥湿健脾。病程稍长，加炮姜、广木香；有外感风寒，发热、流涕、咳嗽，加葛根、荆芥、防风、桔梗。

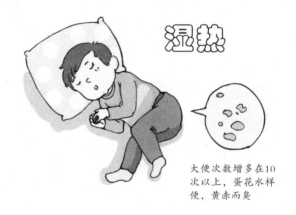

大便次数增多在10次以上，蛋花水样便，黄赤而臭

现代药理 山楂含脂肪酸能促进脂肪消化，并增加胃消化酶的分泌而促进消化，且对胃肠有一定调整作用。半夏可抑制呕吐中枢止呕。连翘煎剂有镇吐作用。苍术有促进胃肠运动作用，对胃平滑肌有微弱收缩作用。

食疗方法 炒山楂30克、炒麦芽30克、焦神曲30克、焦槟榔20克共研细末过筛，每次10克，米汤调糊，酌加红糖，煮沸3分钟，早晚食；或大米60克常规煮粥，粥熟后加入薤白30克再煮片刻既可；或将胡萝卜250克切片，加盐少许，用水煮烂，取汁服；或炒麦芽10克，炒山楂片3克红糖适量，共煎汁饮；或将海蜇60克切碎，荸荠100克去皮同加水煮熟，待水收干，除去海蜇，分数次服荸荠；或以水煮炒莱菔子10克、鸡内金8克，煮沸10～20分钟，取汁，再入粳米100克同煮粥。

❶ 湿热泻证

常见症状 大便次数增多在10次以上，蛋花水样便，黄赤而臭，肠鸣腹胀，甚则呕吐，或伴发热、口渴、精神烦躁，小便黄赤。

（致病原因） 湿热蕴结胃肠，传化失司。

（常用药物） 葛根——解肌清热，煨用且能升清止泻；黄芩、黄连、地锦草——苦寒清热燥湿解毒；甘草——甘缓和中；车前草——清热除湿、利水止泻。若呕吐不止，加辟瘟丹；夹有表邪，发热流涕，加鸡苏散；烦躁不安，发热较甚，加紫雪丹；湿重，泻下多水，加苍术、姜半

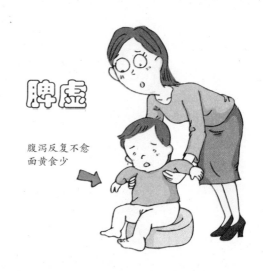

脾虚

腹泻反复不愈
面黄食少

夏；若皮肤干瘪、口渴、目眶凹陷、睡中露睛，呼吸深长等伤阴症候，去地锦草、车前草，加乌梅、白芍、炙甘草、石斛以固肠止泻，酸甘化阴；若脉微、四肢冷、精神委靡等伤阳症候者，加附子人参、牡蛎、龙骨、白芍、炙甘草以回阳救逆。

（现代药理） 葛根对肠道有明显解痉作用，能对抗乙酰胆碱所致的肠道痉挛，还有解热作用。黄芩、黄连有广谱抑菌作用，黄芩还有解热、镇静、抑制肠道蠕动等作用。地锦草有抗病原微生物、抑菌、抗炎、止泻、中和毒素作用。

（食疗方法） 扁豆30克、香薷15克水煎汤，每日分3次服用；或将绿豆60克煮熟后放入车前子30克（布包），煮沸后去车前子，连豆饮用。或马齿苋250克切段，焯过加调料拌匀，作菜食；或将乌梅水12克煎取汁，趁沸时冲泡茶叶6克，加适量白糖，频饮。

⊕ 脾虚泻

（常见症状） 腹泻反复不愈，大便腥气异常，完谷不化，面黄，无力，神倦，食少，自汗，盗汗。

（致病原因） 脾虚失运，清浊不分。

（常用药物） 人参、白术、茯苓、甘草——健脾益气；砂仁、陈皮、桔梗、扁豆、山药、莲子肉、薏苡仁——理气健脾化湿。若脾阳虚衰，阴寒内盛，可用附子理中丸以温中散寒；若久泻不止，中气下陷，或兼有脱肛者，可用补中益气汤以健脾止泻、升阳举陷。

（现代药理） 人参能抗疲劳、抗炎，增强机体免疫功能。白术对肠道活动有双向调节作用，有强壮作用，能促使体重增加，促进细胞免疫功能。砂仁煎剂可增强胃的功能，促进消化液的分泌，可增进肠道运动，排出消化管内的积气。山药对脾虚有预防和

治疗作用，能助消化，对离体肠道运动有双向调节作用。扁豆水煎剂对痢疾杆菌有抑制作用，能抗病毒，对食物中毒引起的呕吐、急性胃炎等有解毒作用。

食疗方法 无核大枣10克同茯苓30克、山药30克、粳米60克煮粥，加适量红糖调食；或莲子肉200克、糯米200克、茯苓100克（去皮）共研细末，加适量白糖拌匀，加水成泥状，蒸熟，放冷切块，加热食用；或适量鸡肉与姜、盐、酱油、花椒粉拌匀为馅，包馄饨煮食；或鹌鹑2只、赤小豆30克、生姜3克、盐同煮熟，吃肉喝汤；或生山药30克研细粉，和凉水调入锅内，用筷不停搅拌，煮成粥状，加熟鸡蛋黄3枚调匀，作早点食用。

≫ 预防调护

1. 节制饮食。提倡母乳喂养，添加辅食不宜太快品种不宜多。喂养、哺乳宜定时定量，适时断乳。

2. 注意腹部保暖，防止受寒致泻。

3. 保持臀部清洁，勤换尿布，大便后用清水洗净，防止红臀。

急性肾小球肾炎

急性肾小球肾炎，简称急性肾炎，是小儿常见的一种肾脏疾病。典型的临床症状为：前驱感染、浮肿、尿少、血尿、不同程度的血压升高。其病因多与A组β溶血性链球菌感染有关，偶或由其他细菌、病毒感染引起。抗原抗体复合物沉积于肾小球基底膜所引起的炎症病变。本病多发生于3岁以上小儿，病程多在1年之内，预后良好。本病属中医"水肿"、"尿血"范畴，急性期多属阳水。因感受外邪，肺、脾、肾三脏不足，水湿泛滥肌肤而致。

≫ 中医辨证分型

常见的辨证分型为：风水相搏证、湿热内侵证、脾虚湿困证、水气上凌心肺证、水毒证、内闭证五种征型。

☞ 辨证论治

❶ 风水相搏证

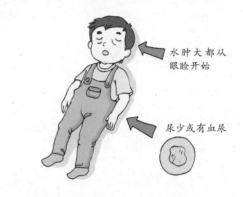

水肿大都从眼睑开始

尿少或有血尿

风水相搏

常见症状 水肿大都从眼睑开始，继而四肢，甚至全身浮肿，来势迅速，颜面为甚，皮肤光亮，按之凹陷即起，尿少或有血尿，伴有发热恶风，咳嗽，咽痛，肢体酸痛。

致病原因 风邪袭表，肺气闭塞，通调失职，风遏水阻。

常用药物 麻黄、蝉蜕、连翘——疏风宣肺；防己、茯苓皮、猪苓、泽泻、车前子、赤小豆——利水消肿。头痛目眩者，去麻黄，加浮萍、钩藤、地龙、决明子；尿血者加大蓟、小蓟、石韦；咽喉肿痛者，加马勃、板蓝根。

现代药理 麻黄、蝉蜕、连翘有解热作用。麻黄、防己、猪苓、泽泻、车前子均有利尿作用。

食疗方法 将薏苡仁30克加水适量用大火烧沸，改文火煮至半熟，加杏仁10克，继用文火煮熟，加入冰糖既可。

❶ 湿热内侵证

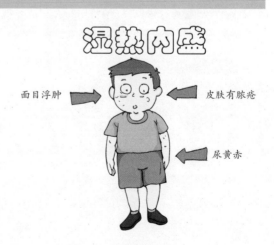

湿热内盛

面目浮肿

皮肤有脓疮

尿黄赤

常见症状 面目浮肿，尿黄赤，或有血尿，或伴发热，皮肤有脓疮。

致病原因 湿热内盛，三焦壅滞。

常用药物 金银花、紫花地丁、蒲公英、野菊花——清热解毒；大腹皮、茯苓皮、泽泻——淡渗利湿。若肿甚者，加车前草、滑石；溃疡者加苦参、白鲜皮；尿血明显者加大蓟、小蓟、石韦、牡丹皮。

现代药理 金银花、蒲公英、紫花地丁、野菊花有广谱抗菌作用，金银花煎剂能促进白细胞的吞噬作用，有明显的抗炎及解热作用。蒲公英能抗内毒素、利尿。紫花地丁有解热、消炎、消肿作用。

食疗方法 西瓜皮切块，去翠衣及瓤后，取白色层切丝，加荸荠丝拌匀调味（浮肿明显者不加盐）；或薏苡仁60克加水适量，煮成烂粥，加少许白糖，空腹食用，每日1次。

⚠ 脾虚湿困证

常见症状 肢体浮肿，按之凹陷难起，面色苍白或萎黄，神疲，肢冷，纳少，便溏，小便短少。

致病原因 脾虚失运，气滞水停。

常用药物 白术、茯苓——健脾补气；茯苓、木瓜——利水消肿；木香、厚朴、大腹皮——理气行水；附子——温阳散寒利水。若气虚甚，加党参、黄芪；小便短少者，去木瓜，加椒目。

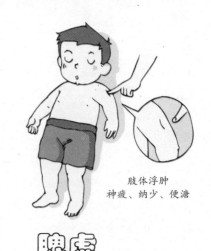

肢体浮肿
神疲、纳少、便溏

脾虚

现代药理 白术能促进细胞免疫功能，提升白细胞，还能利尿、抗菌。茯苓有增强免疫功能的作用。木香、木瓜、厚朴均有抑菌作用。附子有显著的抗炎作用。

食疗方法 生姜皮6克、冬瓜皮15克、车前草15克水煎去渣饮汤，每日2次。

⚠ 水气上凌心肺证

常见症状 肢体浮肿，尿少或尿闭，咳嗽气急，心悸，胸闷，烦躁夜间尤其，喘息不能平卧，口唇青紫，指甲发绀。

致病原因 水气上扰心肺，心阳被阻。

常用药物 防己、桑白皮、葶苈子——利水消肿；茯苓、车前子——淡渗利湿；丹参——活血通脉；党参、附子——益气、补阳、扶正。若肢厥汗多，加肉桂、龙骨、牡蛎；尿少者加桂枝、泽泻。

现代药理 防己能明显增加排尿量，有抗炎作用，对心肌有保护作用，能对抗心律失常。桑白皮、葶苈子有利尿作用。葶苈子有强心作用，对衰弱的心脏可增加输出量，降低静脉压。丹参能改善心肌缺血，对缺氧心肌有保护作用，能抗炎、抗过敏，改善肾功能，保护缺血性肾损伤。

食疗方法 黑鱼500克，去鳞及内脏，放入白术、桑椹、赤小豆各15克，煮熟，吃鱼喝汤。

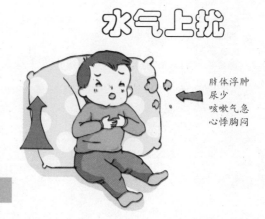

水气上扰

肢体浮肿
尿少
咳嗽气急
心悸胸闷

⚠ 水毒内闭证

常见症状 全身浮肿，尿少或尿闭，头晕，头痛，恶心呕吐，口中秽气，腹胀甚或昏迷。

致病原因 水湿毒邪内阻，上蒙清窍，清阳不升，浊阴不降。

常用药物 半夏——化痰止呕；瓜蒌、竹茹——清热化痰；胆南星——化痰开窍；生大黄、枳实——导滞下行，降浊以升清；车前子、葫芦——利水消肿；附子、干姜——温脾阳以运化水湿；干姜、黄连——降逆止呕。恶心呕吐甚者，加玉枢丹；抽搐者，加羚羊角粉、紫雪丹。

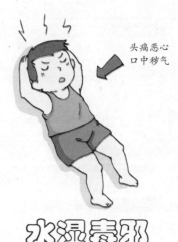

头痛恶心
口中秽气

水湿毒邪

现代药理 半夏可抑制呕吐中枢而止呕。瓜蒌、竹茹有抑菌作用。大黄可促进排便，有抗感染作用及广谱抗菌作用。车前子、葫芦有利尿作用。

食疗方法 冬瓜皮50克、薏苡仁50克、赤小豆100克、玉米须25克（布包），加水适量同煮，至赤小豆熟透，吃豆饮汤。

⋙ 预防调护

1. 注意锻炼身体，增强体质，讲究卫生，防止和及时治疗上呼吸道及皮肤感染。

2. 急性期1～2天卧床休息，直到肉眼血尿消失、水肿消退、血压下降。此期内限制蛋白质、水、钠摄入，年长儿每日摄入氯化钠1～2克。

遗尿症

遗尿症是指3岁以上小儿在睡眠中小便自遗的一种病症。3岁后持续遗尿称原发性遗尿症。3岁后能控制排尿达1年以上再次出现遗尿称继发性遗尿症。原发性遗尿症大多为功能性，男孩多于女孩。此症多见于10岁以下儿童，偶可延长到12~18岁。若经久不愈，往往影响小儿身心健康。

中医称本病为"遗尿"、"遗溺"、"尿床"。多由素体虚弱，肾气不充，下元虚寒，膀胱失约；或肺脾气虚，上虚不能制下；或肝经湿热，蕴结膀胱，气化失常而遗尿。至于学龄前儿童白天嬉戏过度，夜间有时遗尿者，不作病论。

》》 中医辨证分型

常见的辨证分型为：肾气不足证、肺脾气虚证、肝经湿热证三种证型。

》》 辨证论治

❗ 肾气不足证

常见症状 睡中经常遗尿，沉睡不易唤醒，尿量多，色清，面色苍白，肢体怕冷，软弱乏力，智力稍差。

致病原因 肾气不足，失于封藏。

常用药物 熟地、山茱萸、桑螵蛸、覆盆子、补骨脂——补肾，固精缩尿；山药、黄芪——补脾，以后天养先天。沉睡不易唤醒，属于痰浊内阻者，加石菖蒲、远志、胆南星、半夏。

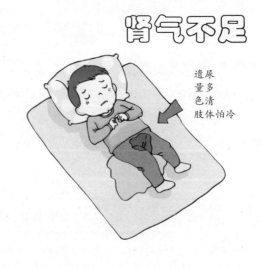

肾气不足

遗尿
量多
色清
肢体怕冷

现代药理 熟地有对抗地塞米松对垂体—肾上腺皮质系统的抑制作用，并能促进肾上腺皮质激素的合成。山茱萸有较弱的兴奋副交感神经的作用。桑螵蛸有轻微抗利尿作用。黄芪有促进机体代谢、抗疲劳作用，能增强和调节机体免疫功能，对干扰素系统有促进作用，可提高机体的抗病力。

食疗方法 糯米50克煮粥，粥熟时加入捣碎的核桃仁10克，加少许白糖调味，熬成稀粥，早晨空腹服用；或将补骨脂150克蒸熟，晒干研末备用，核桃仁300克捣为泥状备用，蜂蜜400克溶化至沸，加入补骨脂末搅匀，再加核桃仁泥和匀，收膏贮藏，早晚各服1次，每次10毫升。

⚠ 肺脾气虚证

常见症状 遗尿次多量少，面黄无华，食少气短，自汗便溏。

致病原因 肺脾气虚，不能约束水道。

常用药物 党参、黄芪、白术、茯苓、山药、甘草——补气健脾，培土生金；益智仁——温脾肾，固精缩尿；升麻——升发脾胃清阳之气。若大便稀溏，加炮姜；沉睡不易唤醒，加菖蒲。

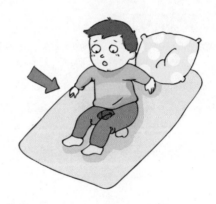

肺脾气虚

遗尿次多量少
食少气短
自汗便溏

现代药理 党参对兴奋和抑制两种神经过程都有影响。石菖蒲有镇静作用和抗惊厥作用。

食疗方法 山药30克研细末，粳米50克煮至熟时放入山药末，红糖25克，同熬成粥，早晨空腹服用；或白果10枚去壳，与牛肉250克、豇豆50克干同炖至牛肉熟烂，加盐调味分6次食肉、白果、豇豆干，喝汤；或黄芪30克、母鸡1只、生姜、食盐放器皿中，蒸至鸡肉熟透，去黄芪、生姜，分次食肉、喝汤。

⚠ 肝经湿热证

常见症状 遗尿量不多，但腥臊异常，尿色黄，心情暴躁或夜间梦语磨牙。

致病原因 肝经湿热，蕴结膀胱，气化失常。

常用药物 龙胆草、栀子、黄柏——清热燥湿；生地——清热，养阴；川木通——清心火，利小便；钩藤——清肝火，平肝阳。夜寐惊叫、梦语，加琥珀粉、茯神。

现代药理 龙胆、黄柏有镇静、肌松作用。栀子、生地、钩藤均有镇静作用，钩藤还可抗惊厥。

食疗方法 黄豆芽250克用大火煮沸20分钟，调味，分食豆芽喝汤；或将车前子10克、茯苓（打碎）20克、龙胆草6克包好，与薏苡仁30克同煮粥，至薏苡仁烂熟，取出包袋，放适量白糖，喝汤吃粥。

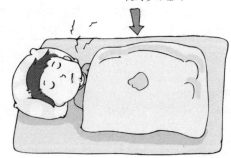

肝经湿热

遗尿味腥臊
心情暴躁
夜间梦语磨牙

≫ 预防调护

1．原发性遗尿常与精神因素有关，如不合理的排尿训练，突然受惊，过度疲劳，对新环境不适应等。

2．患儿晚餐及临睡前，不给流汁饮食，控制饮水。

3．睡前嘱排空小便，睡后注意遗尿时间，按时唤醒排尿。保持侧卧姿。

4．寻找引起遗尿的原发病，积极治疗。

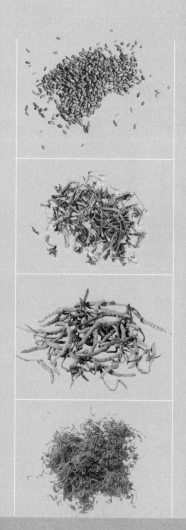

CHAPTER 6

常见皮肤科及外科病的中药养生法

荨麻疹

　　荨麻疹是一种在皮肤上出现大小不一，时隐时现的风团，发无定处，伴有瘙痒为特征的最常见的皮肤病。中医称为"瘾疹"、"风疹块"。发病的主要原因是风热或风寒搏于皮肤，亦有因禀赋不耐，服了某种食物、药物所引起，或肠内有寄生虫所致。

》》 中医辨证分型

　　常见的辨证分型为：风热型、风寒型两种证型。

》》 辨证论治

❗ 风热型

　　常见症状 皮疹鲜红、灼热，口渴烦躁，受风或在温暖环境下发作或加重。

　　致病原因 风热入血，与血相搏，风盛则痒。

　　常用药物 荆芥、防风、蝉蜕、牛蒡子——祛风透疹止痒；生地——清热凉血；知母、石膏——清热泻火，生津止渴；甘草——调和诸药。若兼便秘者，加大黄、枳实；因饮食诱发，加山楂、神曲、藿香；肠寄生虫诱发，加乌梅、使君子肉；妇女常在经期发作，加当归、生首乌；久发不愈，加僵蚕、地龙。

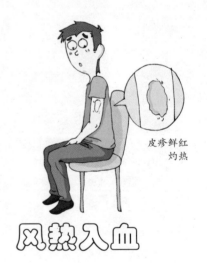

皮疹鲜红
灼热

风热入血

　　现代药理 蝉蜕、牛蒡子、荆芥、防风、知母均有解热作用。荆芥、防风、知母还可以抑菌、抗炎。防风、生地有抗过敏作用。知母煎剂对某些致病性皮肤癣菌有抑制作用。

　　食疗方法 荸荠、鲜薄荷叶捣烂，加白糖及水饮用；油菜留心，焯过，浇上金银花及薄荷的水煎汁；竹笋、黄花菜、胡萝卜同炒，最后放入鲜银花。

! 风热型

常见症状 皮疹淡红或白色，受凉即发，接触冷水时尤易发作，在温暖环境下减轻或消失。

致病原因 腠理不密，卫气不固，风寒入侵，营卫不和。

常用药物 桂枝、白芍、生姜、大枣——解表散寒，调和营卫；麻黄、苏叶——发汗、解表、散寒；荆芥、防风——祛风、解表、止痒；甘草——调和诸药。若病久气虚，卫阳失固，加生黄芪、党参；面色少华，稍劳即发，脉缓无力，加附子。

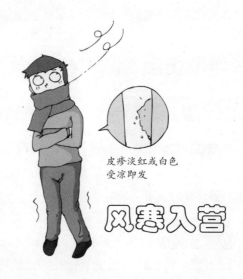

皮疹淡红或白色
受凉即发

风寒入营

现代药理 桂枝有解热、降温作用，其煎剂对常见致病皮肤真菌有抑制作用。白芍能促进腹腔巨噬细胞的吞噬功能，可使处于低下状态的细胞免疫功能恢复正常。麻黄、苏叶有解热作用，麻黄煎剂有抗病原微生物作用。

食疗方法 老母鸡、粟子、黄芪同炖；牛肉炖至七成熟后与南瓜同炒；鸡骨架煮汤，熟后放入芫荽末、胡椒粉。

≫ 预防调护

患病期间忌食鱼、虾、螃蟹之类动风之物。

斑秃

斑秃是一种以头部毛发突然成片脱落为特征的皮肤病。毛发成片脱落头皮正常，脱发处无任何炎症和任何自觉症状，本病常因过度紧张或受刺激后发生，因头发在不自觉的情况下脱落，故俗称"鬼剃头"、"油风"、"油风毒"等。可发生于任何年龄，但以青壮年为多。

≫ 中医辨证分型

常见的辨证分型为：肝肾亏虚证、淤阻经络证两种证型。

≫ 辨证论治

❶ 肝肾亏虚证

常见症状 平素头发焦黄或发花白，突然发生脱发，严重时眉毛、腋毛亦脱落，伴头晕眼花、肢冷畏寒，腰膝酸软，遗精。

致病原因 肝肾亏虚，阴血不足，失于濡养。

常用药物 首乌、枸杞子、熟地、女贞子、墨旱莲、胡桃肉、桑椹子——补肝肾，益精血；当归——补血活血；天麻、羌活——祛风。

现代药理 首乌能抑制过氧化脂质的产生，并能使老年人的胸腺不致萎缩，甚至保持年轻的水平，有抗衰老作用。枸杞子可提高血睾酮水平，起强壮作用，对造血功能能促进作用。熟地能防止肾上腺皮肤

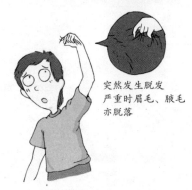

突然发生脱发
严重时眉毛、腋毛
亦脱落

肝肾亏虚

萎缩，促进肾上腺皮肤激素的合成。墨旱莲能促进毛发生长，使头发变黑。女贞子能明显降低高龄鼠脑、肝中丙二醛含量，提高SOD活性，具有一定抗衰老作用。当归能显著促进血红蛋白及红细胞的生成。

食疗方法 将桑椹、首乌、熟地煮浓汁，加蜂蜜熬膏；将核桃轧碎与黑芝麻烙饼；海参煮汤，加入蒸熟的枸杞子、桑椹。

❶ 淤阻经络证

常见症状 脱发前先有头痛，或头皮刺痛，继则出现斑块状脱发，甚则发生全秃。

致病原因 淤血阻滞，不荣于发。

常用药物 川芎、丹参、桃仁、红花、赤芍——活血化淤；当归——活血补血；桑叶、菊花、白芷、蔓荆子——祛风。

现代药理 赤芍能抑制血小板凝集，延长体外血栓形成时间。川芎、丹参、桃仁均能降低血小板表面活性，预防血栓的形成。红花能抑制血小板聚集，增强纤维蛋白溶

解，降低全血黏度。桑叶、菊花、白芷、蔓荆子均有抑菌作用，桑叶还可降血脂。

【食疗方法】红花用香油炸过，去渣取油，鲜藕与鸽肉同炒，淋红花油于肉上即可；将红化水煎成浓汁浇十卤熟的猪排上，再将桃仁炒黄研细撒上即可；山楂煎水，加入红糖即可；大米、桃仁、黑芝麻、黑大豆同煮成粥。

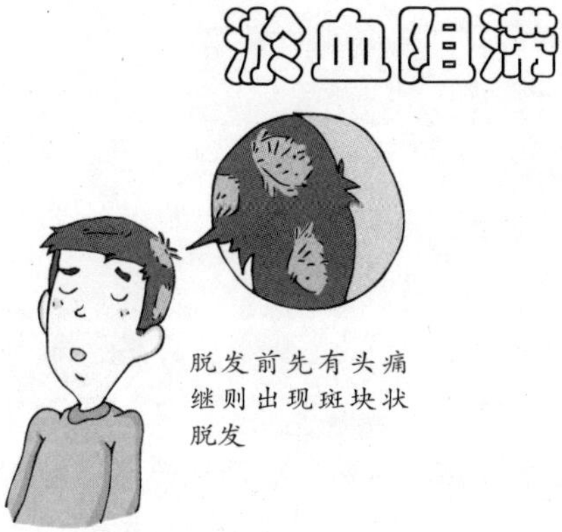

淤血阻滞

脱发前先有头痛继则出现斑块状脱发

》》 预防调护

本病发生与精神因素有关，脱发后又加重了病人的精神负担，因此，不可忽视病人的精神治疗。

牛皮癣

牛皮癣是因湿内蕴，化燥生风而引起的瘙痒性皮肤病。中医称"白疕"、"松皮癣"、"疕风"、"白壳疮"，临床上以阵发性皮肤奇痒，生有扁平状粟疹，患处皮肤纹理粗重，触之韧实，脉象弦数为主要表现。主要由外感风邪搏于皮肤，失于疏散，淤阻肌肤，日久风胜血燥而发，一般病程较久，少则数月，多则数年。本病西医称为银屑病，属于免疫功能紊乱所致的疾病。

》》 中医辨证分型

常见的辨证分型为：风热相搏证、风胜血燥证两种证型。

》》 辨证论治

❶ 风热相搏证

【常见症状】新疹不断出现，旧疹不断扩大，疹色鲜红，鳞屑厚积，多表现在进行期，伴发热、口渴、咽干、咽痛。

致病原因　肝热邪毒入于血分。

常用药物　槐花、生地——清热凉血；紫草、地龙——清热凉血、活血；土茯苓——清热除湿；生石膏——清热泻火；苍耳子——祛风；雷公藤——祛风、活血、通络、解毒。若属脓疱型表现为热毒重，加蒲公英、黄花、连翘、七叶一枝花；渗出型表现为湿毒重，加黄柏、苦参、薏苡仁、萆薢；若属关节炎型表现为风湿热痹，加秦艽、防己、豨莶草；属红皮病型表现为血分热毒，加水牛角、牡丹皮、金银花、紫花地丁。

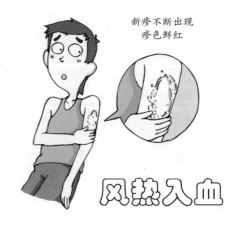

新疹不断出现
疹色鲜红

风热入血

现代药理　槐花对各种皮肤真菌有不同的抑制作用。生地有抗炎、抗过敏作用，能增加T淋巴细胞数量，增强网状内皮细胞的吞噬功能。紫草有抑菌、抗炎作用。石膏能增强巨噬细胞的吞噬能力，并促进吞噬细胞的成熟。土茯苓能抑菌，抑制细胞免疫反应。雷公藤有广谱抑菌、抗炎、抗真菌作用，对免疫系统主要表现为抑制作用。

食疗方法　将鲜生地30克、鲜金银花10克水煎取汁，浓缩至100毫升，再将藕片300克炒熟，放调料，入药汁食用；或将鲜荷叶20克、鲜生地100克水煎20分钟，取汁，用汁与粳米200克煮粥，另将薄荷叶10片以开水泡5分钟，取汁50～80毫升，兑入粥中再煮既可；或将20克蜂蜜倒入200克切碎的猕猴桃中，浸渍1～2小时既可食用。

❶ 风胜血燥证

常见症状　新疹停止发生，旧疹皮色暗红，鳞屑干燥，疹块厚硬，关节处皮疹皲裂，相当于静止期、退行期。伴体倦乏力，面色少华，头晕少寐。

致病原因　风热毒邪耗伤阴血，血虚失于濡润。

常用药物　首乌、熟地——养血润燥；生地、玄参——清热、凉血、养阴；当归、鸡血藤——补血、活血；白蒺藜、白僵蚕——祛风通络；红花——活血祛淤；雷公藤——祛风、活血、通络、解毒。若病史长，皮疹暗紫，色素沉着，鳞屑厚积，关节活动不利，加桃仁、丹参、三棱、莪术；若红斑色淡，鳞屑不多，腰膝酸软，头晕耳鸣，男子阳痿遗精，女子月经不调，加仙茅、仙灵脾、菟丝子。

现代药理　首乌能显著增加小鼠胸腺、腹腔淋巴结、肾上腺的重量，使脾脏有增重趋势。鸡血藤对免疫系统有双向调节作用。白蒺藜有提高机体免疫功能、强壮、抗衰老及抗过敏作用。红花有免疫抑制作用。

食疗方法 将粳米200克煮粥，半熟时，加入松子仁15克、黑芝麻10克同煮，将熟时加入桑椹20克，同煮既可；或将黄精10克、桑椹10克、玉竹10克包于纱袋内，与猪肘500克同煮，加调料，文火煨至汁浓肘烂，食肘喝汤；或用三碗水先煎旱莲草6克，沸后文火煎至两碗去渣，再入木耳10克、银耳10克、冰糖20克，熬成羹状，纳入糖桂花6克既可；或将50克椰肉切丝，将60克核桃仁捣烂，再与海参100克同炖，将成羹时入调料既可。

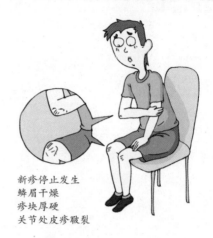

风热毒邪及血虚

新疹停止发生
鳞眉干燥
疹块厚硬
关节处皮疹皲裂

▶▶ 预防调护

1．本病的发生与发展与精神情志密切相关，保持精神愉快，心情舒畅，无论是对预防本病还是对治疗本病都非常重要。

2．积极开展体育锻炼，预防化脓性扁桃体炎的发生，因牛皮癣的发生与该病的发生有一定的相关性。

3．本病应忌食辛辣刺激及酒类，少食肉类及脂肪，尤其是牛、羊肉，多食新鲜蔬菜及水果。

湿疹

湿疹的主要临床表现为：皮肤瘙痒，湿烂浸渍，久则肥厚皲裂，状似苔藓。以医对糜烂、渗出显著的称为"浸淫疮"或"黄水疮"、"湿毒疮"；对丘疹、小疱播发于全身的称为"粟疮"。本病病程较长，少则数周，多则数年，易于反复。多由脾肺二经湿热外溢，感受风邪激发。

▶▶ 中医辨证分型

常见的辨证分型为：湿热型、风热型、阴伤湿恋型（慢性型）三种证型。

≫ 辨证论治

ⓘ 湿热型

常见症状 皮肤红赤，灼热瘙痒，水疱，糜烂，黄水浸淫。

致病原因 湿热蕴于肌肤。

常用药物 黄芩、黄柏、苦参、白鲜皮——清热燥湿；淡竹叶——利水除湿；茯苓皮、滑石——甘淡渗湿；生地、板兰根——清热凉血。

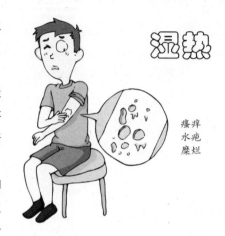

湿热

瘙痒
水疱
糜烂

现代药理 黄芩、黄柏、苦参有广谱抑菌作用。黄柏、苦参、白鲜皮对多种致病性皮肤真菌有抑制作用。滑石能保护创面，吸收分泌物，促进结痂。生地、茯苓能增强机体免疫功能。板兰根能抗病毒，增强免疫功能。

食疗方法 鲜白茅根20克水煎20分钟，去渣留汁，纳入薏仁300克煮粥既可食用；或玉米须10克水煎20分钟后捞出，纳入莲子50克、冰糖15克，微火炖成羹既可；或将牡蛎肉100克煸炒至半熟，加入鲜慈姑200克（切片）同煸，加调料及清汤，大火烧开，文火焖透，至汤汁稠既可。

ⓘ 风热型

常见症状 皮肤潮红，丘疹如粟，散发全身，抓后有渗出，糜烂轻微。

致病原因 风、湿、热搏于全身肌肤。

常用药物 荆芥、防风、蝉蜕、牛蒡子——疏散风热之邪；苦参——清热燥湿；生地、知母——清热养阴；木通——清热利水除湿。

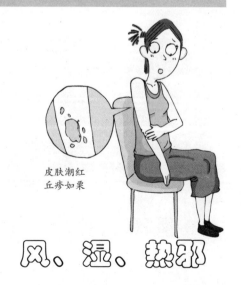

皮肤潮红
丘疹如粟

风、湿、热邪

现代药理 荆芥能增强皮肤血液循环，有抗菌、抗炎作用。防风有抗炎、抗菌、抗过敏作用。牛蒡子、知母对致病性皮肤真菌有抑制作用。木通有利尿、抗菌作用。

【食疗方法】 鲜藕100克洗净去皮，绿豆泡好后装入藕孔内，蒸熟切片，莲子30克煮熟，鲜薄荷叶3片切碎，加调料同拌放凉后食用。

⬤ 阴伤湿恋型

【常见症状】 病程日久，皮损渗水不多，基底暗红，淫淫作痒，或皮损肥厚，干燥韧实，纹理粗糙，瘙痒时作。

【致病原因】 阴血受损，津液亏乏。

【常用药物】 当归、熟地、首乌——补益阴血；生地、玄参、麦冬——养阴清热；萆薢、泽泻——除湿；防风、蝉蜕——疏散风邪。

【现代药理】 熟地能抗炎、抗过敏、补血。熟地、首乌均抗衰老作用。麦冬、首乌能增强免疫功能。泽泻有利尿、抑菌作用。萆薢能抗真菌。

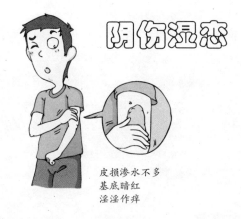

阴伤湿恋

皮损渗水不多
基底暗红
淫淫作痒

【食疗方法】 将赤小豆20克先煮20分钟，加入鲤鱼同煮，待鱼熟豆烂后，加入调料既可；或将陈皮10克，生姜放入鲫鱼（300克）鱼腹内，加调料、清汤，蒸至熟烂既可食用；或将山药（去皮）200克蒸熟，捣烂，大枣100克煮熟，去皮核，茯苓100克研粉，与枣肉、山药拌匀，上锅蒸成糕，熟后淋上蜂蜜30克既可；或将小麦粉200克，茯苓粉100克和匀，加水调成糊状，再入发酵粉适量，拌匀后将核桃仁15克，花生仁（去皮）20克撒于面团内，制成饼，入烤箱烤熟既可。

≫ 预防调护

1. 此病禁用开水烫洗，也不宜用盐水、花椒水、肥皂水等清洗皮疹。

2. 外用药药性要和缓，禁用刺激性药物来止痒。

3. 患者要多吃蔬菜，忌食葱、蒜、辣椒、酒之类的刺激性食物。鱼虾、螃蟹、鸡、鹅等动风发物，能诱发或使皮疹加重，应禁食。

内痔

肛门内（指肛门齿线以上）有柔软的肿块突出，可见于任何年龄，尤以青壮年居多。一般无疼痛感觉，中后期患者可伴有肛门坠胀、瘙痒。

Ⅰ期：痔核较小，软，无疼痛，以便血为特征。

Ⅱ期：痔核较大，较软，大便时可脱出肛外，便后自行还纳，便血。

Ⅲ期：痔核更大，大便时脱出肛外，甚至行走、咳嗽、喷嚏、站立时也会突出，不能自行还纳，便血不多或不出血。

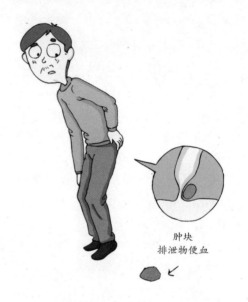

肿块
排泄物便血

≫≫ 中药治疗

◆ 内治

适宜于Ⅰ、Ⅱ、Ⅲ期痔疮，或年老体弱，或有严重慢性疾病，不宜手术者。

槐角、生地、黄柏、苍术、赤芍、丹皮、泽泻、地榆、大黄、荆芥炭。若腹胀、便秘，加芒硝，枳实。

◆ 外治

熏洗法：五倍子、朴硝、苦参、明矾、蛇床子、白芷、金银花、黄柏、石榴皮、硼砂。加水煮沸后，先熏后洗。每日1~2次，每次20~30分钟。

塞药法：痔疮宁栓、九华栓、氯乙锭（洗必泰）痔疮栓等，纳入肛门中，每日1~2次，便后或睡前用药更佳。

现代药理：槐角、大黄、地榆有止血作用。五倍子中没食子酸对蛋白质有沉淀作用，与皮肤、黏膜的溃疡面接触后，其组织蛋白质被凝固，形成一层被膜而呈收敛作用，并可减轻肠道炎症。

外痔

肛门边缘有突起的肿块，质地有的柔软，有的较硬。一般无特殊不适。当肛门旁肿块继发感染后，疼痛剧烈，分泌物增多，大便困难，伴有发热；当肛门旁肿块高突，疼痛剧烈，行走不便，不能入睡。

结缔组织性外痔：由Ⅱ、Ⅲ期内痔经常脱出，反复感染；妇女分娩后；或其他原因造成腹压增高。

静脉曲张性外痔：由于饮食、久坐久立、长期便秘或腹泻刺激、加之感染所致，痔外静脉丛扩张、淤血而形成。

血栓性外痔：因便秘用力过猛，或剧烈运动后，导致痔外静脉破裂，血块凝结而形成血栓。

炎性外痔：因肛门受损后感染，或肛裂引起肛门皱裂发炎和水肿所致。

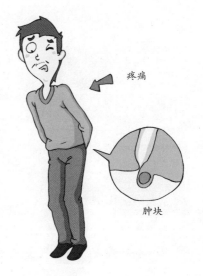

疼痛

肿块

》》》 中药治疗

◆ 结缔组织性外痔

一般无需治疗，当肿胀，疼痛时，才配合治疗。

熏洗法：五倍子，朴硝、苦参、明矾、蛇床子、虎杖、黄柏、乳香、没药。加水煮沸后，先熏后洗。每日1～2次。

◆ 静脉曲张性外痔

一般无需治疗，嘱患者改变大便习惯，在临睡前大便，便后用温水坐浴，并用手轻轻按摩2～3分钟。

熏洗法：参照结缔组织性外痔治疗。

◆ 血栓性外痔

内治：生地、丹皮、赤芍、黄芩、黄柏、栀子、地榆、火麻仁、金银花、乳香、没药。

熏洗法：金银花、野菊花、槐花、红花、大黄、朴硝、苦参、黄柏、五倍子、蒲公英。先熏后洗。每日1～2次。

◆ 炎性外痔

注意卧床休息，保持大便通畅，注意肛周皮肤清洁和干燥，勤换内裤。

熏洗法：同血栓性外痔治疗。

现代药理：丹皮、赤芍抑制血小板聚集，延长血栓形成时间。金银花、蒲公英具有广谱抗菌作用。

混合痔

肛门内齿线附近有柔软的突起的肿块，且同一部位伴有肛门边缘肿胀突出。便血，有肿物突出，肛门坠胀不适，有异物感，疼痛等。当内痔嵌顿，外痔水肿时，疼痛剧烈，坐卧不安，大便困难。

其治疗参照内痔、外痔治疗。

慢性前列腺炎

晨起尿道口有黏液，用力大、小便时尿道口有乳白色分泌物，有时小便不适，会阴部有胀痛，阴囊有下坠感，腰部酸痛，或有阳痿、早泄、遗精，性欲低下等。

>>> 中药治疗

◆ 内治

丹参、虎杖、王不留行、泽兰、桃仁、川牛膝、红藤、败酱草、白花蛇舌草、车前草、生甘草。若尿频、尿急、排尿有灼热感，加黄连、半支莲；腰酸肢软者，加狗脊、桑寄生；阳痿、早泄者，加淫羊藿、肉苁蓉。

◆ 外治

温水坐浴，每次20分钟，一日

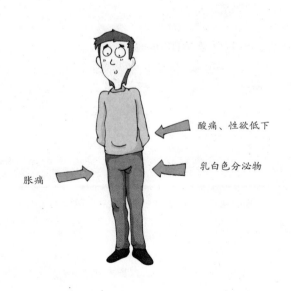

酸痛、性欲低下

乳白色分泌物

胀痛

2次。

现代药理：淫羊藿能增强下丘脑-垂体-性腺轴及肾上腺皮质轴、胸腺轴等内分泌系统的分泌功能，淫羊藿提取物能影响"阳痿"DNA合成，并能促进蛋白质的合成。

>>> 预防调护

注意休息，不能过分劳累，节制性生活，忌食烈酒和辛辣食品。

前列腺增生症

夜尿次数增多，排尿困难，尿流缓慢，尿线变细，或点滴排出，有尿意不尽感，甚至发生尿潴留，尿失禁现象。

>>> 中药治疗

◆ 内治

黄芩、黄柏、生栀子、萹蓄、瞿麦、车前草、生地、山药、山茱萸、淫羊藿、鹿含草。若尿频、尿急、排尿有灼热感，加黄连、半支莲；腰酸肢软者，加杜仲、狗脊；小便不利者，加红藤、桃仁、败酱草。

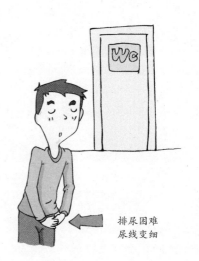

排尿困难
尿线变细

◆ 外治

发生急性尿潴留，需导尿。

现代药理：萹蓄、瞿麦有显著利尿作用。

>>> 预防调护

节制性生活，忌食烈酒和辛辣食品，避免憋尿。

A

矮地茶

【来源】本品为紫金牛科植物紫金牛的全草，全年可采，洗净，晒干，切段。

【性味】苦，平。

【归经】归肺、脾、肾、肝经。

【药理作用】镇咳、祛痰、抗结核。

艾叶

【来源】本品为菊科植物艾的干燥叶。夏季花未开时采摘，除去杂质，晒干。

【性味】苦、辛，温。

【归经】归肝、脾、肾经。

【药理作用】平喘、镇咳、祛痰、抗过敏、抗菌。

B

巴豆

【来源】本品为大戟科植物巴豆的干燥成熟果实。秋季果实成熟时采收，堆置2～3天，摊开，干燥。

【性味】辛，热；有大毒。

【归经】归胃、大肠、肺经。

【使用注意】体弱者及孕妇忌用，畏牵牛。

【药理作用】抗菌、抗肿瘤、镇痛、泻下、抗艾滋病毒。

巴戟天

【来源】本品为茜草科植物巴戟天的干燥根。全年均可采挖，洗净，除去须根，晒至六七成干，轻轻捶扁，晒干。

【性味】辛、甘，微温。

【归经】归肾经。

【使用注意】阴虚火旺或有湿热者不宜服。

【药理作用】抗菌、降压、类似皮质激素样作用。

白豆蔻

【来源】本品为姜科植物白豆蔻或爪哇白豆蔻的干燥成熟果实。秋季采收，除去杂质，晒干。

【性味】辛，温。

【归经】归肺、脾、胃经。

【药理作用】健胃止吐、祛寒止泻、收敛。

白附子

【来源】本品为天南星科多年生草本植物独角莲的干燥块茎。秋季采挖，除去须根及外皮，用硫黄熏1～2次，晒干。

【性味】辛、甘，温；有毒。

【归经】归脾、胃经。

【使用注意】孕妇忌服。

【药理作用】祛痰、镇静、镇痛。

白果

【来源】本品为银杏科植物银杏的干燥成熟种子，秋季种子成熟时采收。除去肉质种皮外层，洗净，稍蒸或略煮后，烘干。

【性味】甘、苦、涩，平；有毒。

【归经】归肺经。

【使用注意】大量或生食易引起中毒。

【药理作用】止喘、镇咳、利尿、抗菌、抗结核。

白花蛇舌草

【来源】本品为茜草科植物白花蛇舌草的全草，夏、秋采集，洗净，晒干。

【性味】微苦、甘，寒。

【归经】归胃、大肠、小肠经。

【药理作用】抗菌、抗肿瘤、抑制生精、抗艾滋病毒。

白及

【来源】本品为兰科多年生草本植物白及的干燥块茎。夏、秋二季采挖，除去须根，洗净，置沸水中煮或蒸至无白心，晒至半干，撞去外皮，晒干。

【性味】苦、甘、涩，微寒。

【归经】归肺、肝、胃经。

【使用注意】反乌头。

【药理作用】止血、对实验动物胃及十二指肠穿孔有治疗作用。

白芥子

【来源】本品为十字花科一年生或二年生草本植物白芥、芥(黄芥)的干燥成熟种子。秋季采收，除去杂质，晒干。

【性味】辛，温。

【归经】归肺经。

【药理作用】祛痰、消肿止痛。

白茅根

【来源】本品为禾本科多年生草本植物白茅的干燥根茎。春、秋二季采挖，洗净，晒干，除去须根，捆成小把。

【性味】甘，寒。

【归经】归肺、胃、膀胱经。

【药理作用】利尿、促凝血。

白前

【来源】本品为萝藦科多年生草本植物柳叶白前或芫花叶白前的干燥根茎及根。秋季采挖，洗净，晒干。

【性味】辛、甘，平。

【归经】归肺经。

【药理作用】祛痰。

白芍

【来源】本品为毛茛科多年生草本植物芍药的干燥根。夏季采挖，洗净，刮去粗皮，入沸水中略煮，切片，晒干。

【性味】苦、酸，微寒。

【归经】归肝、脾经。

【使用注意】反藜芦。

【药理作用】解痉、镇痛、镇静、抗菌、抗真菌。

白术

【来源】本品为菊科多年生草本植物白术的干燥根茎。冬季采挖，除去泥沙，烘干或晒干，再除去须根。

【性味】苦、甘，温。

【归经】归脾、胃经。

【药理作用】利尿、抗病毒、雌激素样作用，抗艾滋病毒。

白头翁

【来源】本品为毛茛科多年生草本植物白头翁的干燥根。春、秋二季采挖，除去泥沙，干燥。

【性味】苦，寒。

【归经】归大肠经。

【药理作用】抗菌、杀灭阴道滴虫、抗艾滋病毒。

白薇

【来源】本品为萝藦科多年生草本植物白薇或蔓生白薇的干燥根及根茎。春、秋二季采挖，洗净，干燥。

【性味】苦、咸，寒。

【归经】归胃、肝经。

【使用注意】血虚有寒者不宜用。

【药理作用】白微挥发油能直接加强心肌收缩。解热、利尿。

白芷

【来源】本品为伞形科多年生草本植物白芷或杭白芷的干燥根。夏、秋间叶黄时采挖，除去须根及泥沙，晒干或低温干燥。

【性味】辛，温。

【归经】归肺、胃经。

【使用注意】血虚头痛不宜用。

【药理作用】抗菌、抗病毒。

百部

【来源】本品为百部科多年生草本植物直立百部、蔓生百部或对叶百部的干燥根。春、秋二季采挖，除去须根，洗净，置沸水中略烫或蒸至无白心，取出，晒干。

【性味】甘、苦，平。

【归经】归肺经。

【药理作用】镇咳祛痰、松弛支气管平滑肌痉挛、抗菌、杀虫。

百合

【来源】本品为百合科多年生草本植物卷丹、百合或细叶百合的干燥肉质鳞片。秋季采挖，洗净，剥取鳞片。置沸水中略烫，干燥。

【性味】甘，微寒。

【归经】归肺、心经。

【使用注意】风寒咳嗽、中寒便溏忌服。

【药理作用】利尿、清热、润肠、止咳、镇静。

柏子仁

【来源】本品为柏科植物侧柏的干燥成熟种仁。秋、冬二季采收成熟种子，晒干，除去种皮，收集种仁。

【性味】甘，平。

【归经】归心、肾、大肠经。

【使用注意】便溏慎用。

【药理作用】宁心安神、润肠通便、止汗。

败酱草

【来源】本品为败酱科多年生草本植物黄花败酱、白花败酱的带根全草。秋季采收，除去杂质，晒干。

【性味】辛、苦，微寒。

【归经】归胃、大肠、肝经。

【使用注意】脾虚者不宜服。

【药理作用】镇静、抗菌、保肝。

斑蝥

【来源】本品为芫青科昆虫南方大斑蝥或黄黑小斑蝥的虫体。夏、秋捕捉，置器中闷死，晒干。

【性味】辛、温；有毒。

【归经】归肝经。

【使用注意】体弱及孕妇忌服。

【药理作用】斑蝥素对小鼠肉瘤S_{180}有抑制作用。水浸剂对常见致病性皮肤真菌有抑制作用。

半边莲

【来源】本品为桔梗科植物半边莲的干燥全草。夏季采收，除去泥沙，洗净，晒干。

【性味】辛，寒。

【归经】归心、小肠、肺经。

【药理作用】利尿、呼吸兴奋。

半夏

【来源】本品为天南星科多年生草本植物半夏的干燥块茎。夏、秋二季采挖，洗净，除去外皮及须根，晒干。

【性味】辛，温；有毒。

【归经】归脾、胃、肺经。

【使用注意】反乌头。

【药理作用】镇咳、抑制腺体分泌、镇吐和催吐、抗癌。

贝母

【来源】本品为百合科多年生草本植物川贝母、暗紫贝母、甘肃贝母或棱砂贝母的干燥鳞茎。夏、秋二季或积雪融化时采挖，除去须根、粗皮及泥沙，晒干或低温干燥。

【性味】川贝母苦、甘，微寒。浙贝母苦，寒。

【归经】归肺、心经。

【使用注意】反乌头。

【药理作用】镇咳、祛痰、降压。

荜茇

【来源】本品为胡椒科植物荜茇的干燥成熟果穗。9月果穗由绿变黑时采收，除去杂质，晒干。

【性味】辛，热。

【归经】归胃、大肠经。

【使用注意】阴虚火旺者忌服。

【药理作用】祛风、散寒、镇痛、消肿。

荜澄茄

【来源】本品为樟科植物山鸡椒的干燥成熟果实。秋季果实成熟时采收，除去杂质，晒干。

【性味】辛，温。

【归经】归脾、胃、肾、膀胱经。

【使用注意】阴虚火旺者忌服。

【药理作用】治热痢、抗血吸虫病。

萆薢

【来源】本品为薯蓣科植物绵萆薢、或福州薯蓣的干燥根茎。秋、冬二季采挖，除去须根，洗净，切片，晒干。

【性味】苦，平。

【归经】归肝、胃、膀胱经。

【药理作用】薯蓣皂甙或薯蓣皂毒甙有杀虫作用。另外，薯蓣皂甙还有抗真菌作用。

萹蓄

【来源】本品为蓼科一年生草本植物萹蓄的干燥地上部分。夏季叶茂盛时采收，除去根及杂质，晒干。

【性味】苦，微寒。

【归经】归膀胱经。

【药理作用】利尿，降压，止血，驱虫，抑制葡萄球菌、福氏痢疾杆菌、绿脓杆菌、皮肤真菌。

鳖甲

【来源】本品为鳖科动物鳖的背甲。全年均可捕捉，以秋、冬二季为多，捕捉后杀死，置沸水中烫至背甲上的硬皮能剥落时，取出，剥取背甲，除去残肉，晒干。

【性味】咸，寒。

【归经】归肝经。

【使用注意】脾胃虚寒、食少便溏及孕妇均忌服。

【药理作用】强壮，滋养，镇静，造血。

槟榔

【来源】本品为棕榈科植物槟榔的干燥成熟种子。春末至秋初采收成熟果实，用水煮后，干燥，除去果皮，取出种子，干燥。

【性味】辛、苦，温。

【归经】脾、大肠经。

【使用注意】脾虚便溏者不宜用。

【药理作用】驱虫、抗真菌、抗流感病毒、抗艾滋病毒。槟榔碱具有兴奋M-胆碱受体的作用。

冰片

【来源】本品为龙脑香科植物龙脑香的树干经蒸馏冷却而得的结晶。

【性味】辛、苦，微寒。

【归经】归心、脾、肺经。

【使用注意】孕妇慎服。

【药理作用】兴奋中枢神经系统、抗菌。

补骨脂

【来源】本品为豆科植物补骨脂的干燥成熟果实。秋季果实成熟时采收，晒干，除去杂质。

【性味】辛、苦，大温。

【归经】归肾、脾经。

【使用注意】肾阴不足不宜用。

【药理作用】扩冠、止血、光敏、抗着床、抗菌。

C

苍术

【来源】本品为菊科多年生草本植物茅苍术或北苍术的干燥根茎。春、秋二季采挖，除去泥沙，晒干，撞去须根。

【性味】辛、苦，温。

【归经】归脾、胃经。

【使用注意】阴虚内热，气虚多汗者忌用。

【药理作用】降血糖、利尿。

草豆蔻

【来源】本品为姜科多年生草本植物草豆蔻的干燥成熟种子。夏、秋二季采收，晒至九成干，或用水略烫，晒至半干，除去果皮，取出种子团，晒干。

【性味】辛，温。

【归经】归脾、胃经。

草果

【来源】本品为姜科多年生草本植物草果的干

燥成熟果实。秋季果实成熟时采收，除去杂质，晒干或低温干燥。

【性味】辛，温。

【归经】归脾、胃经。

侧柏叶

【来源】本品为柏科植物侧柏的干燥枝梢及叶。夏、秋二季采收，阴干。

【性味】苦、涩，微寒。

【归经】归肺、肝、大肠经。

【药理作用】镇咳、祛痰、平喘、镇静、抗菌。

蟾酥

【来源】本品为蟾蜍科动物中华大蟾蜍和黑眶蟾蜍的干燥分泌物，夏、秋二季捕捉蟾蜍，洗净，挤取耳后腺及皮肤腺的白色浆液，加工，干燥。

【性味】辛，温；有毒。

【归经】归心经。

【使用注意】孕妇忌服。

【药理作用】强心、抗痢疾杆菌。

长春花

【来源】本品为夹竹桃科多年生亚灌木长春花的全株。全年可采，晒干，切段。

【性味】苦、凉，有毒。

【归经】归肾经。

【药理作用】长春花生物碱对小白鼠急性淋巴细胞白血病P-1534有明显的抑制作用，对大鼠肉瘤W_{256}、小鼠肉瘤S_{180}有一定的抑制作用。

常山

【来源】本品为虎耳草科植物常山的干燥根。秋季采挖，除去须根，洗净，晒干。

【性味】苦、辛，寒；有毒。

【归经】归肺、肝、心经。

【使用注意】体虚者慎用。

【药理作用】常山碱甲、乙及丙都为抗疟有效成分。常山碱丙的抗疟作用最强。

车前子

【来源】本品为车前科多年生草本植物车前或平车前的干燥成熟种子，秋季种子成熟时采收，除去杂质，晒干。

【性味】甘，寒。

【归经】归肾、肝、肺经。

【药理作用】利尿、祛痰、镇咳。

沉香

【来源】本品为瑞香科植物白木香含有树脂的木材。全年均可采收，割取含树脂的木材，除去不含树脂的部分，阴干。

【性味】辛、苦，温。

【归经】归脾、胃、肾经。

【使用注意】阴虚火旺者慎用。

【药理作用】平喘、镇痛、镇静。

陈皮

【来源】本品为芸香科植物桔及同属多种植物的成熟果实之果皮。果实成熟后，剥取果皮，晒干或低温干燥。

【性味】辛、苦，温。

【归经】归脾、肺经。

【使用注意】内有实热者慎用。

【药理作用】健胃、驱风、止呕、止呃、祛痰。

赤芍

【来源】本品为毛茛科多年生草本植物芍药或川赤芍的干燥根。春、秋二季采挖，除去根茎、须根及泥沙，晒干。

【性味】苦，微寒。

【归经】归肝经。

【药理作用】镇静、镇痛、抗菌、抗病毒、抗肿瘤、利尿、降压。

赤小豆

【来源】本品为豆科植物赤小豆或赤豆的干燥成熟种子。秋季采收，除去杂质，晒干。

【性味】甘、酸，平。

【归经】归心、小肠经。

【药理作用】抑制金黄色葡萄球菌、痢疾杆菌、伤寒杆菌等。

臭梧桐

【来源】本品为马鞭草科植物臭梧桐的叶及嫩枝，春季采集带叶的嫩枝，晒干，切碎入药。

【性味】辛、苦、甘、凉。

【归经】归肝、脾经。

【使用注意】用以降压，须后下。

【药理作用】降压、镇静、镇痛。

川楝子

【来源】本品为楝科植物川楝的干燥成熟果实。冬季果实成熟呈黄色时采收，除去杂质，干燥。

【性味】苦，寒；有小毒。

【归经】归肝、胃、小肠、膀胱经。

【使用注意】脾胃虚寒者不宜用。

【药理作用】川楝素有驱蛔虫作用。抗真菌，行气止痛。

川芎

【来源】本品为伞形科多年生草本植物川芎的干燥根茎。夏季采挖，除去泥沙，晒后烘干，再去须根。

【性味】辛，温。

【归经】归肝、胆，心包经。

【使用注意】孕妇、月经过多、出血性疾病不宜使用。

【药理作用】扩冠、镇静、镇痛、镇痉、抗菌。

穿山甲

【来源】本品为鲮鲤科动物穿山甲的鳞甲。全年均可捕捉，杀死后置沸水中略烫，取下鳞甲，洗净，晒干。

【性味】咸，微寒。

【归经】归肝、胃经。

【使用注意】孕妇忌用。

【药理作用】升高白血球。

穿心莲

【来源】本品为爵床科一年生草本植物穿心莲的干燥地上部分。秋初茎叶茂盛时采割，晒干。

【性味】苦，寒。

【归经】归肺、胃、大肠、小肠经。

【药理作用】抗菌、抗病毒、抗艾滋病毒。

垂盆草

【来源】本品为景天科植物垂盆草的全草。秋季采收，除去杂质，晒干。

【性味】甘、淡、微酸，凉。

【归经】归肝、胆、小肠经。

【药理作用】抑菌、保肝。

磁石

【来源】本品为氧化物类矿物尖晶石族磁铁矿，主含四氧化三铁。采挖后，除去杂石。

【性味】辛、咸，寒。

【归经】归肝、心、肾经。

【使用注意】脾胃虚弱者慎用。

【药理作用】安神、镇静、止血。

D

大黄

【来源】本品为蓼科多年生草本植物掌叶大黄、唐古特大黄或药用大黄的干燥根及根茎。秋末茎叶枯萎或次春发芽前采挖，除去细根，刮去外皮，切片，干燥或直接干燥。

【性味】苦，寒。

【归经】归脾、胃、大肠、肝、心经。

【使用注意】孕妇、月经期、哺乳期忌服。

【药理作用】通便、抗菌、收敛、健胃、利胆、抗肿瘤。

大戟

【来源】本品为大戟科多年生草本植物大戟或茜草科多年生草本植物红芽大戟的根。春季未发芽前或秋季茎叶枯萎时采挖，除去须根，洗净，晒干。

【性味】苦、辛，寒；有毒。

【归经】归肺、肾、大肠经。

【使用注意】反甘草。虚弱者及孕妇忌用。

【药理作用】泻下和利尿。

大蓟

【来源】本品为菊科植物蓟的干燥地上部分或根。夏、秋二季花开时割取地上部分，除去杂质，晒干。

【性味】甘、苦，凉。

【归经】归心、肝经。

【药理作用】降压、抗菌、利尿。

大青叶

【来源】本品为十字花科植物菘蓝的干燥叶。夏、秋二季采收，除去杂质，晒干。

【性味】苦，大寒。

【归经】归心、肺、胃经。

【药理作用】抗菌、解热、抗炎、抗艾滋病毒。

大蒜

【来源】本品为百合科植物大蒜的鳞茎。夏季采收，除去泥沙，通风晾晒或烘烤至外皮干燥。

【性味】辛，温。

【归经】归脾、胃、肺经。

【使用注意】阴虚火旺，孕妇不宜使用。

【药理作用】抗菌、抗原虫和滴虫、抗肿瘤、抗艾滋病毒。

玳瑁

【来源】本品为海龟科动物玳瑁的背部的鳞片甲片。

【性味】甘，寒。

【归经】归心、肝经。

【药理作用】镇静、清热。

丹参

【来源】本品为唇形科多年生草本植物丹参的

干燥根及根茎。春、秋二季采挖，除去泥沙，干燥。

【性味】苦，微寒。

【归经】归心、心包、肝经。

【使用注意】反藜芦。

【药理作用】扩冠、抑菌、抗感染、抗炎、解热、镇静、降血糖、降胆固醇、保肝、调整体液免疫和细胞免疫、抗艾滋病毒。

胆矾

【来源】本品为胆矾的矿石，主含含水硫酸铜。

【性味】酸、辛、寒；有毒。

【归经】归肝、胆经。

【使用注意】体虚者忌服。

【药理作用】催吐。

胆南星

【来源】本品为制天南星的细粉与牛、羊或猪胆汁加工而成，或为生天南星细粉与牛、羊或猪胆汁发酵加工而成。

【性味】苦、微辛，凉。

【归经】归肺、肝、脾经。

淡竹叶

【来源】本品为禾本科多年生草本植物淡竹叶的干燥茎叶，夏季未抽花穗前采割，晒干。

【性味】甘、淡，寒。

【归经】归心、胃、小肠经。

【使用注意】孕妇慎用。

【药理作用】抑菌、利尿、解热、增高血糖。

当归

【来源】本品为伞形科多年生草本植物当归的干燥根。秋末采挖，洗净，烘干切片。

【性味】甘、辛，温。

【归经】归肝、心、脾经。

【使用注意】归头补血，归身养血，归尾破血，全当归活血。肺虚内热、肝火偏旺、或吐血初止者，均不宜用。

【药理作用】镇痛、镇静、利尿、抗维生素E缺乏症、抗菌、润肠通便、保护肝脏、防止糖元减少、促进子宫发育、抗艾滋病毒。

党参

【来源】本品为桔梗科多年生草本植物党参的干燥根。秋季采挖，洗净，晒干。

【性味】甘，平。

【归经】归脾、肺经。

【使用注意】热证及阴虚阳亢证不宜用。

【药理作用】补中益气、降压、造血、抗艾滋病毒。

刀豆

【来源】本品为豆科植物刀豆的干燥成熟种子，秋季采收成熟果实。剥取种子，晒干。

【性味】甘，温。

【归经】归胃、肾经。

地骨皮

【来源】本品为茄科植物枸杞或宁夏枸杞的干燥根皮。春初或秋后采挖根部，洗净，剥取根皮，晒干。

【性味】甘、淡，寒。

【归经】归肺、肾经。

【使用注意】外感风寒发热及脾虚便溏不宜用。

【药理作用】解热、降血糖、降血脂、抗菌。

地龙

【来源】本品为钜蚓科动物参环毛蚓或缟蚯蚓的干燥体。春季至秋季捕捉，晒干。

【性味】咸，寒。

【归经】归肝、脾、膀胱经。

【使用注意】无实热及脾胃虚热者忌服。

【药理作用】解热、扩张支气管、降压。

地榆

【来源】本品为蔷薇科多年生草本植物地榆或长叶地榆的干燥根。春季将发芽时或秋季植株

枯萎后采挖，除去须根，洗净，干燥，或趁鲜切片，干燥。

【性味】苦、酸，微寒。

【归经】归肝、大肠经。

【药理作用】止血、收敛、镇吐、抗菌。

丁香

【来源】本品为桃金娘科植物丁香的干燥花蕾。当花蕾由绿色转红时采摘，晒干。

【性味】辛，温。

【归经】归脾、胃、肾经。

【使用注意】畏郁金。

【药理作用】抗菌、抗病毒、抗真菌、健胃、驱风。

冬虫夏草

【来源】本品为麦角菌科真菌冬虫夏草寄生在昆虫幼虫上的真菌。虫体入药。

【性味】甘，温。

【归经】归肾、肺经。

【使用注意】肺热咯血不宜服。

【药理作用】扩张支气管、镇静、抗菌。

冬瓜皮

【来源】本品为葫芦科植物冬瓜的干燥外层果皮。洗净，削取外层果皮，晒干。

【性味】甘，凉。

【归经】归脾、小肠经。

【药理作用】利尿。

独活

【来源】本品为伞形科多年生草本植物重齿毛当归的干燥根。春初苗刚发芽或秋末茎叶枯萎时采挖，除去须根及泥沙，烘至半干，堆置2~3天，发软后再烘至全干。

【性味】辛、苦，温。

【归经】归肝、肾、膀胱经。

【使用注意】气血不足忌用。

【药理作用】镇痛、镇静、抗炎、抗菌、调经、造血。

杜仲

【来源】本品为杜仲科植物杜仲的干燥树皮。4～6月剥取，刮去粗皮，堆置"发汗"至内皮呈紫褐色，晒干。

【性味】甘，温。

【归经】归肝、肾经。

【使用注意】阴虚火旺者慎用。

【药理作用】降压、镇痛、镇静、抗炎、利尿。

E

阿胶

【来源】本品为马科动物驴皮经煎煮、浓缩制成的固体胶。

【性味】甘，平。

【归经】归肺、肝、肾经。

【使用注意】脾胃虚弱忌服。

【药理作用】止血、升压、增加血液中的红细胞。

莪术

【来源】本品为姜科植物蓬莪术、温郁金或广西莪术的干燥根茎。冬季茎叶枯萎后采挖，洗净，蒸或煮至透心，干燥后除去须根及杂质。

【性味】辛、苦，温。

【归经】归肝、脾经。

【使用注意】月经过多及孕妇忌用。

【药理作用】抗肿瘤、抗菌、升白、抗血栓形成、健胃。

F

番泻叶

【来源】本品为豆科植物狭叶番泻或尖叶番泻的干燥叶。

【性味】甘、苦，寒。

【归经】归大肠经。

【使用注意】妇女哺乳期、月经期及孕妇忌用。

【药理作用】泻下。

防风

【来源】本品为伞形科多年生草本植物防风的干燥根。春、秋二季采挖，除去须根及泥沙，晒干。

【性味】辛、甘，微温。

【归经】归膀胱、肝、脾经。

【药理作用】解热、抗炎、镇痛、抗惊厥、抗菌、抗艾滋病毒。

防己

【来源】本品为防己科植物粉防己或马兜铃科植物广防己的干燥根。前者药材称汉防己，后者药材称木防己。秋季采挖，洗净，除去粗皮，晒至半干，切段，干燥。

【性味】辛、苦，寒。

【归经】归膀胱、肾、脾经。

【使用注意】不宜过量使用。

【药理作用】解热，镇痛，消炎，利尿，肌肉松弛作用。防己碱和异防己碱是镇痛、消炎、利尿和抗过敏性休克的有效成分。

榧子

【来源】本品为红豆杉科植物榧的干燥成熟种子。秋季种子成熟时采收，除去肉质，洗净，晒干。

【性味】甘，平。

【归经】归肺、大肠经。

【药理作用】驱虫。

佛手

【来源】本品为芸香科植物佛手的干燥果实。秋季果实尚未变黄或变黄时采收，纵切成薄片，晒干或低温干燥。

【性味】辛、苦，温。

【归经】归肝、脾、胃、肺经。

【药理作用】平喘、祛痰、健胃。

茯苓

【来源】本品为多孔菌科真菌茯苓的干燥菌核。多于7～9月采挖，除去泥沙，堆置"发汗"后，摊开晾至表面干燥，再发汗，反复数次至现皱纹，内部水分大部散失后，阴干，或将鲜茯苓切制阴干，生用。

【性味】甘、淡，平。

【归经】归心、脾、肾经。

【药理作用】利尿、滋养、镇静、抗艾滋病毒。

G

干姜

【来源】本品为姜科多年生草本植物姜的干燥根茎，冬季采挖，除去须根及泥沙，晒干或低温干燥。

【性味】辛，热。

【归经】归心、肺、脾、胃经。

【药理作用】抗炎、镇痛、镇吐。

甘草

【来源】本品为豆科多年生草本植物甘草、胀果甘草或光果甘草的干燥根及根茎。春、秋二季采挖，除去须根，晒干。

【性味】甘，平。

【归经】归心、肺、脾、胃经。

【使用注意】反大戟、芫花、甘遂。长期服用可引起水肿、高血压等。

【药理作用】解毒、类肾上腺皮质激素作用、解痉、抑制胃酸分泌、祛痰、抗艾滋病毒。

甘遂

【来源】本品为大戟科多年生草本植物甘遂的干燥块根。春季开花前或秋末茎叶枯萎后采挖，撞去外皮，晒干。

【性味】苦、甘，寒；有毒。

【归经】归肺、肾、大肠经。

【使用注意】孕妇忌用，忌与甘草配伍。

【药理作用】泻下、利尿。

高良姜

【来源】本品为姜科多年生草本植物高良姜的干燥根茎。夏末秋初采挖，除去须根，洗净，切段，晒干。

【性味】辛，热。

【归经】归脾、胃经。

【使用注意】肝胃火郁之胃痛、呕吐等忌用。

【药理作用】镇痛、健胃、祛寒、抗菌。

藁本

【来源】本品为伞形科多年生草本植物藁本或辽宁藁本的干燥根茎。秋季茎叶枯萎或次春出苗时采挖，除去泥沙，晒干。

【性味】辛，温。

【归经】归膀胱经。

【使用注意】因其辛温发散，故对血虚头痛及热证要忌用。

【药理作用】藁本挥发油有抑制真菌的活性。抑制流感病毒、镇静、镇痛。

蛤蚧

【来源】本品为壁虎科动物蛤蚧的干燥体。全年均可捕捉，除去内脏，拭净，用竹片撑开，低温干燥。

【性味】咸，平。

【归经】归肺、肾经。

【使用注意】风寒或实热喘咳均忌服。

【药理作用】有雄性激素和雌性激素样作用，降血糖。

钩藤

【来源】本品为茜草科植物钩藤、大叶钩藤、毛钩藤、华钩藤或无柄果钩藤的干燥带钩茎枝。秋、冬二季采收，去叶切段，晒干。

【性味】甘，微寒。

【归经】归肝、心包经。

【药理作用】降压、镇静、抗惊厥。

狗脊

【来源】本品为蚌壳蕨科植物金毛狗脊的干燥根茎。秋、冬二季采挖，除去泥沙，干燥。

【性味】苦、甘，温。

【归经】归肝、肾经。

【使用注意】肾有虚热、小便不利、口苦舌干均忌服。

【药理作用】止血、抗艾滋病毒。

枸杞子

【来源】本品为茄科植物宁夏枸杞的干燥成熟果实。夏、秋二季果实呈橙红时采收，晾至皮皱后，再曝晒至外皮干硬，果肉柔软，除去果梗。

【性味】甘，平。

【归经】归肝、肾、肺经。

【使用注意】脾虚便溏者不宜服。

【药理作用】增强非特异性免疫、造血、生长刺激作用、降血糖、降血脂、保肝、抗脂肪肝、抗艾滋病毒。

谷芽

【来源】本品为禾本科一年生草本植物稻粟的成熟果实经发芽处理而得。将粟谷用水浸泡后，保持适宜的温、湿度，待须根长至约4毫米时，干燥。

【性味】甘，平。

【归经】归脾、胃经。

骨碎补

【来源】本品为水龙骨科植物槲蕨或中华槲蕨的干燥根茎。全年均可采挖，除去泥沙，干燥。

【性味】苦，温。

【归经】归肝、肾经。

【使用注意】阴虚内热及无淤血者不宜服。

【药理作用】镇静、镇痛、解除链霉素的毒性反应。

瓜蒂

【来源】本品为葫芦科植物甜瓜的果蒂。6～7月间，采摘果实，切取果蒂，阴干。

【性味】苦，寒，有毒。

【归经】归胃经。

【药理作用】保护肝脏、增强细胞免疫功能、催吐、抗肿瘤。

瓜蒌

【来源】本品为葫芦科植物栝楼或双边栝楼的干燥成熟种子。秋季采摘成熟果实，剖开，取出种子，洗净，晒干。

【性味】甘，寒。

【归经】归肺、胃、大肠经。

【使用注意】反乌头。

【药理作用】祛痰、泻下、抗菌。

贯众

【来源】本品为鳞毛蕨科多年生宿根草本植物绵马鳞毛蕨的干燥根茎、蹄盖蕨科多年生宿根草本植物峨眉蕨的干燥根茎或乌毛蕨科多年生宿根草本植物乌毛蕨的干燥根茎。

【性味】苦，微寒。

【归经】归肝、胃经。

【药理作用】抗病毒、收缩子宫、抗艾滋病毒。

龟板

【来源】本品为龟科动物乌龟的腹甲。全年均可捕捉，以秋、冬二季为多，捕捉后杀死，或用沸水烫死，剥取腹甲，除去残肉，晒干。

【性味】甘、咸，寒。

【归经】归肝、肾、心经。

【使用注意】脾胃虚寒者忌服，孕妇慎用。

【药理作用】解热、消炎、镇静、滋阴、强壮。

桂枝

【来源】本品为樟科植物肉桂的干燥嫩枝。春、夏二季采收，除去叶晒干，或切片晒干。

【性味】辛、甘，温。

【归经】归心、肺、膀胱经。

【使用注意】孕妇及月经过多者慎用。

【药理作用】抑制中枢神经的作用，其有效成分为桂皮醛。尚有抗菌、抗病毒、抗惊厥、抗真菌、健胃、扩张血管作用。

H

海金沙

【来源】本品为海金沙科植物海金沙的干燥成

熟孢子。秋季采收，除去藤叶，晒干。

【性味】甘、咸，寒。

【归经】归膀胱、小肠经。

【药理作用】抑制金黄色葡萄球菌、绿脓杆菌、伤寒杆菌、福氏痢疾杆菌。

海龙

【来源】本品为海龙科动物刁海龙、拟海龙或尖海龙的干燥体。多于夏、秋二季捕捞，刁海龙、拟海龙除去皮膜及内脏，洗净，晒干；尖海龙直接洗净，晒干。

【性味】咸、甘，温。

【归经】肾经。

【使用注意】有外感和胃弱者忌服。

【药理作用】滋养，强壮，增强全身抵抗力。

海马

【来源】本品为海龙科动物线纹海马、刺海马、大海马、三斑海马或小海马(海蛆)的干燥体。夏、秋二季捕捞，洗净，晒干。或除去皮膜及内脏，晒干。

【性味】甘、咸，温。

【归经】归肝、肾经。

【药理作用】雄性激素样作用。

海螵蛸

【来源】本品为乌贼科动物无针乌贼或金乌贼的干燥内壳。捕捞后取其内壳，洗净，干燥。

【性味】咸、涩，温。

【归经】归脾、肾经。

【药理作用】收敛、止血。

海桐皮

【来源】本品为豆科落叶乔木植物刺桐的干燥树皮。

【性味】苦、辛，平。

【归经】归肝、脾经。

【使用注意】血虚者不宜服，血少火炽者禁用。

【药理作用】抑菌。

合欢皮

【来源】本品为豆科植物合欢的干燥树皮。夏、秋二季剥取，晒干。

【性味】甘，平。

【归经】归心、肝经。

【药理作用】强壮、兴奋、镇痛、驱虫、利尿。动物实验有催产作用。

何首乌

【来源】本品为蓼科多年生草本植物何首乌的干燥块根。秋、冬二季叶枯萎时采挖，削去两端，洗净，干燥。

【性味】苦、甘、涩，微温。

【归经】归肝、肾经。

【使用注意】忌与铁器同用。

【药理作用】降胆固醇、抗动脉硬化、泻下、抗菌、抗病毒。

鹤草芽

【来源】本品为蔷薇科多年生草本植物龙牙草的冬芽。深冬或早春采收，除去棕褐色绒毛，晒干。

【性味】苦、涩，凉。

【归经】归肝、小肠、大肠经。

【药理作用】驱绦虫、抗血吸虫、抗疟、驱蛔虫。

鹤虱

【来源】本品为菊科多年生草本植物天名精的干燥成熟果实。秋季果实成熟时采收，晒干，除去杂质。

【性味】苦、辛，平；有小毒。

【归经】归脾、胃经。

【药理作用】驱虫。

红花

【来源】本品为菊科植物红花的干燥花。夏季花由黄变红时采摘，阴干或晒干。

【性味】辛，温。

【归经】归心、肝经。

【使用注意】孕妇及月经过多者忌服。

【药理作用】兴奋子宫、降压、扩张血管。

红藤

【来源】本品为大血藤科落叶木质藤本植物大血藤的藤茎。

【性味】苦，平。

【归经】归大肠经。

【药理作用】抗菌、改善心肌功能、缩小心肌梗死范围。

厚朴

【来源】本品为木兰科植物厚朴或凹叶厚朴的干燥干皮、根皮及枝皮。4～6月剥取，根皮直接阴干；干皮置沸水中微煮后，堆置阴湿处，至内表面变紫褐色或棕褐色时，蒸软，取出，卷成筒状，干燥。

【性味】苦、辛，温。

【归经】归脾、胃、肺、大肠经。

【药理作用】厚朴酚是抗菌作用的有效成分。β-桉叶醇有镇静作用。祛痰、利尿、镇痛、抗菌。

胡黄莲

【来源】本品为玄参科多年生草本植物胡黄连的干燥根茎。秋季采挖，除去须根及泥沙，晒干。

【性味】苦，寒。

【归经】归心、肝、胃、大肠经。

【使用注意】脾胃虚寒者不宜服。

【药理作用】抗菌、抗真菌。

胡椒

【来源】本品为胡椒科植物胡椒的干燥果实。

【性味】辛，热。

【归经】归胃、大肠经。

【药理作用】驱风、健胃。

胡芦巴

【来源】本品为豆科植物胡芦巴的干燥成熟种子。夏、秋二季果实成熟时采割植株，晒干，打下种子，除去杂质。

【性味】苦，温。

【归经】归肝、肾经。

【使用注意】阴虚火旺及有湿热者忌服。

【药理作用】强壮、镇痛。

虎杖

【来源】本品为蓼科多年生草本植物虎杖的干燥根茎和根。春、秋二季采挖，除去须根，洗净，晒干。

【性味】苦，寒。

【归经】归肝、胆、肺经。

【使用注意】孕妇忌服。

【药理作用】抗菌、抗病毒、镇咳、平喘、降胆固醇、降压。

琥珀

【来源】琥珀为松脂化石，采得后除去杂质，研末用。

【性味】甘，平。

【归经】归心、肝、肺、膀胱经。

【使用注意】阴虚内热的小便不利及无淤滞者忌服。

【药理作用】镇静安神、利水通淋、活血祛淤。

花椒

【来源】本品为芸香科植物青椒或花椒的干燥成熟果皮，秋季采收成熟果实，晒干，除去种子及杂质。

【性味】辛，热；有小毒。

【归经】归脾、胃、肺、肾经。

【使用注意】阴虚火旺者忌用。

【药理作用】降压、利尿、驱虫。

滑石

【来源】本品为硅酸盐类矿物滑石族滑石，主含含水硅酸镁。采挖后，除去泥沙及杂石。

【性味】甘、淡，寒。

【归经】归胃、膀胱经。

【药理作用】抑菌、利尿、清热、收敛。

槐花

【来源】本品为豆科植物槐的干燥花。夏季花开时采收，及时干燥，除去枝、梗及杂质。

【性味】苦，微寒。

【归经】归肝、大肠经。

【药理作用】止血、降压、抗真菌。

黄柏

【来源】本品为芸香科植物黄皮树或黄檗的干燥根皮。前者习称"川黄柏"，后者习称"关黄柏"。剥取树皮后，除去粗皮，晒干。

【性味】苦，寒。

【归经】归肾、膀胱、大肠经。

【使用注意】脾胃虚寒者忌服。

【药理作用】抗菌、降压、抗艾滋病毒。

黄精

【来源】本品为百合科多年生草本植物滇黄精、黄精或多花黄精的干燥根茎。春、秋二季采挖，除去须根，洗净，置沸水中略烫或蒸至透心，干燥。

【性味】甘，平。

【归经】归脾、肺、肾经。

【药理作用】降血脂、抗菌。

黄连

【来源】本品为毛茛科多年生草本植物黄连、三角叶黄连或云连的干燥根茎。秋季采挖，除去须根及泥沙，干燥。

【性味】苦，寒。

【归经】归心、胃、肝、大肠经。

【药理作用】抗菌、抗病毒、抗原虫、抗艾滋病毒。

黄芪

【来源】本品为豆科多年生草本植物膜荚黄芪、蒙古黄芪或多序岩黄芪的干燥根。春、秋二季采挖，除去须根及根头，晒干。

【性味】甘，微温。

【归经】归脾、肺经。

【药理作用】增强机体免疫功能、利尿、强壮、降压、抗菌、抗艾滋病毒。

黄芩

【来源】本品为唇形科多年生草本植物黄芩的干燥根。春、秋二季采挖，除去须根及泥沙，晒后撞去粗皮，晒干。

【性味】苦，寒。

【归经】归肺、胆、肝、胃、大肠经。

【使用注意】脾胃虚寒、少食、便溏者忌用。

【药理作用】抗菌、抗病毒、镇静、解热、降压、利尿、抗真菌、抗阿米巴原虫、抗艾滋病毒。

火麻仁

【来源】本品为桑科一年生植物大麻的干燥成熟果实。秋季果实成熟时采收，除去杂质，晒干。

【性味】甘，平。

【归经】归脾、大肠经。

【使用注意】应用不可过量。

【药理作用】泻下。

藿香

【来源】本品为唇形科多年生草本植物广藿香的地上部分。夏、秋季采收，切段阴干。

【性味】辛，微温。

【归经】归肺、脾、胃经。

【药理作用】止呕、止泻、健胃、解热。

J

鸡内金

【来源】本品为雉科动物家鸡的干燥沙囊内壁。剥离后洗净，干燥。

【性味】甘，平。

【归经】归脾、胃、小肠、膀胱经。

鸡血藤

【来源】本品为豆科植物密花豆的干燥藤茎。秋、冬二季采收，除去枝叶，切片，晒干。

【性味】苦、甘，温。

【归经】归肝、肾经。

【使用注意】阴虚内热者不宜用。

【药理作用】降压、抗炎、镇静、催眠。

姜黄

【来源】本品为姜科植物姜黄的干燥根茎。冬季茎叶枯萎时采挖，洗净，煮或蒸至透心，晒干，除去须根。

【性味】辛、苦，温。

【归经】归肝、脾经。

【使用注意】孕妇慎用。

【药理作用】降血脂、利胆、抗炎、收缩子宫、抗真菌、抗艾滋病毒。

僵蚕

【来源】本品为蚕蛾科昆虫家蚕4～5龄的幼虫感染(或人工接种)白僵菌而致死的干燥体。多于春、秋季生产，将感染白僵菌病死的蚕干燥。

【性味】咸、辛，平。

【归经】归肝、肺、胃经。

【药理作用】解热、抗惊厥、祛痰。

桔梗

【来源】本品为桔梗科多年生草本植物桔梗的干燥根。春、秋二季采挖，洗净，除去须根，干燥。

【性味】苦、辛，平。

【归经】归肺经。

【药理作用】祛痰、镇咳、降血糖、抗溃疡、抗炎、解热、镇痛。

金钱草

【来源】本品为报春花科多年生草本植物过路黄的干燥全草。夏、秋二季采收，除去杂质，晒干。

【性味】甘、淡，平。

【归经】归肝、胆、肾、膀胱经。

【药理作用】利尿、利胆、排石、抗菌、增加冠脉流量。

金银花

【来源】本品为忍冬科植物忍冬、红腺忍冬、山银花或毛花柱忍冬的干燥花蕾或带初开的花。夏初花开放前采收，干燥，或用硫黄熏后干燥。

【性味】甘，寒。

【归经】归肺、胃、大肠经。

【药理作用】抗菌、抗炎、解热、降血脂、兴奋中枢、抗艾滋病毒。

金樱子

【来源】本品为蔷薇科植物金樱子的干燥成熟果实。10～11月果实成熟变红时采摘，干燥。

【性味】酸、甘、涩，平。

【归经】归肾、膀胱、大肠经。

【使用注意】实火、实邪者不宜用。

【药理作用】涩精止泻、抗菌、抗病毒。动物实验发现有降低血清胆固醇作用。

荆芥

【来源】本品为唇形科一年生草本植物荆芥的干燥地上部分。夏、秋二季采割，除去杂质，晒干。

【性味】辛，微温。

【归经】归肺、肝经。

【药理作用】解热、抗菌、止血。

K

苦参

【来源】本品为豆科植物苦参的干燥根。春、秋二季采挖，除去根头及小支根，洗净，干燥，或趁鲜切片，干燥。

【性味】苦，寒。

【归经】归心、肝、胃、大肠、膀胱经。

【使用注意】苦寒之品，凡脾胃虚寒者忌用，反藜芦。

【药理作用】平喘、祛痰、升高白细胞、抗肿瘤、抗艾滋病毒。

苦楝皮

【来源】本品为楝科植物川楝或楝的干燥树皮及根皮。春、秋二季剥取，晒干。

【性味】苦、寒，有毒。

【归经】归脾、胃、肝经。

【使用注意】体虚者慎用，肝病患者忌用。

【药理作用】驱虫、抑制呼吸中枢。

款冬花

【来源】本品为菊科多年生草本植物款冬的干燥花蕾。冬季采挖，除去花梗及泥沙，阴干。

【性味】辛，温。

【归经】归肺经。

【药理作用】镇咳、祛痰、平喘。

L

莱菔子

【来源】本品为十字花科植物萝卜的干燥成熟种子。夏季果实成熟时采收，除去杂质，晒干。

【性味】辛、甘，平。

【归经】归脾、胃、肺经。

【药理作用】抑菌、解毒、降压、抗炎、镇痛。

雷丸

【来源】本品为白蘑科真菌雷丸的干燥菌核。秋季采挖，洗净，晒干。

【性味】苦、寒，有小毒。

【归经】归胃、大肠经。

【药理作用】驱绦虫、抗阴道毛滴虫、抗癌。

荔枝核

【来源】本品为无患子科植物荔枝的干燥成熟种子。夏季采摘成熟果实，除去果皮及果肉质假种皮，洗净，晒干。

【性味】甘、涩，温。

【归经】归肝、胃经。

【药理作用】本品所含α-(亚甲环丙基)甘氨酸可使血糖下降，肝糖原降低。

连翘

【来源】本品为木犀科植物连翘的干燥果实。秋季果实初熟尚带绿色时采收，除去杂质，晒干，习称"青翘"；果实熟透时采收，晒干，除去杂质，习称"老翘"。

【性味】苦，微寒。

【归经】归心、肺、小肠经。

【药理作用】抗菌、抗炎、解热、镇吐、强心、抗艾滋病毒。

羚羊角

【来源】本品为牛科动物赛加羚羊的角。猎取后锯取其角，晒干。

【性味】咸，寒。

【归经】归肝、心、肺经。

【使用注意】内无实火者忌用。

【药理作用】抗惊厥、镇静、解热。

硫黄

【来源】本品为硫黄矿的提炼加工品。

【性味】酸，温；有毒。

【归经】归肾、心包经。

【使用注意】阴虚火旺及孕妇忌服。

【药理作用】抑制真菌、疥虫。对皮肤有局部刺激作用。缓泻。

龙胆草

【来源】本品为龙胆科多年生草本植物条叶龙胆、龙胆、三花龙胆或坚龙胆的干燥根及根茎。前三种习称"龙胆"，后一种习称"坚龙胆"。春、秋二季采挖，洗净，干燥。

【性味】苦，寒。

【归经】归肝、胆、胃经。

【药理作用】抗菌、抗炎、健胃、利尿、抗艾滋病毒。

龙葵

【来源】本品为茄科一年生草本植物龙葵的全草。夏、秋采收，洗净，晒干，切段，生用。

【性味】微苦，寒；有毒。

【归经】归肺、膀胱经。

【药理作用】抗炎、抗休克、抗过敏、解热、镇痛、祛痰止咳平喘、抗菌、抗肿瘤、抗蛇毒、升血糖、升白细胞、强心、降压、抗胆碱酯酶、利尿。

龙眼肉

【来源】本品为无患子科植物龙眼的假种皮。夏、秋二季采收成熟果实，干燥，除去壳、核，晒至干爽不粘。

【性味】甘，温。

【归经】归心、脾经。

【药理作用】镇静、健胃、滋养、抑制小孢子菌生长。

芦根

【来源】本品为禾本科多年生草本植物芦苇的新鲜或干燥根茎。全年均可采挖，除去芽、须根及膜状叶，鲜用或晒干。

【性味】甘，寒。

【归经】归肺、胃经。

【药理作用】利尿。

芦荟

【来源】本品为百合科植物库拉索芦荟及好望角芦荟的液汁经浓缩的干燥物。

【性味】苦，寒。

【归经】归肝、大肠经。

【使用注意】脾胃虚寒、食少便溏者及孕妇忌用。

【药理作用】泻下、杀虫、抗真菌。

炉甘石

【来源】本品为碳酸盐类矿物方解石族菱锌矿，主含碳酸锌。

【性味】甘，平。

【归经】归肝、胃经。

【药理作用】明目退翳、除湿生肌、止血、止痒。

鹿茸

【本源】本品为鹿科动物梅花鹿或马鹿的雄鹿未骨化密生茸毛的幼角。夏、秋二季锯取鹿茸，经加工后，阴干或烘干。

【性味】甘、咸，温。

【归经】归肝、肾经。

【使用注意】服用本品宜以小量开始。凡阴虚阳亢、血分有热、胃火炽盛、肺有痰热、以及外感热病者均忌服。

【药理作用】促进发育、促进造血机能、强心、收缩子宫。

路路通

【来源】本品为金缕梅科落叶乔木枫香树的成熟果实。冬季果实成熟后采收，除去杂质，干燥。

【性味】苦，平。

【归经】归肝、肾经。

【药理作用】抗过敏、止痛、利尿。

络石藤

【来源】本品为夹竹桃科植物络石的干燥带叶藤茎。冬季至次春采割，除去杂质，晒干。

【性味】苦，微寒。

【归经】归心、肝经。

【使用注意】阴虚畏寒、大便溏泄者不宜服。

【药理作用】牛蒡甙可引起血管扩张、血压下降、抑菌。

M

麻黄

【来源】本品为麻黄科多年生草本状小灌木草麻黄、中麻黄或木贼麻黄的干燥草质茎。立秋至霜降间采收，阴干。

【性味】辛、微苦，温。

【归经】归肺、膀胱经。

【使用注意】多汗、失眠和高血压患者慎用。

【药理作用】麻黄碱有松弛支气管平滑肌、收缩血管、升高血压及中枢兴奋作用。麻黄有抗艾滋病毒作用。

马齿苋

【来源】本品为马齿苋科植物马齿苋的干燥地上部分。夏、秋二季采收，除去残根及杂质，洗净，略蒸或烫后晒干。

【性味】酸，寒。

【归经】归大肠、肝经。

【药理作用】抗菌、利尿。

马兜铃

【来源】本品为马兜铃科植物北马兜铃或马兜铃的干燥成熟果实。秋季果实由绿变黄时采收，干燥。

【性味】苦、微辛，寒。

【归经】归肺、大肠经。

【使用注意】剂量过大，易致呕吐。

【药理作用】抗菌、祛痰。

马钱子

【来源】本品为马钱科植物云南马钱或马钱的成熟干燥种子。

【性味】苦，寒；有毒。

【归经】归肝、脾经。

【使用注意】本品有毒，若服过量，可引起肢体颤动、惊厥、呼吸困难、昏迷。孕妇忌服。

【药理作用】兴奋中枢神经系统、增进血液循环和呼吸运动、健胃、抗菌。

麦芽

【来源】本品为禾本科一年生草本植物大麦的成熟果实经发芽干燥而得。

【性味】甘，平。

【归经】归脾、胃、肝经。

【使用注意】授乳期不宜用。

【药理作用】助消化，降血糖。

芒硝

【来源】本品为硫酸盐类矿物芒硝族芒硝经加工精制而成的结晶体，主含含水硫酸钠。

【性味】咸、苦，寒。

【归经】归胃、大肠经。

【药理作用】通便作用。玄明粉作用较芒硝缓和。

没药

【来源】本品为橄榄科乔木没药树或其他同属植物茎干皮部渗出的油胶树脂。

【性味】苦、辛，平。

【归经】归心、肝、脾经。

【使用注意】孕妇忌用。

【药理作用】活血散淤、镇痛、收敛、消炎、抑制真菌、结核菌。

牡蛎

【来源】本品为牡蛎科动物长牡蛎、大连湾牡蛎或近江牡蛎的贝壳。全年均可采收，去肉，洗净，晒干。

【性味】咸、涩，微寒。

【归经】归肾、肝、胆经。

【药理作用】所含的碳酸钙具有收敛、制酸、止痛等作用。

木瓜

【来源】本品为蔷薇科植物贴梗海棠的干燥成熟果实。夏、秋二季果实绿黄时采摘，置沸水中烫至外皮灰白色，对半纵剖，晒干。

【性味】酸，温。

【归经】归肝、脾经。

【药理作用】消肿。

木通

【来源】本品为马兜铃科植物木通马兜铃或毛茛科常绿攀援性灌木小木通及同属绣球藤的藤茎。春、秋二季采收，除去粗皮，晒干。

【性味】苦，寒。

【归经】归心、小肠、膀胱经。

【使用注意】本品用量不宜过大，孕妇慎用。

【药理作用】利尿、抗菌、强心、抗真菌。

木香

【来源】本品为菊科多年生草本植物木香的干燥根。秋、冬二季采挖，除去泥沙及须根，切段，干燥。

【性味】辛、苦，温。

【归经】归脾、胃、大肠、胆经。

【使用注意】阴虚火旺者慎用。

【药理作用】抗菌、抗真菌、驱风、行气、止痛、促进肠蠕动。

N

南瓜子

【来源】本品为葫芦科植物南瓜的种子。秋季采收，洗净，晒干。

【性味】甘，平。

【归经】归胃、大肠经。

【药理作用】驱虫、抗血吸虫。

牛黄

【来源】本品为牛科动物牛的干燥胆结石。宰牛时，如发现有牛黄，即滤去胆汁，将牛黄取出，除去外部薄膜，阴干。

【性味】苦，凉。

【归经】归心、肝经。

【使用注意】孕妇慎用。

【药理作用】抗菌、抗炎、抗过敏、解毒、祛痰。

牛膝

【来源】本品为苋科多年生草本植物牛膝的干燥根。冬季茎叶枯萎时采挖，除去须根及泥沙，捆成小把，晒至干皱后，用硫黄熏2次，晒干。

【性味】苦、酸，平。

【归经】归肝、肾经。

【使用注意】孕妇及月经过多者忌用。

【药理作用】镇痛、兴奋子宫、利尿、解痉、

降压。

P

佩兰

【来源】本品为菊科多年生草本植物佩兰的干燥地上部分。夏、秋二季采割，除去杂质，晒干。

【性味】辛，平。

【归经】归脾、胃经。

【药理作用】抗菌、抗病毒、祛痰。

枇杷叶

【来源】本品为蔷薇科植物枇杷的干燥叶，全年均可采摘，晒至七八成干时，扎成小把，再晒干。

【性味】苦，平。

【归经】归肺、胃经。

【药理作用】止咳、镇痛、抑菌、平喘、祛痰。

蒲公英

【来源】本品为菊科多年生草本植物蒲公英、碱地蒲公英，或同属多种植物的干燥全草。春至秋季花初开时采收，除去杂质，洗净，晒干。

【性味】苦、甘，寒。

【归经】归肝、胃经。

【药理作用】抗菌、提高免疫功能、利胆、保肝、抗艾滋病毒。

蒲黄

【来源】本品为香蒲科植物水烛香蒲、东方香蒲或同属植物的干燥花粉。夏季采收蒲棒上部的黄色雄花序。晒干后碾轧，筛取花粉。

【性味】甘，平。

【归经】归肝、心包经。

【使用注意】孕妇忌服。

【药理作用】抗炎、促凝血。

Q

千金子

【来源】本品为大戟科植物续随子的成熟种

子。夏秋间果实成熟时采割地上部分，晒干，打下种子，再晒干，除去杂质。

【性味】辛、温，有毒。

【归经】归肾、肝、大肠经。

【使用注意】体虚及孕妇忌用。

【药理作用】对胃肠有刺激作用。

牵牛子

【来源】本品为旋花科植物裂叶牵牛或圆叶牵牛的干燥成熟种子。秋末果实成熟，果壳未开裂时采割植株，晒干，打下种子，除去杂质。

【性味】苦、寒，有毒。

【归经】归肺、肾、大肠经。

【使用注意】体虚及孕妇忌用，不宜与巴豆同用。

【药理作用】泻下、驱虫。

前胡

【来源】本品为伞形科多年生草本植物白花前胡或紫花前胡的干燥根，冬季至次春茎叶枯萎或未抽花茎时采挖，除去须根，洗净，晒干或低温干燥。

【性味】苦、辛，微寒。

【归经】归肺经。

【药理作用】祛痰、镇静。

茜草

【来源】本品为茜草科植物茜草的干燥根及根茎。春、秋二季采挖，除去泥沙，干燥。

【性味】苦，寒。

【归经】归肝、心包经。

【药理作用】抑菌、镇咳。

羌活

【来源】本品为伞形科多年生草本植物羌活或宽叶羌活的干燥根茎及根。春、秋二季采挖，除去须根及泥沙，晒干。

【性味】辛、苦，温。

【归经】归膀胱、肾经。

【药理作用】止咳、抑菌、解热。

秦皮

【来源】本品为木犀科植物苦枥白蜡树、白蜡树、尖叶白蜡树或宿柱白蜡树的干燥枝皮或干皮。春、秋二季剥取，晒干。

【性味】苦，寒。

【归经】归肝、胆、大肠经。

【药理作用】抗菌、抗炎、镇咳、祛痰、平喘、镇静、镇痛。

青黛

【来源】本品为爵床科植物马蓝、蓼科植物蓼蓝或十字花科植物菘蓝的叶制成青黛粉入药。

【性味】咸，寒。

【归经】归肝、肺、胃经。

【药理作用】靛玉红是抗癌有效成分。抗菌、保肝。

青蒿

【来源】本品为菊科一年生草本植物黄花蒿的干燥地上部分。秋季花盛开时采割。除去老茎、阴干。

【性味】苦、辛，寒。

【归经】归肝、胆、肾经。'

【使用注意】不宜久煎。

【药理作用】抗疟、抗血吸虫、解热和镇痛。

青木香

【来源】本品为马兜铃科植物马兜铃的干燥根。春、秋二季采挖，除去须根及泥沙，晒干。

【性味】辛、苦，微寒。

【归经】归肝、胃经。

【使用注意】本品不宜多用，多服易引起恶心呕吐。

【药理作用】抗癌、降压。

青皮

【来源】本品为芸香科植物橘及其同属多种植物的幼果或未成熟果实的果皮。夏季采收，晒干。

【性味】苦、辛，温。

【归经】归肝、胆，胃经。

【药理作用】祛痰、平喘、升压、健胃、行气、化滞、发汗、散寒。

轻粉

【来源】本品为氯化亚汞。

【性味】辛、寒，有毒。

【归经】归肺、大肠经。

【使用注意】孕妇忌服。

【药理作用】利尿、抑菌、抗真菌。

全蝎

【来源】本品为钳蝎科动物东亚钳蝎的干燥体。春末至秋初捕捉，除去泥沙，置沸水或沸盐水中，捞出，阴干。

【性味】辛、甘，平；有毒。

【归经】归肝经。

【药理作用】抗惊厥、降压。

拳参

【来源】本品为蓼科植物拳参的干燥根茎。春初发芽时或秋季茎叶将枯萎时采挖，除去泥沙，晒干，去须根。

【性味】苦、凉。

【归经】归肺、肝、大肠经。

【药理作用】抗菌、止血。

R

人参

【来源】本品为五加科多年生草本植物人参的干燥根。秋季采集3～6年植物的根，洗净，干燥。栽培者为"园参"，野生者为"山参"。园参经晒干，称"生晒参"，蒸制后干燥，称"红参"，经糖汁浸渍，晒干，称"糖参"。细根称"参须"。山参经晒干，称"生晒山参"。

【性味】甘、苦，微温。

【归经】归脾、肺经。

【使用注意】反藜芦。

【药理作用】人参是中药补剂，具有滋补、兴奋、利尿和驱风作用。据报道：人参具有降低血糖浓度的作用，促进新陈代谢，中枢神经系统及内分泌系统的分泌作用，它应用于治疗贫血症、糖尿病、失眠症、神经衰弱、胃炎，特别对性功能减弱有疗效。人参还有抗艾滋病毒的作用。

肉苁蓉

【来源】本品为列当科植物肉苁蓉的干燥带鳞片的肉质茎。多于春季采挖，除去花序，切段，晒干。

【性味】甘、咸，温。

【归经】归肾、大肠经。

【使用注意】阴虚火旺及大便泄泻者忌服。

【药理作用】降压、促进唾液分泌。

肉桂

【来源】本品为樟科植物肉桂的干燥树皮。于秋季采剥，阴干。

【性味】辛、甘，热。

【归经】归脾、肾、心、肝经。

【使用注意】凡阴虚火旺，里有实证，血热妄行及孕妇忌用。

【药理作用】扩张血管、抑菌。

乳香

【来源】本品为橄榄科小乔木卡氏乳香树及其同属植物皮部渗出的树脂。

【性味】辛、苦，温。

【归经】归心、肝、脾经。

【使用注意】孕妇忌用。

【药理作用】抗菌。

S

三七

【来源】本品为五加科多年生草本植物三七的干燥根。秋季采挖，洗净，干燥。

【性味】甘、微苦，温。

【归经】归肝、胃经。

【药理作用】扩张冠脉、抗炎、止血。

桑白皮

【来源】本品为桑科植物桑的干燥根皮。秋末叶落时至次春发芽前采挖根部，刮去黄棕色粗皮，纵向剖开，剥取根皮，晒干。

【性味】甘，寒。

【归经】归肺经。

【药理作用】利尿、降压、镇静、镇痛、抗菌、抗惊厥、抗艾滋病毒。

桑寄生

【来源】本品为桑寄生科植物桑寄生的干燥带叶茎枝。冬季至次春采割，除去粗茎，切段，干燥，或蒸后干燥。

【性味】苦，平。

【归经】归肝、肾经。

【药理作用】抗菌、利尿、降压、降胆固醇、抗病毒。

桑枝

【来源】本品为桑科植物桑的干燥嫩枝。春末夏初采收，去叶，晒干，或趁鲜切片，晒干。

【性味】苦，平。

【归经】归肝经。

【药理作用】降压、养毛发。

沙参

【来源】沙参有南沙参和北沙参两类。南沙参为桔梗科多年生草本植物轮叶沙参和杏叶沙参的干燥根。春、秋二季采挖，除去须根，洗净，刮去粗皮，干燥。北沙参为伞形科多年生草本植物珊瑚菜的根。夏、秋二季采挖，除去须根，洗净，置沸水中烫后，除去外皮，干燥。

【性味】甘，微寒。

【归经】归肺、胃经。

【使用注意】虚寒证忌服。南沙参反藜芦。

【药理作用】祛痰、解热、镇痛、强心。

沙苑子

【来源】本品为豆科植物扁茎黄芪的干燥成熟种子。秋末冬初果实成熟时采割植株，晒干，打下种子，除去杂质，再晒干。

【性味】甘，温。

【归经】归肝、肾经。

【使用注意】阴虚火旺及小便不利者忌服。

【药理作用】抗利尿、提高机体特异性免疫功能。

砂仁

【来源】本品为姜科多年生草本植物阳春砂或海南砂的干燥成熟果实。夏、秋果实成熟时采收，晒干或低温干燥。

【性味】辛，温。

【归经】归脾、胃经。

【药理作用】健胃、祛风。

山豆根

【来源】本品为豆科植物越南槐的干燥根及根茎。秋季采挖，除去杂质，洗净，干燥。

【性味】苦，寒。

【归经】归肺经。

【使用注意】脾胃虚寒者慎用。

【药理作用】抗肿瘤、升高白细胞、抗心律失常、抗菌、平喘、抗艾滋病毒。

山药

【来源】本品为薯蓣科植物薯蓣的干燥根茎。冬季茎叶枯萎后采挖，洗净，除去外皮，用硫黄熏后，干燥。

【性味】甘，平。

【归经】归脾、肺、肾经。

【使用注意】湿盛中满者慎用，实热实邪者忌用。

【药理作用】滋养强壮、止泻、祛痰。

山楂

【来源】本品为蔷薇科植物山里红、山楂或野山楂的干燥成熟果实。秋季果实成熟时采收，晒干。

【性味】酸、甘，微温。

【归经】归脾、胃、肝经。

【药理作用】强心、降血脂、抗菌。

山茱萸

【来源】本品为山茱萸科植物山茱萸的干燥成熟果肉。秋末冬初果皮变红时采收果实。置沸水中略烫后，及时除去果核，干燥。

【性味】酸，微温。

【归经】归肝、肾经。

【药理作用】滋养、收敛、抗菌。

商陆

【来源】本品为商陆科多年生草本植物商陆或垂序商陆的干燥根。秋季至次春采挖，除去须根及泥沙，切成块或片，晒干或阴干。

【性味】苦、寒，有毒。

【归经】归肺、肾、大肠经。

【使用注意】脾虚水肿及孕妇忌用。

【药理作用】利尿、祛痰、镇咳、平喘、抗菌、抗炎等。

射干

【来源】本品为鸢尾科多年生草本植物射干的干燥根茎。春初刚发芽或秋末叶枯萎时采挖。除去须根及泥沙，干燥。

【性味】苦，寒。

【归经】归肺经。

【使用注意】孕妇忌用，脾虚者慎用。

【药理作用】抑菌、消炎、解热、止痛。

麝香

【来源】本品为鹿科动物林麝、马麝或原麝成熟雄体香囊中的干燥分泌物。捕捉后割取香囊，取出麝香，阴干。

【性味】辛，温。

【归经】归心、脾经。

【使用注意】孕妇忌用。

【药理作用】兴奋心脏、雄性激素样作用、抗

炎、抗菌、抗肿瘤、抗艾滋病毒。

神曲

【来源】本品系由辣蓼、青蒿、杏仁等药加工后与面粉或麸皮混合，经发酵而制成。

【性味】辛、甘，温。

【归经】归脾、胃经。

【药理作用】消食行气、健脾止泻、解表。

生地

【来源】本品为玄参科植物地黄的新鲜或干燥块根。秋季采挖，除去须根及泥沙。鲜用，或将地黄缓缓烘焙至约八成干。前者习称"鲜地黄"，后者习称"生地黄"。

【性味】甘、苦，寒。

【归经】归心、肝、肾经。

【使用注意】脾虚便溏者不宜服。

【药理作用】强心、保肝、止血。

生姜

【来源】本品为姜科多年生草本植物姜的新鲜根茎。秋、冬季采挖，除去须根及泥沙。

【性味】辛，微温。

【归经】归脾、肺经。

【药理作用】镇吐、抗炎、镇痛。

石菖蒲

【来源】本品为天南星科植物石菖蒲的干燥根茎。秋、冬二季采挖。除去须根及泥沙，晒干。

【性味】辛，温。

【归经】归心、胃经。

【药理作用】解痉、镇静。

石膏

【来源】本品为硫酸盐类矿物硬石膏族石膏，主含含水硫酸钙。采挖后，除去泥沙及杂石。

【性味】辛、甘，大寒。

【归经】归肺、胃经。

【使用注意】脾胃虚寒、阴虚发热不宜服。

【药理作用】解热、镇静、消炎。

石斛

【来源】本品为兰科植物环草石斛、马鞭石斛、黄草石斛、铁皮石斛或金钗石斛的新鲜或干燥茎。全年均可采收。鲜用者除去根及泥沙；干用者采收后，除去杂质，用开水略烫或烘软，再边搓边烘晒，至叶鞘搓净，干燥。

【性味】甘，微寒。

【归经】归胃、肾经。

【使用注意】温热病不宜用。

【药理作用】解热、镇痛、健胃。

石决明

【来源】本品为鲍科动物杂色鲍、皱纹盘鲍、羊鲍、澳洲鲍、耳鲍或白鲍的贝壳。夏、秋二季捕捉，去肉，洗净，干燥。

【性味】咸，寒。

【归经】归肝、肺经。

【使用注意】脾虚胃寒者不宜服。

【药理作用】镇静。

使君子

【来源】本品为使君子科植物使君子的干燥成熟果实。秋季果皮变紫黑时采收，除去杂质，干燥。

【性味】甘，温。

【归经】归脾、胃经。

【使用注意】大量服用引起呃逆、眩晕、呕吐等反应。

【药理作用】抗真菌、驱虫。

柿蒂

【来源】本品为柿树科植物柿的干燥宿萼。冬季果实成熟时采摘或食用时收集，洗净，晒干。

【性味】苦，平。

【归经】归胃经。

【药理作用】止呕，止呃。

熟地

【来源】本品为玄参科多年生草本植物地黄的干燥块根。秋季采挖后，除去须根，干燥，然后以黄酒、砂仁、陈皮为辅料，经反复蒸晒，至内外色黑、质地柔软黏腻为度。

【性味】甘，微温。

【归经】归肝、肾经。

【使用注意】气滞痰多、脘腹胀痛、食少便溏者忌用。

【药理作用】保肝、止血、利尿、抗炎、抗真菌、降血糖、强心。

水蛭

【来源】本品为水蛭科动物蚂蟥、水蛭或柳叶蚂蟥的干燥体。夏、秋二季捕捉，用沸水烫死，晒干或低温干燥。

【性味】咸、苦，平；有小毒。

【归经】归肝经。

【使用注意】孕妇忌服。

【药理作用】降压、收缩子宫、抑制血液凝固、溶血。

苏合香

【来源】本品为金缕梅科植物苏合香树的树脂。

【性味】甘，温。

【归经】归心、脾经。

【药理作用】兴奋中枢。

苏木

【来源】本品为豆科灌木或小乔木苏木的心材，于秋季采伐，除去白色边材，干燥。

【性味】甘、咸，平。

【归经】归心、肝、脾经。

【使用注意】孕妇慎用。

【药理作用】促进血凝、催眠、抗菌。

苏子

【来源】本品为唇形科一年生植物紫苏的干燥成熟果实。秋季采收，除去杂质，晒干。

【性味】辛，温。

【归经】归肺、大肠经。

【药理作用】发汗解热、利尿、健胃、祛痰。

酸枣仁

【来源】本品为鼠李科植物酸枣的干燥成熟种子。秋末冬初采收成熟果实，除去果肉及核壳，收集种子，晒干。

【性味】甘、酸，平。

【归经】归肝、胆、心经。

【使用注意】实邪郁火者不宜服。

【药理作用】镇静催眠、抗惊厥、镇痛、降体温。

锁阳

【来源】本品为锁阳科植物锁阳的干燥肉质茎。春季采挖，除去花序，切段，晒干。

【性味】甘，温。

【归经】归肝、肾经。

【使用注意】阴虚火旺、脾虚泄泻、实热便秘均不宜服。

【药理作用】益精壮阳、润肠通便、养筋。

T

太子参

【来源】本品为石竹科多年生草本植物孩儿参的干燥块根。秋季茎叶枯萎时采挖，洗净，除去须根，置沸水中略烫后晒干或直接晒干。

【性味】甘、微苦，平。

【归经】归脾、肺经。

【药理作用】益气、生津。

檀香

【来源】本品为檀香科植物檀香树干的心材。全年均可采收，晒干。

【性味】辛，温。

【归经】归脾、胃、心、肺经。

【药理作用】理气止痛。

桃仁

【来源】本品为蔷薇科植物桃或山桃的干燥成熟种子。果实成熟后收集果核，除去果肉及核壳，取出种子，晒干。

【性味】苦，平。

【归经】归心、肝、肺、大肠经。

【使用注意】孕妇忌服。

【药理作用】镇痛、消炎、解毒、通便。

天花粉

【来源】本品为葫芦科植物栝楼或日本栝楼的干燥根。秋、冬二季采挖，洗净，除去外皮，切段或纵剖成瓣，干燥。

【性味】苦、微甘、酸，寒。

【归经】归肺、胃经。

【使用注意】脾胃虚寒、大便滑泻者忌用。

【药理作用】引产、抗早孕、抗癌、抗菌、抗艾滋病毒。

天麻

【来源】本品为兰科植物天麻的干燥块茎。立冬后至次年清明前采挖，立即洗净，蒸透，敞开低温干燥。

【性味】甘，平。

【归经】归肝经。

【药理作用】镇静、抗惊厥。

天门冬

【来源】本品为百合科植物天门冬的干燥块根。秋、冬二季采挖，洗净，除去茎基和须根，置沸水中煮或蒸至透心，趁热除去外皮，洗净，干燥。

【性味】甘、苦，寒。

【归经】归肺、肾经。

【使用注意】脾胃虚寒及外感风寒者忌服。

【药理作用】镇咳、利尿、通便、强壮、抗菌。

天南星

【来源】本品为天南星科多年生草本植物天南星、异叶天南星或东北天南星的干燥块茎。秋、冬二季茎叶枯萎时采挖，除去须根及外皮，干燥。

【性味】苦、辛，温；有毒。

【归经】归肺、肝、脾经。

【使用注意】孕妇慎用。

【药理作用】抗惊厥、镇静、镇痛、祛痰、抗肿瘤。

天竺黄
【来源】本品为禾本科植物青皮竹或华思劳竹等秆内的分泌液干燥后的块状物。秋、冬二季采收。

【性味】甘，寒。

【归经】归心、肝、胆经。.

【药理作用】清热、镇静、祛痰。

土鳖虫
【来源】本品为鳖蠊科昆虫地鳖或冀地鳖的雌虫体。

【性味】咸、寒，有小毒。

【归经】归肝经。

【使用注意】孕妇忌服。

【药理作用】抗血栓形成、破血逐瘀、散癥结。

菟丝子
【来源】本品为旋花科植物菟丝子的干燥成熟种子。秋季果实成熟时采收植株，晒干，打下种子，除去杂质。

【性味】辛、甘，平。

【归经】归肝，肾经。

【使用注意】阴虚火旺、大便燥结、小便短赤者不宜服。

【药理作用】增强心脏收缩力、降压。

W

乌梅
【来源】本品为蔷薇科植物梅的干燥近成熟果实。夏季果实近成熟时采收。低温烘干后闷至色变黑。

【性味】酸，平。

【归经】归肝、脾、肺、大肠经。

【使用注意】外有表邪或内有实热积滞者均不宜服。

【药理作用】抗菌、抗真菌、抗过敏。

乌药
【来源】本品为樟科植物乌药(天台乌药)的干燥块根。全年均可采挖，除去细根，洗净，趁鲜切片，晒干。

【性味】辛，温。

【归经】归肺、脾、肾、膀胱经。

【药理作用】止血、抗菌、健胃、驱风、促进肠蠕动。

无花果
【来源】本品为桑科榕属植物无花果的根和果实。果实夏、秋采；根全年可采。

【性味】果：甘、平。根：淡、涩、平。

【归经】归胃经。

【药理作用】对艾氏肉瘤有抑制作用。

吴茱萸
【来源】本品为芸香科植物吴茱萸、石虎或疏毛吴茱萸的将近成熟果实。秋季采收，除去杂质，晒干或低温干燥。

【性味】辛、苦，热；有小毒。

【归经】归肝、脾、肾经。

【使用注意】阴虚有热者忌用。

【药理作用】健胃、镇痛、降压、抗菌、收缩子宫、抗真菌。

芜荑
【来源】本品为榆科植物大果榆的种子。秋季采收，晒干。

【性味】辛、苦，温。

【归经】归脾、胃经。

【药理作用】驱虫，抗真菌。

蜈蚣
【来源】本品为蜈蚣科动物少棘巨蜈蚣的全

237

体。春季捕捉，用竹片插入头尾，绷直，干燥。

【性味】辛，温；有毒。

【归经】归肝经。

【使用注意】孕妇忌用。

【药理作用】抗肿瘤、止痉、抗真菌。

蜈蚣

【来源】本品为蜈蚣科昆虫少棘巨蜈蚣的全体。春季捕捉，捕得后用两端削尖的长竹片插入头尾两部，晒干，或先用沸水烫过，干燥，生用，或烘炙研末用。

【性味】辛，温；有毒。

【归经】归肝经。

【使用注意】孕妇忌服。

五倍子

【来源】本品为漆树科植物盐肤木、青麸杨或红麸杨叶上的虫瘿。秋季采摘，置沸水中略煮或蒸至表面呈灰色，杀死蚜虫，取出，干燥。

【性味】酸、涩，寒。

【归经】归肺、大肠、肾经。

【使用注意】外感咳嗽或湿热痢疾不宜服。

【药理作用】收敛、止血、抗菌、抗病毒，抗真菌。

五加皮

【来源】本品为五加科植物细柱五加的干燥根皮。夏、秋二季采挖根部，洗净，剥取根皮，晒干。

【性味】辛、苦，温。

【归经】归肝、肾经。

【使用注意】阴虚火旺、口苦口渴者慎用。

【药理作用】镇痛、抑菌。

五灵脂

【来源】本品为鼯鼠科动物复齿鼯鼠的干燥粪便。全年均可采收，除去杂质，晒干。

【性味】苦、甘，温。

【归经】归肝经。

【使用注意】孕妇慎用。畏人参。

【药理作用】散淤止痛，生用活血；炒用止血。抑制结核杆菌、抑制真菌。

五味子

【来源】本品为木兰科植物五味子或华中五味子的干燥成熟果实。秋季果实成熟时采摘，晒干。

【性味】酸，温。

【归经】归肺、肾、心经。

【使用注意】凡内有实热、咳嗽初起、麻疹初发均不宜用。

【药理作用】兴奋中枢神经系统、镇咳祛痰、兴奋子宫、抗菌、降转氨酶。

X

西洋参

【来源】本品为五加科植物西洋参的根，选取生长3～6年的根，秋季采挖，除去分枝、须尾，晒干。

【性味】苦、微甘，寒。

【归经】归心、肺、肾经。

【使用注意】中阳不振、胃有寒湿者忌服，忌用铁器火炒，反藜芦。

【药理作用】镇静，对生命中枢有中度的兴奋作用。

犀角

【来源】本品为脊椎动物犀科犀牛的角，分暹罗角和广角两类。暹罗角的原动物为亚州产的印度犀或爪哇犀和苏门答腊犀；广角的原动物为非洲产的黑犀和白犀。

【性味】咸、苦，寒。

【归经】归心、肝、胃经。

【使用注意】畏川乌、草乌。孕妇忌服。

【药理作用】解热、抗惊厥。

细辛

【来源】本品为马兜铃科多年生草本植物北细辛、汉城细辛或华细辛的干燥全草，夏季果熟期或初秋采挖，除去泥沙，阴干。

【性味】辛，温。

【归经】归肺、肾经。

【使用注意】反藜芦。

【药理作用】镇静、镇痛、解热、抗炎、抗菌、抗变态反应。

夏枯草

【来源】本品为唇形科植物夏枯草的干燥带花的果穗。夏季穗呈棕红色时采收，除去杂质，晒干。

【性味】苦、辛，寒。

【归经】归肝、胆经。

【药理作用】抗艾滋病毒。

仙鹤草

【来源】本品为蔷薇科多年生草本植物龙牙草的干燥地上部分。夏、秋二季茎叶茂盛时采割，除去杂质，干燥。

【性味】苦、涩，平。

【归经】归肺、肝、脾经。

【药理作用】止血、抗炎、抗阴道滴虫、抗菌。

仙茅

【来源】本品为石蒜科多年生草本植物仙茅的干燥根茎。秋、冬二季采挖，除去须根，洗净，干燥。

【性味】辛、热，有毒。

【归经】归肾经。

【使用注意】阴虚火旺者忌服。

【药理作用】温肾阳、强筋骨。

香附

【来源】本品为莎草科多年生草本植物莎草的干燥根茎。秋季采挖，燎去毛须，置沸水中略煮或蒸透后晒干。

【性味】辛、微苦、微甘，平。

【归经】归肝、三焦经。

【药理作用】镇痛、抑制子宫收缩。

香薷

【来源】本品为唇形科多年生草本植物海洲香薷的干燥地上部分。夏、秋二季叶茂盛、果实成熟时采割，除去杂质，晒干。

【性味】辛，微温。

【归经】归肺、胃经。

【使用注意】本品发汗力较强，表虚有汗者忌用。

【药理作用】利尿。

香橼

【来源】本品为芸香科植物枸橼或香圆的干燥成熟果实。秋季果实成熟时采收，趁鲜切片，晒干或低温干燥。

【性味】辛、微苦、酸，温。

【归经】归肝、脾、肺经。

【药理作用】健胃、祛痰。

小茴香

【来源】本品为伞形科多年生草本植物茴香的干燥成熟果实。秋季果实初熟时采割植株，晒干，除去杂质。

【性味】辛，温。

【归经】归肝、肾、脾、胃经。

【使用注意】阴虚火旺者忌服。

【药理作用】健胃、镇痛。

小蓟

【来源】本品为菊科多年生草本植物刺儿菜或刻叶刺儿菜的干燥地上部分。夏、秋二季花开时采割，除去杂质，晒干。

【性味】甘，凉。

【归经】归心、肝经。

【药理作用】降压、利胆、抗菌、降低胆固醇、收缩血管、缩短凝血时间。

薤白

【来源】本品为百合科多年生草本植物小根蒜的干燥鳞茎。夏、秋二季采挖，洗净，除去苗，蒸透或置沸水中烫透，晒干。

【性味】辛、苦，温。

【归经】归肺、胃、大肠经。

【药理作用】行气、止痛。

辛夷

【来源】本品为木兰科植物望春花、玉兰或武当玉兰的干燥花蕾。冬末春初花未开放时采收，除去枝梗，阴干。

【性味】辛，温。

【归经】归肺、胃经。

【使用注意】忌多服，有时会引起头昏目赤。

【药理作用】降压、抗真菌、治疗鼻部炎症、兴奋子宫。

杏仁

【来源】本品为蔷薇科植物山杏、西伯利亚杏、东北杏或杏的干燥成熟种子。夏季采收成熟果实，除去果肉及核壳，取出种子，晒干。

【性味】苦，微温；有小毒。

【归经】归肺、大肠经。

【使用注意】有小毒，婴儿慎用。

【药理作用】润肺止咳、润肠通便。

雄黄

【来源】本品为硫化物类矿物雄黄族雄黄，主含二硫化二砷。

【性味】辛、苦，温。

【归经】归肝、心、胃经。

【使用注意】孕妇忌服。

【药理作用】抑制皮肤真菌、抗血吸虫。

熊胆

【来源】本品为脊椎动物熊科棕熊和黑熊的干燥胆汁。

【性味】苦，寒。

【归经】归肝、胆、心经。

【药理作用】清热、消炎、镇痛、镇静。

玄参

【来源】本品为玄参科多年生草本植物玄参的干燥根。冬季茎叶枯萎时采挖，除去须根及泥沙，晒或烘至半干，反复堆放数次至内部黑色。

【性味】苦、甘、咸，寒。

【归经】归肾、肺、胃经。

【使用注意】反藜芦。脾胃虚寒者不宜用。

【药理作用】强心、降压、降血糖、抗病原微生物。

Y

延胡索

【来源】本品为罂粟科多年生草本植物延胡索的块茎。夏初茎叶枯萎时采挖，除去须根，洗净，置沸水中煮至无白心时，取出晒干。

【性味】辛、苦，温。

【归经】归肝、心、脾经。

【使用注意】孕妇忌服。

【药理作用】镇痛、催眠、镇静。

阳起石

【来源】本品为硅酸盐类矿物阳起石或阳起石石棉的矿石，主含含水硅酸钙镁。采挖后，除去泥沙及杂石。

【性味】咸，微温。

【归经】归肾经。

【使用注意】阴虚火旺者忌服。

【药理作用】兴奋性机能。

洋金花

【来源】本品为茄科一年生草本植物白花曼陀罗的干燥花。4~11月花初开时采收，晒干或低温干燥。

【性味】辛，温；有毒。

【归经】归心、肺、脾经。

【使用注意】本品有大毒，孕妇慎用，青光眼、眼压高者忌用。

【药理作用】镇静、抗休克。

益母草

【来源】本品为唇形科植物益母草的干燥地上部分。夏季茎叶茂盛、花未开或初开时采割，晒干。

【性味】辛，苦，微寒。

【归经】归心包、肝、膀胱经。

【使用注意】孕妇慎用。

【药理作用】兴奋子宫、降压、兴奋呼吸中枢、利尿、抑制真菌。

益智仁

【来源】本品为姜科多年生草本植物益智的干燥成熟果实。夏、秋间果实由绿变红时采收，晒干或低温干燥。

【性味】辛，温。

【归经】归脾、肾经。

【使用注意】阴虚火旺、因热而致遗精、尿频、崩漏等症均忌服。

【药理作用】健胃、抗利尿、减少唾液分泌。

薏苡仁

【来源】本品为禾本科多年生草本植物薏苡的干燥成熟种仁。秋季果实成熟时采割植株，晒干。打下果实，再晒干，除去外壳、黄褐色种皮及杂质，收集种仁。

【性味】甘，淡；微寒。

【归经】归脾、胃、肺经。

【药理作用】薏苡油有抑制肌肉收缩的作用。抗癌、利尿、止泻。

茵陈

【来源】本品为菊科多年生草本植物茵陈蒿或滨蒿的干燥幼苗。春季采收幼苗，除去老茎及杂质，晒干。

【性味】苦，微寒。

【归经】归脾、胃、肝、胆经。

【药理作用】解热、利胆、抗菌、抗病毒、抗真菌、降低血清胆固醇和β-脂蛋白。

淫羊藿

【来源】本品为小檗科多年生草本植物淫羊藿、箭叶淫羊藿、柔毛淫羊藿或朝鲜淫羊藿的干燥地上部分。夏、秋间茎叶茂盛时采割，除去粗梗及杂质，晒干或阴干。

【性味】辛、甘，温。

【归经】归肝、肾经。

【使用注意】阴虚火旺者不宜服。

【药理作用】镇咳、祛痰、平喘、抗菌、抗炎、扩冠、抗艾滋病毒。

银柴胡

【来源】本品为石竹科多年生草本植物银柴胡的干燥根。春、夏间植株萌发或秋后茎叶枯萎时采挖，除去须根及泥沙，晒干。

【性味】甘，微寒。

【归经】归肝、胃经。

【药理作用】解热。

罂粟壳

【来源】本品为罂粟科植物罂粟的成熟蒴果的外壳。

【性味】酸、涩，平；有毒。

【归经】归肺、大肠、肾经。

【药理作用】镇咳、镇痛、止泻。

鱼腥草

【来源】本品为三白草科植物蕺菜的干燥地上部分。夏季茎叶茂盛花穗多时采割，除去杂质，晒干。

【性味】辛，微寒。

【归经】归肺经。

【使用注意】本品含挥发油，不宜久煎，当后下。

【药理作用】抗菌、增强机体免疫功能、利尿、抗艾滋病毒。

玉竹

【来源】本品为百合科多年生草本植物玉竹的干燥根茎。秋季采挖，除去须根，洗净，晒至柔软后，反复揉搓，晾晒至无硬心，晒干。

【性味】甘，平。

【归经】归肺、胃经。

【使用注意】脾虚有痰湿者忌用。

【药理作用】强心、润肠通便。

郁金

【来源】本品为姜科植物温郁金、广西莪术、姜黄或蓬莪术的干燥块根。冬季茎叶枯萎后采挖，除去泥沙及细根，蒸或煮至透心，取出干燥。

【性味】辛，苦，寒。

【归经】归心、肝、胆经。

【使用注意】畏丁香。

【药理作用】抗真菌、镇痛、利尿、利胆、健胃。

郁李仁

【来源】本品为蔷薇科植物欧李、郁李或长柄扁桃的干燥成熟种子。秋季采收成熟果实，除去果肉及核壳，取出种子，干燥。

【性味】辛、苦，平。

【归经】归大肠、小肠经。

【药理作用】泻下通便、利尿。

远志

【来源】本品为远志科多年生草本植物远志或卵叶远志的干燥根。春、秋二季采挖，除去须根及泥沙，晒干。

【性味】辛、苦，温。

【归经】归心、肾、肺经。

【使用注意】阴虚火旺及有实热者慎用。

【药理作用】祛痰、镇静、抗惊厥、收缩子宫、降压、溶血、抑菌。

Z

皂荚

【来源】本品为豆科植物皂荚的干燥果实，秋季采摘成熟果实，晒干。

【性味】辛，温。有小毒。

【归经】归肺、大肠经。

【使用注意】孕妇忌服。

【药理作用】抗菌、抗真菌、杀阴道滴虫。

泽泻

【来源】本品为泽泻科植物泽泻的干燥块茎。冬季茎叶枯萎时采挖，洗净，干燥，除去须根及粗皮。

【性味】甘、淡，寒。

【归经】归肾、膀胱经。

【药理作用】降血脂、抗脂肪肝、降血糖、利尿。

珍珠

【来源】本品为珍珠贝科动物马氏珍珠贝、蚌科动物三角帆蚌或褶纹冠蚌等双壳类动物受刺激形成的珍珠。自动物体内取出，洗净，干燥。

【性味】甘、咸，寒。

【归经】归心、肝经。

【使用注意】用时研末，水飞。

【药理作用】抗组织胺。

珍珠母

【来源】本品为蚌科动物三角帆蚌、褶纹冠蚌的蚌壳或珍珠贝科动物马氏珍珠贝的贝壳经煅烧而成。

【性味】咸，寒。

【归经】归肝、心经。

知母

【来源】本品为百合科多年生草本植物知母的干燥根茎。春、秋二季采挖，除去须根及泥沙，晒干。

【性味】苦、甘，寒。

【归经】归肺、胃、肾经。

【使用注意】知母有滑肠作用，脾虚便溏者不宜使用。

【药理作用】镇静、解热、抗菌、祛痰、抗艾滋病毒。

栀子

【来源】本品为茜草科植物栀子的干燥成熟果

实。9～11月果实成熟呈红黄色时采收，除去非药用部分，置沸水中略烫，取出，干燥。

【性味】苦，寒。

【归经】归心、肺、三焦经。

【使用注意】本品有缓泻之效，故脾虚便溏者不宜服。

【药理作用】解热、利胆、抗菌、镇静、降压。

枳实

【来源】本品为芸香科植物酸橙及其栽培变种或甜橙的干燥幼果。夏初采后，晒干。

【性味】苦、辛，微寒。

【归经】归脾、胃，大肠经。

【使用注意】脾胃虚弱及孕妇慎用。

【药理作用】兴奋胃肠功能、兴奋子宫、利尿。

朱砂

【来源】本品为六方晶系辰砂的矿石，主含硫化汞。随时可采，将辰砂矿石击碎后，除去杂质，水飞极细，备用。

【性味】甘，微寒。

【归经】归心经。

【使用注意】内服不可过量，肝肾功能不正常者慎用。

【药理作用】镇静、抗菌。

猪苓

【来源】本品为多孔菌科真菌猪苓的干燥菌核。春、秋二季采挖，除去泥沙，干燥。

【性味】甘、淡，平。

【归经】归肾、膀胱经。

【药理作用】利尿、抗肿瘤、抗菌。

竹茹

【来源】本品为禾本科植物青秆竹、大头典竹或淡竹的茎的干燥中间层，全年均可采制，取新鲜茎，除去外皮，将稍带绿色的中间层刮成丝条，或削成薄条，捆扎成束，阴干。

【性味】甘，微寒。

【归经】归肺、胃、胆经。

【药理作用】抑菌。

紫草

【来源】本品为紫草科多年生草本植物新疆紫草或紫草的干燥根。前者习称"软紫草"，后者习称"硬紫草"。春、秋二季采挖，除去泥沙，干燥。

【性味】甘，寒。

【归经】归心、肝经。

【药理作用】强心、解热、抗真菌、抗病毒、抗艾滋病毒。

紫河车

【来源】本品为健康人的干燥胎盘。将新鲜胎盘，除去羊膜及脐带，反复冲洗至去净血液，蒸或置沸水中略煮后，干燥。

【性味】甘、咸，温。

【归经】归肺、肝、肾经。

【使用注意】阴虚火旺者不宜单用。

【药理作用】免疫、抗过敏、刺激子宫收缩、促进乳腺和女性生殖器官发育、对结核病、胃溃疡有一定疗效。

紫花地丁

【来源】本品为堇菜科多年生草本植物紫花地丁的干燥全草。春、秋二季采收，除去杂质，晒干。

【性味】苦、辛，寒。

【归经】归心、肝经。

【药理作用】抗菌、解热、消肿、消炎、抗艾滋病毒。

紫苏

【来源】本品为唇形科一年生草本植物紫苏的干燥叶，夏季枝叶茂盛时采收，除去杂质，晒干。

【性味】辛，温。

【归经】归肺、脾经。

【药理作用】解热、解痉、抑菌、升高血糖。